国医大师李今庸医学全集

# 医案精华 医论医话

李今庸 著

学苑出版社

**图书在版编目（CIP）数据**

医案精华　医论医话/李今庸著 . —北京：学苑出版社，2019.8

（国医大师李今庸医学全集）

ISBN 978 - 7 - 5077 - 5725 - 5

Ⅰ.①医… Ⅱ.①李… Ⅲ.①医案 - 汇编 - 中国 - 现代 ②医论 - 汇编 - 中国 - 现代 ③医话 - 汇编 - 中国 - 现代 Ⅳ.①R249.7

中国版本图书馆 CIP 数据核字（2019）第 122534 号

**责任编辑**：黄小龙

**出版发行**：学苑出版社

**社　　址**：北京市丰台区南方庄 2 号院 1 号楼

**邮政编码**：100079

**网　　址**：www.book001.com

**电子邮箱**：xueyuanpress@163.com

**销售电话**：010 - 67601101（销售部）67603091（总编室）

**印 刷 厂**：北京画中画印刷有限公司

**开本尺寸**：710 × 1000　1/16

**印　　张**：17.5

**字　　数**：259 千字

**版　　次**：2019 年 8 月第 1 版

**印　　次**：2019 年 8 月第 1 次印刷

**定　　价**：68.00 元

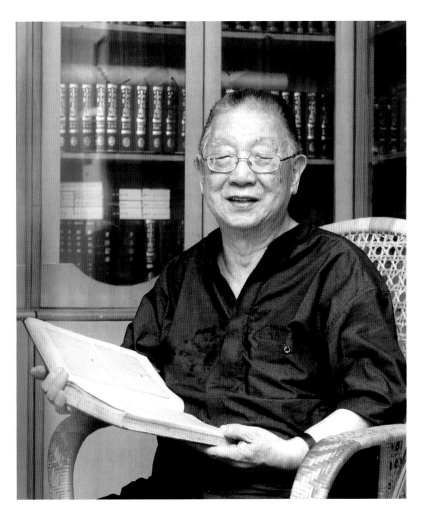

　　李今庸，男，1925年出生，湖北枣阳市人，当代著名中医学家，中医教育学家，湖北中医药大学终身教授，国医大师，国家中医药管理局评定的第一批全国老中医药专家学术经验继承工作指导老师。

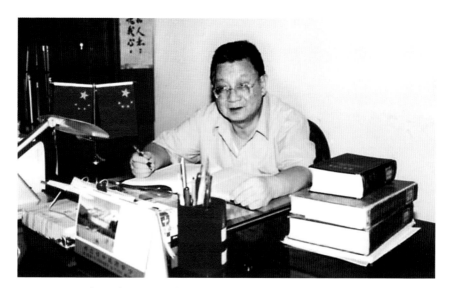

李今庸教授主持湖北省中医药学会工作 20 余年

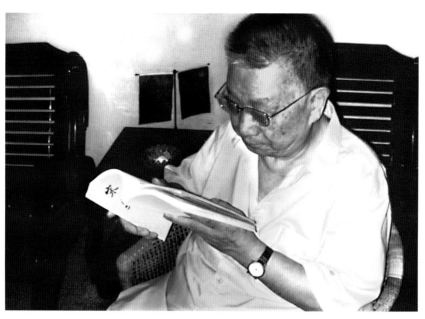

李今庸教授在研读史书

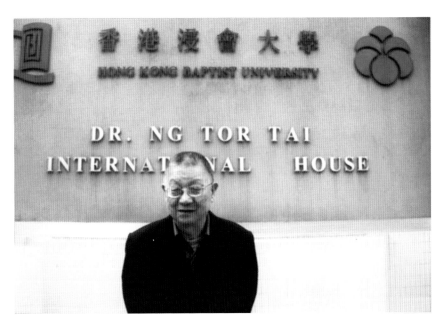

李今庸教授在香港浸会大学讲学期间留影

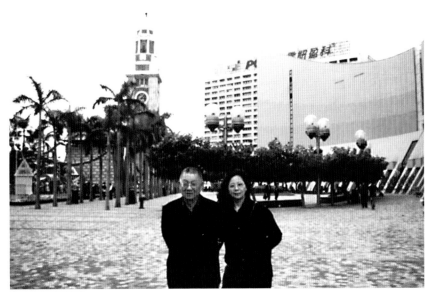

李今庸教授在香港讲学期间与女儿李琳合影

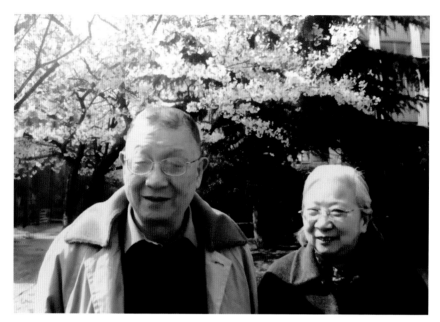

李今庸教授与夫人齐立秀合影

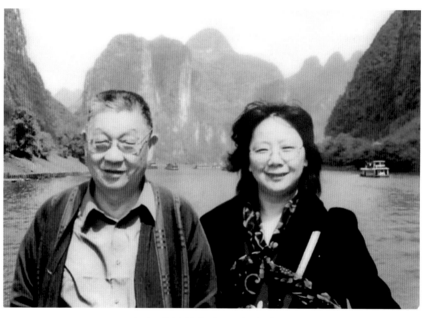

李今庸教授与女儿李琳合影

中国的长期封建社会中，創造了燦爛的古代文化。清理古代文化的发展过程，剔除其封建性的糟粕，吸收其民主性的精华，是发展民族新文化提高民族自信心的必要条件；但是决不能无批判地兼收並蓄。

摘自《新民主主义论》

李今庸教授书法（一）

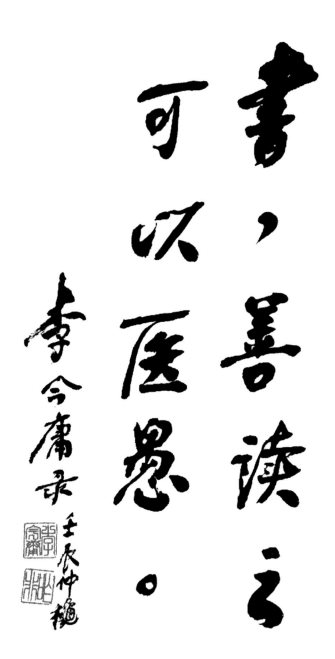

书，善读之可以医愚。

李今庸录 壬辰仲秋

李今庸教授书法（二）

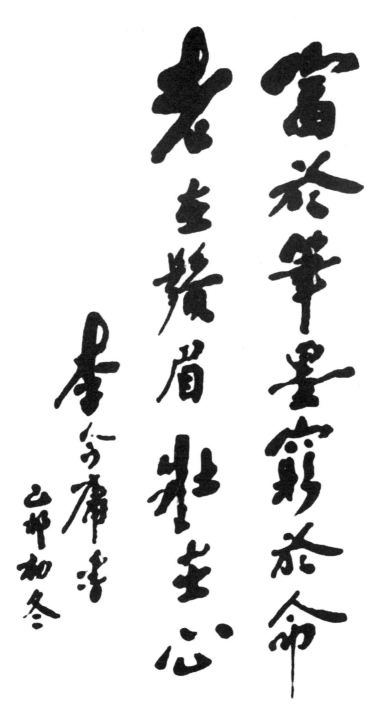

富於筆墨窮於命
老去鬚眉壯志心
李今庸書
乙卯初冬

李今庸教授书法（三）

鞠躬顾职，岂能尽如人意；
竭诚斯任，但求无愧我心。

李今庸教授书法（四）

# 通古博今研岐黄　精勤不倦育桃李

## （代总序）

　　李今庸先生，字昨非，1925 年出生于湖北省枣阳市唐家店镇一个世医之家。今庸之名取自《三字经》："中不偏，庸不易。"意为立定志向，矢志不移，永不改易。昨非，语出陶渊明《归去来兮辞》："实迷途其未远，觉今是而昨非。"含有不断修正自己错误认识的意思。书斋曰莲花书屋，义出周敦颐《爱莲说》："出淤泥而不染，濯清涟而不妖。"李今庸先生平生行止，诚如斯言。《孟子·滕文公章句上》说："舜何人也，予何人也，有为者亦若是。"他把这句话作为座右铭。

　　李今庸先生从医 80 载，执教 62 年，在漫长的医教研生涯中积累了宝贵的治学经验。其治学之道，建造了弟子成才的阶梯，是后学登堂入室的通途。听其教、守其道、恭其行者，多能登堂入室，攀登高峰。

### 博学强志　医教研优

　　李今庸先生 7 岁入私塾读书，开始攻读《论语》《孟子》《大学》《中庸》《礼记》等儒家经典，他博闻强志，日记千言，常过目成诵。1938 年随父学医，兼修文学，先后研读《黄帝内经》《针灸甲乙经》《难经》《伤寒论》《金匮要略》《脉经》《诸病源候论》《千金要方》《千金翼方》《外台秘要》《神农本草经》等，随后其父又命其继续攻读历代各家论著和各科著作，并指导他阅读《毛诗序》《周易》《尚书》等书。对于《黄帝内经》，他大约只用了一年的时间，即将其内容烂熟于心。现在只要提到《黄帝内经》的某一内容，他都能不假思索明确无误地给你指出，本段内容是在《素问》或《灵枢》的某一篇，所以被人们誉为"《内经》王""活字典"。

1961年，时任湖北中医学院副院长的蒋立庵先生，将一本《江汉论坛》杂志给了李今庸先生。他认真阅读后，敏锐地意识到蒋老是希望他掌握校勘训诂学的知识，以便有效地研究整理古典医籍。从20世纪60年代初开始，他先后阅读了大量有关古代小学类书籍。通过认真阅读《说文解字》《说文解字注》《说文通训定声》《说文解字义证》《说文解字注笺》等，他对许学相当熟悉。又广泛阅读了雅学、韵书以及与小学有关的一些书籍。从此，他掌握了治学之道，并以此助推医教之道。

一般而言，做学问应具备三个条件：一为深厚的家学，二为名师指点，三为个人勤奋。这三点李今庸先生都具备了，所以先生才有了今天的成就。

李今庸先生在1987~1999年间，先后被中国中医研究院（现中国中医科学院）研究生部、张仲景国医大学、长春中医学院（现长春中医药大学）等单位聘为客座教授和临床教授，为这些单位的中医药人才培养做出了贡献。1991年5月被确认为第一批全国老中医药专家学术经验继承工作指导老师，同年获国务院政府特殊津贴；1999年被中华中医药学会授予全国十大"国医楷模"称号；2002年获"中医药学术最高成就奖"；2006年获中华中医药学会"中医药传承特别贡献奖"；2011年被国家中医药管理局确定为全国名老中医药专家传承工作室建设项目专家；2013年1月被人事部确定为首批中医药传承博士后合作导师，为国家培养中医药高层次人才。

**校勘医典　著作等身**

李今庸先生在治学上锲而不舍，勇攀高峰，正所谓"路漫漫其修远兮，吾将上下而求索"。他在20世纪60年代就步入了校勘医典这条漫长而又崎岖的治学之路。在这方面他着力最勤，费神最深，几乎是举毕生之力。他曾说道：首先要善于发现古书中的问题，然后对所发现的问题，进行深入研究考证，并搜集大量的古代文献加以证实。当写成文章时，又必须考虑所选用文献的排列先后，使层次分明，说明透彻，让人易于读懂。如此每写一篇文章，头痛数日不已，然而他仍乐此不疲。虽是辛苦，然也获得了丰硕的成果。经一番整理后，不仅使这些古籍中的文字义理畅达，而且其医学理论也明白易晓，从而使千百年的疑窦涣然冰释，实有功于后学。

李今庸先生首创以治经学方法研究古典医籍。他将清朝乾嘉时期所兴起的治经学方法，引入到古医籍的研究整理之中。他依据训诂学、校勘学、音韵学、古文字学的基本原理，以及方言学、历史学、古文献学、考古学和历代避讳规律等相关知识，对古医书中的疑难问题进行了深入研究。对古医书中有问题的内容，则采用多者刊之、脱者补之、隐者彰之、错者正之、难者考之、疑者存之的方法，细心疏爬。他治学态度严谨，一言之取舍必有于据，一说之弃留必合于理。其研究所涉及的范围相当广泛，如《素问》《灵枢》《难经》《甲乙经》《太素》《伤寒论》《金匮要略》《神农本草经》《肘后方》《新修本草》《千金要方》《千金翼方》《马王堆汉墓帛书》以及周秦两汉典籍中有关医学的内容。每有得则笔之以文，其研究的千古疑难问题多达数百处。从20世纪50年代末至现在，他发表了诸如"析疑""揭疑""考释""考义"这类文章200多篇。2008年，他在外地休养的时候，凭记忆又搜集了古医书中疑问之处88条，其中部分内容现已整理成文。由此可见，先生对古医籍疏爬之勤。

**设帐杏坛　传道授业**

李今庸先生执教已62个春秋，在中医教育学上，开创和建立了两门中医经典学科教育（《黄帝内经》《金匮要略》）。他先后给师资班、西学中班、本科生、研究生等各类不同层次学生讲授《金匮要略》《黄帝内经》《难经》及《中医学基础》等课程。自1978年开始，又在全国中医界率先开展《内经》专业研究生教育。同时，李今庸先生还先后赴辽宁、广西、上海等地的中医药院校讲授《黄帝内经》《金匮要略》等经典课程。

李今庸先生非常重视教材建设。1958—1959年，他首先在湖北中医学院筹建金匮教研组，并担任组长，其间编写了《金匮讲义》，作为本院本科专业使用。1963年代理主编了全国中医学院第二版试用教材《金匮要略讲义》，从而将金匮这一学科推向了全国；1973年为适应社会上的需求，对该书稍作润色，作为全国中医学院第三版试用教材再版发行；1974年协编全国中医学院教材《中医学基础》；1978年，主编《内经选读》，供中医本科专业使用，该教材受到全国《内经》教师的好评；1978 年，参与编著高等中医药院校教学参考丛书《内经》；1982年主编高等中医药院校本科生、研究生两用教材《黄帝内经选读》；1987 年为光明中医函授大学编写了《金匮要略讲解》。几十年来，李今庸先生为中医药院校教材建设，倾注了满腔心血。

李今庸先生注重师资队伍建设。先生在主持原湖北中医学院内经教研室工作时，非常重视对教师的培养。1981 年，他在教研室提出了"知识非博不能反约，非深不能至精"的思想。他要求教师养成"读书习惯和写作习惯"。为配合教师读书方便，他在教研室创建了图书资料室，收藏各类图书 800 余册。并随时对教师的学习情况进行督促检查。1983—1986 年，他组织教研室教师编写了《黄帝内经索引》；1986 年，他又组织教研室教师编写了《新编黄帝内经纲目》。通过编辑书籍及教学参考资料，以提高教师的专业水平。在对教师的使用上，尽量做到人尽其才，才尽其用。通过十几年坚持不懈努力，现已培养出一批较高素质的中医药教师队伍。

在半个多世纪的中医药教学生涯中，先生主张择人而教、因材施教，注重传授真知和问答教学。他要求学生学习中医时必须树立辩证唯物主义和历史唯物主义思维方式，将不同时代形成的医学著作和理论体系置于特定历史时代背景中研究，重视经典著作教学和学生临床实践。1962 年，先生辅导高级西医离职学习中医班集体写作《从藏府学说看祖国医学的理论体系》一文，全文刊登于《光明日报》，并被《人民日报》摘要登载、《中医杂志》全文收载，在全国产生很大影响。

**扎根一线　累起沉疴**

李今庸先生在 80 年的医疗实践中，形成了独特的医疗风格、完整的临床医学思想，积累了大量的临床经验。其一，形成了完整的临床医学指导思想，即坚持辩证历史唯物主义思想指导下的"辨证论治"；其二，独创个人的临床医疗经验病证证型治疗分类约 580 余种。著有《李今庸临床经验辑要》《中国百年百名中医临床家丛书·李今庸》《李今庸医案医论精华》等临床著作。

李今庸先生通晓中医内外妇儿及五官各科，尤长于治疗内科和妇科疾病。在 80 年的临床实践中，他在内伤杂病的补泻运用上形成了自己独特的风格，即泻重痰瘀，补主脾肾。脾肾两藏，一为后天之本，一为先天之本，是人体精气的主要来源。二藏荣则一身俱荣，二藏损则一身俱损。因此，在治虚损证时，补主脾肾。在临床运用中，具体又有所侧重，小儿重脾胃，老人重脾肾，妇女重肝肾。慢性久病，津血易滞，痰瘀易生，痰瘀互结互病，易成窠囊。他对于此类病证的治疗是泻重痰瘀，或治其痰，或泻其瘀，或痰瘀同治。他临床经验丰富，辨证准确，用药精良，常出奇兵以制胜，其经验可见于《国医大师李今庸医学全集》中。

李今庸先生非常强调临床实践对理论的依赖性，他常说："治病如同打仗一样，没有一定的医学理论做指导，就不可能进行正确的医疗活动。"如一壮年男子，突发前阴上缩，疼痛难忍，呼叫不已，李今庸先生据《素问·厥论》"前阴者，宗筋之所聚"，《素问·痿论》"阳明者，五藏六府之海，主润宗筋"的理论，为之针刺足阳明经之归来穴，留针 10 分钟，病愈，后数十年未再发。此案正印证了其善于以经典理论对临床的指导运用。李老常言："方不在大，对证则效；药不在贵，中病即灵。"

从 1976 年起，李老应邀赴北京、上海、南京、南宁、福州、香港、韩国大田等多地讲学，传授临床经验，深入开展中外学术交流。

### 振兴中医　奔走疾呼

李今庸先生作为一代中医药思想家，从未停止过对中医药学理论、临床、教育的反复深入思考。1982 年、1984 年，他两次同全国十余名中医药专家联名上书党中央、国务院，建议成立国家中医药管理总局，加强党对中医药事业的领导，受到中央领导重视和采纳。1986 年，国家中医药管理局成立。其后，又积极支持组建中医药专业出版社。1989 年，中国中医药出版社成立。2003 年，向党中央和国务院领导写信陈述中医药学优越性和东方医学特色，建议制定保护和发展中医药的法规，同年，国务院颁布《中华人民共和国中医药条例》。

李老在担任湖北省政协常委及教科文卫体委员会副主任期间，深入基层考察调研，写了大量提案及信函建议。在湖北省第五届政协会议上，提出"请求省委、省政府批准和积极筹建'湖北省中医管理局'，以振兴我省中医药事业"等提案。2006 年，湖北省中医药管理局成立。

1986 年李老当选为湖北省中医药学会理事长。此后，主持湖北省中医药学会工作长达二十余年。组织举行"鄂港澳台国际学术交流大会""国际传统医学大会"等各种大型中医药学术研讨会和国际学术交流会议。其间，向省委、省政府致信建议召开李时珍学术会议，成立李时珍研究会，开展相关研究，为在全国范围内形成纪念李时珍学术活动氛围奠定了坚实根基。主编《湖北中医药信息》《中医药文化有关资料选编》等。

近年来，李老对中医药学术发展方向继续进行深入思考与研究。认为中西医学不能互相取代，只能在发展的基础上取长补短，必须努力促使西医中国化、中医现代化，先后撰写和发表了《论中医药学理论体系的构成和意义》《发扬中医药学特色和优势提高民族自信心和自豪感》《试论我国"天人合一"思想的产生及中医药义化的思想特征》《中医药学应以东方文化的面貌走向现代化》《关于中西医结合与中医药现代化的思考》《略论中医学史和发展前景》等文章。

今将李今庸先生历年间写作刊印出版和未出版的各种学术著作，集中起来编辑整理，勒成一部总集，定名为《国医大师李今庸医学全集》，予以出版，一则是彰显李老半个多世纪以来，在中医药学术上所取得的具有系统性和创造性的重要成就，二则是为中医药学的传承留下一份丰厚的学术遗产。

李今庸先生历年间写作并刊印和出版的各种著作数十部，附列如下（以年代先后为序）：

《金匮讲义》，李今庸编著，原湖北中医学院中医专业本科生用教材。1959 年，内部油印。

《金匮要略讲义》，李今庸编著，全国中医学院中医专业本科生用第二版统一教材。1963 年 9 月，上海科学技术出版社出版。

《中医基础学》，李今庸编著，原湖北中医学院中医专业用教材。1971 年，内部铅印。

《金匮要略释义》，李今庸编著，中医临床参考丛书，全国中医学院西医学习中医者、中医专业用第三版统一教材。1973 年，上海科学技术出版社出版。

《内经选读》，李今庸主编，原湖北中医学院中医专业本科生用教材。1978 年，内部刊印。

《黄帝内经选读》，李今庸主编，原湖北中医学院中医专业本科生、研究生两用教材。1982 年，内部刊印。

《内经函授辅导资料》，李今庸主编，原湖北中医学院中医专业函授辅导教材。1983 年，内部刊印。

《读医心得》，李今庸著，是研究中医古典著作中理论部分的学术专著。1982 年 4 月，上海科学技术出版社出版。

《中医学辩证法简论》，李今庸主编，全国中医院校教学参考用书。1983 年 1 月，山西人民出版社出版。

《黄帝内经索引》，李今庸主编，原湖北中医学院中医《内经》专业教学参考用书。1983 年 12 月，内部刊印。

《读古医书随笔》，李今庸，运用考据学知识和方法研究古典医籍的学术专著。1984 年 6 月，人民卫生出版社出版。

《金匮要略讲解》，李今庸著，全国高等中医函授教材。1987 年 5 月，光明日报出版社出版，后由人民卫生出版社于 2008 年更名为《李今庸金匮要略讲稿》再版。

《新编黄帝内经纲目》，李今庸主编，中医内经专业、西医学习中医者教学参考用书。1988 年 11 月，上海科学技术出版社出版。

《奇治外用方》，李今庸编著，运用现代思想和通俗语言，对中医药古今奇治外用方治给予整理的专著。1993 年 1 月，中国中医药出版社出版。

《湖北医学史稿》，李今庸主编，是整理和反映湖北地方医学史事的专门著作。1993 年 5 月，湖北科学技术出版社出版。

《李今庸临床经验辑要》，李今庸著，作者集数十年临床医疗实践之学术思想和临证经验的总结专著。1998 年 1 月，中国医药科技出版社出版。

《古代医事编注》，李今庸编著，选录了古代著名典籍笔记中关于中医药医事史料文献而编注的人文著作。1999 年，内部手稿。

《中华自然疗法图解》，李今庸主编，刮痧疗法、按摩疗法、针灸疗法和天然药食疗法等中医自然疗法治病图解的专著。2001 年 1 月，湖北科学技术出版社出版。

《中国百年百名中医临床家·李今庸》，李今庸著，作者集多年临床学术经验之专著。2002 年 4 月，中国中医药出版社出版。

《中医药学发展方向研究》，李今庸著，研究中医药学发展方向的专著。2002 年 9 月，内部刊印。

《古医书研究》，李今庸著，继《读古医书随笔》之后，再以校勘学、训诂学、音韵学、古文字学、方言学、历史学以及古代避讳知识等，研究考证中医古典著作的学术专著。2003 年 4 月，中国中医药出版社出版。

《中医药治疗非典型传染性肺炎》，李今庸编著，选用报刊上有关中医药治疗"非典"（严重急性呼吸综合征）的内容，集而成册。2003 年 8 月，内部刊印。

《汉字、教育、中医药文化资料选编》（1－6 编），李今庸编著，选用报刊上发表的有关文字文化、教育和中医药文化资料而汇编的专门集册。2003—2009 年，内部刊印。

《舌耕馀话》，李今庸著，作者在兼任政协等多项社会职务期间，从事中医药事业的医政医事专门著作。2004 年 10 月，中国中医药出版社出版。

《古籍录语》，李今庸编著，选录古代典籍中关于启迪思想，予人智慧，为人道德之锦句名言而编著的人文专著。2006 年 8 月，内部刊印。

《李今庸医案医论精华》，李今庸著，作者临床验案精选和中医学术问题研究的专著。2009 年 4 月，北京科学技术出版社出版。

《李今庸中医科学理论研究》，李今庸著，中医科学基础理论体系和基本学术思想研究的专著。2015 年 1 月，中国中医药出版社出版。

《李今庸黄帝内经考义》，李今庸著，作者历半个世纪对《黄帝内经》疑难问题研究的学术专著。2015 年 1 月，中国中医药出版社出版。

《李今庸读古医书札记》，李今庸著，辑作者历年来在全国各地刊物上发表的关于古典医籍和古典文献的考释、考义、揭疑、析疑类文章的学术著作。2015 年 4 月，科学出版社出版。

《李今庸特色疗法》，李今庸主编，整理和总结了具有中医学特色的穴敷疗法、艾灸疗法、拔罐疗法、耳穴贴压法等治疗病证的专著。2015 年 4 月，科学出版社出版。

《李今庸经典医教与临床研究》，李今庸著，作者集中医经典教学和经典性临床研究的教研专著。2016 年 1 月，科学出版社出版。

《李今庸医惑辨识与经典讲析》，李今庸著，对有关经典医籍、医学疑问的解疑辨惑及经典著作课堂讲解分析的学术专著。2016 年 1 月，科学出版社出版。

《李今庸临床医论医话》，李今庸著，作者关于中医临床的医学论述和医语医话的学术专著。2017 年 3 月，中国中医药出版社出版。

《李今庸中医思考·读医心得》，李今庸著，作者独立思考中医药学实质和中医药学术发展方向性研究的学术专著。2018 年 3 月，学苑出版社出版。

《续古医书研究》，李今庸著，为《古医书研究》续笔，再以开创性的中医治经学方法继续研究中医古典著作之学术力作。将由学苑出版社出版。

另有待出版著作（略）。

李琳　湖北中医药大学
2018 年 5 月 1 日

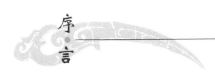

序言

　　"医案"者，"医事活动之记录"也。起始于西汉太仓长淳于意，是曰"诊籍"，记临床医案二十五则，系医疗实践之"实录"，颇为生动活泼，启人心智，是留给我们的一份宝贵遗产！张仲景《金匮要略·痰饮咳嗽病脉证并治》中"小青龙汤加减五法"也是一个医案的记录。之后，代有医案记录，至明清则有"医案专著"问世，如江瓘《名医类案》、魏之琇《续名医类案》《叶天士医案》《吴鞠通医案》等等。

　　医案，是人们从事医疗直接经验的反映，如无主观意识渗入，则其最具体、最生动、最客观、最可靠，是医学真知的发源地，是医学理论产生的基础。理论一旦从实践经验中产生，又转过来给医疗实践以思想指导。然西汉以前的"医案"，则是存在于古人记忆中，而未形诸文字也。

　　余在医疗实践中，坚持了理论指导下的医疗实践，坚持了理论与实践的辩证统一。长期以来，积案颇多，惜多有散佚，今据现存资料选择可用者整理之，凡病机相同而方药亦相同者则留一例，余删除之；凡病名相同而病机不同、方药亦异者，则各留一例，余亦删除之，以体现其同病异治；凡病名不同而病机相同、方药亦相同者，亦各选一例，以体现其异病同治。总之，选录原则是：辨证施治，剔除重复，节约篇幅，爱惜精力，是为"医案精选"部分。唯水平有限，选录未必恰当，希读者有以正之，是所至盼！

李今庸

戊子孟春时年八十有三

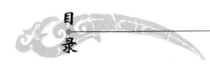
目录

医案精华

# 伤寒少阴寒化证治验（一）

某某，女，60岁，住湖北省枣阳市农村，家庭妇女。1950年12月某日就诊。发病已五日，卧床不起，时妄言语，多重复，语声低微，咳嗽唾白色泡沫，小便黄，手足冷，脉微细而浮。先此两月见两颧色红如指头大。乃少阴伤寒，阴盛阳浮，治宜温阳行水，散寒止咳，拟真武汤加减。

方：附片10克　炒白术10克　茯苓10克　白芍10克　干姜10克　细辛6克　五味子8克　炙甘草10克

以水煎服，日二次。

**按**：《伤寒论·辨少阴病脉证并治》说："少阴之为病，脉微细，但欲寐也。"所谓"但欲寐"者，病者昏睡，呼之则应，旋又昏睡，今谓之"半昏迷"也。邪入少阴，正气大伤，阳浮于上，神明失守，故其卧床不起，时妄言语，语声低微，微细之脉见于浮象之中。阴寒内盛，正阳被遏，则小便黄而手足冷。寒邪化饮，上逆犯肺，故咳嗽而唾白色泡沫。真武汤方，用附片为君，以复其少阴真阳之功能而消阴寒之邪气；白术健脾培土以制水气；干姜、细辛、五味子止咳，且干姜、细辛气味辛温，可助附片散寒去饮；茯苓、白芍利小便，使附片温阳祛寒后，其毒从小便而去，不留于人体内为害；甘草调和诸药。共奏温阳行水、散寒止咳之效。其病此方治之可愈。唯其"两颧色红如指头大"之象已见两月，殆非佳兆。《灵枢·五色》说："赤色出两颧，大如拇指者，病虽小愈，必卒死。"先父说："年老人无故而两颧发红如指大，为命门相火动摇，活不过一年。"故意其病此方治之虽可愈，而其寿命终不过一年之期也。后果然。

# 伤寒少阴寒化证治验（二）

某女，62岁。

初诊：1957 年 1 月。

主诉：发病十数天，咳逆倚物布息，不能平卧，唾白色泡沫痰。

诊查：短气，语音低微，神识昏愦不清，时妄言语，终又复言，身有微热，手足厥冷，偶饮热一、二口。脉浮细数而无力。

治法：余投以真武汤加减。

处方：附片 10 克（炮），茯苓 10 克，白芍 10 克，白术 10 克（炒），干姜 10 克，细辛 5 克，五味子 6 克。

服药 3 剂，诸证悉退，后调理而愈。

按语：《伤寒论·辨少阴病脉证并治》说："少阴之为病，脉微细，但欲寐也。"其少阴伤寒，阴寒内盛，不与阳气顺接，致手足厥冷。下焦阴寒之气化为寒饮，逆冲于上，支撑于胸中，阻遏息道，故短气、咳逆倚息、不得平卧而唾白色泡沫痰。阳气衰微，浮越于外，故身有微热，脉浮细数而无力，偶饮热水一、二口，此内为真寒而外为假热。阳不交阴，神失内守，故神识昏愦不清、语音低微、时妄言语而终又复言，此正《素问·脉要精微论》所谓"言而微，终乃复言者，此夺气也"之例证。阴盛阳浮，两不相交，有离决之势，真武汤君以附子，助阳温肾，以逐阴寒；白术健脾培土，以制水气，茯苓、芍药利小便祛水湿，且使附子助阳逐阴之后其毒从小便而去，不留体中为患。并于方中去生姜之散，而加干姜、细辛、五味子以止咳逆。

## 伤寒少阴热化证治验（一）

某某，女，50 岁，住湖北省枣阳市某乡镇，家庭妇女。1950 年 12 月某日就诊。发病已数日，卧床不起，但欲眠睡，而又烦躁不得安卧，神昏，呼之则应，妄言胡语而作郑声，口舌干燥，小便黄，舌苔黑色而少津，脉微细数。乃热入少阴，水火未济，治宜滋水泻火，交通心肾。拟黄连阿胶汤。

方：黄连 12 克　黄芩 10 克　白芍 10 克　鸡子黄 2 枚　阿胶 10 克

以水煎三物，待水减半，去滓，纳阿胶烊化，小冷，再纳鸡子黄搅令相得，分二次服。另用犀牛角（今用水牛角代）加水磨汁一小酒杯，服之。

　　**按**：《素问·天元纪大论篇》说："少阴之上，热气主之。"邪入少阴，病势已深，故其卧床不起、神昏但欲寐，且妄为言语，然呼之则应。少阴热化，真阴受灼，水火不相济，故心中烦、不得卧而小便色黄。少阴水亏，无以上布，则口舌干燥；少阴热盛，火极似水，则脉微细数，舌苔色黑而少津。《伤寒论·辨少阴病脉证并治》说："少阴病，得之二三日以上，心中烦，不得卧，黄连阿胶汤主之。"黄连阿胶汤方，用黄连泻心火，使之下交肾水，以黄芩清热助之；用阿胶补肾水，使之上交心火，以白芍和阴佐之，鸡子黄入中宫，运转上下，以达心肾相交、坎离交媾、水火既济而成"泰"。另用犀牛角（今用水牛角代）磨水服之，以其入心解热毒，凉血清神也。药服一剂而邪退神清，遂专事调理而病渐愈。

# 伤寒少阴热化证治验（二）

　　某某，女，3岁，住湖北省咸宁县农村。1967年8月某日就诊。发病五天，发热，昏睡，偶尔太息，心烦，时见右腿抬起欲小便，尿短少色黄，口渴欲饮水，舌苔黄。乃病邪入里，化热伤阴，治宜养育真阴，利水泻热，拟猪苓汤加味。

　　方：猪苓6克　茯苓6克　泽泻6克　滑石6克　阿胶（烊化）6克　浙贝5克　麦门冬6克

　　以水煎服，日二次。

　　**按**：《素问·天元纪大论篇》说："少阴之上，热气治之。"邪气入里，从少阴之热化，则见发热、口渴、心烦、舌苔黄。热盛阴伤，肾水不济，心神失聪，则小便短少色黄而昏睡。此"昏睡"者，正是《伤寒论》中所述"少阴病"之"但欲寐"也。其正气郁结，故偶尔见一太息。猪苓汤方加味，用猪苓、茯苓、泽泻、滑石利小便以泻热邪，阿胶育养肾之真阴，加麦门冬生津清热除烦，从高源以滋肾水，促真阴之早复，浙贝解郁开结，有助于正气流行。药服一剂，邪热去而真阴复，神气清，病即告愈。

## 伤寒厥热胜复

某某，女，38 岁，住湖北省枣阳市农村，农民，1950 年 10 月某日就诊。发病十余日，开始恶寒发热，旋即恶寒已而发热三天，则转为手足厥冷三天，今又转为发热已四天，心中烦闷不舒，舌苔白，脉数。乃病入厥阴，厥热胜复，治宜寒热互投，拟乌梅丸方，改丸为汤服。

方：乌梅12 克 黄连10 克 黄柏10 克 炮附片8 克 干姜8 克 桂枝8 克 细辛6 克 炙甘草8 克 党参10 克 当归10 克

以水煎服，日二次。

按：病入厥阴，则随其厥阴之化，《素问·至真要大论篇》说："帝曰：厥阴何也？岐伯曰：两阴交尽也"，两阴交尽谓之厥阴。是厥阴为阴气将尽，阳气初生。然阴气将尽而未尽，阳气初生而未壮，居于阴阳进退之界，进则阳胜，退则阴胜。故厥阴为病：进则阳胜而发热，退则阴胜而手足厥冷，阴阳进退，则证见厥热胜复。《素问·六微旨大论篇》说："厥阴之上，风气治之，中见少阳。"是厥阴本风而标阴，中见少阳相火。今厥阴风火循手厥阴心包络经脉上扰心神，故心中烦闷不舒。寒热错杂，故舌苔白而脉数。乌梅丸方，寒热互投，以治其阴阳错杂。《灵枢·经脉》说："厥阴者，肝脉也。"《素问·阴阳应象大论篇》说："酸生肝"，故用乌梅之酸以补肝体为君，当归养血以和肝；《素问·藏气法时论篇》说："肝苦急，急食甘以缓之"，用党参、甘草之甘以缓肝经之急迫，黄连、黄柏以泻阳热之邪，桂枝、干姜、附片、细辛以祛阴寒之邪。寒以泻热，温以祛寒，各自为功，两不相妨。改丸为汤者，丸缓而汤速也。药服一剂而病愈。

## 疟疾治验

某某，男，49 岁，住武汉市武昌区，某高等学校教师。1975 年 9 月某日就诊。发病已六日，每日下午发生欠伸、寒慄、体痛，继之则寒去身热口渴而头痛，然后汗出热解如常人，唯渐肢体乏力。乃秋伤风凉，邪居风府，卫气应而病作，是则名曰"疟疾"。治宜散其风寒，调其阴阳，拟方柴胡桂枝干姜汤加味。

**方：**柴胡 15 克　黄芩 10 克　干姜 10 克　桂枝 10 克　牡蛎 10 克　天花粉 10 克　炙甘草 10 克　常山 10 克　乌梅 10 克

以水煎服，日二次。

**按：**《素问·疟论篇》说："夫痎疟皆生于风……疟之始发也，先起于毫毛，欠伸乃作，寒慄鼓颔，腰脊俱痛，寒去则内外皆热，头痛如破，渴欲冷饮。帝曰：何气使然？愿闻其道。岐伯曰：阴阳上下交争，虚实更作，阴阳相移也。"邪居风府，卫气应之则病作，故疟病蓄作有时。其气上下并居，并于阴则阴盛而阳虚，阴盛则内寒，阳虚则外寒，内外皆寒，故欠伸、寒慄、体痛；并于阳则阳盛而阴虚，阳盛则外热，阴虚则内热，外内皆热，故身热、口渴、头痛。《素问·疟论篇》说："疟气者，必更盛更虚，当气之所在也。病在阳，则热而脉躁；在阴，则寒而脉静。极则阴阳俱衰，卫气相离，故病得休……"物极必反，其邪正相搏至极，则阴阳俱衰，卫气相离，故汗出热解如常人。邪久不去，正气日伤，故渐肢体乏力。柴胡桂枝干姜汤方加味，用柴胡、桂枝、干姜祛风散寒以和阳，黄芩、天花粉清热以和阴，常山、乌梅截疟，甘草和中，牡蛎入肝软坚散结，以防气血之着肝坚结而成肝积。共奏散风寒、和阴阳、愈疟病、防坚积之效。药服两剂而疟解。

## 浮肿治验（一）

某某，女，57 岁，住荆州城内。1971 年 12 月 3 日就诊。发病十余日，目下微肿如卧蚕，小便黄赤，微恶风寒，发热，头痛，腰痛，鼻塞，流清涕，口渴欲饮冷，心下硬满，按之不舒，然不碍饮食，心悸，微咳，脉浮。乃风寒激水于上，阳热内郁，法宜外散表邪，内清郁热，佐以降饮止咳，方用"越婢加半夏汤"治之。

方：麻黄 10 克　石膏 20 克　生姜 10 克　炙甘草 10 克　红枣（擘）3 枚　法半夏 12 克

加水适量煎药，汤成去滓，取汁温分再服，一日服一剂。药服二剂后，恶寒、鼻塞、流清涕及咳嗽等症均消失，浮肿、小便黄赤亦好转。唯昨天出现大便带黄色黏液。守原方加减续进。

方：麻黄 10 克　石膏 20 克　生姜 10 克　炙甘草 10 克　红枣（擘）3 枚　黄芩 10 克　白术 6 克　炒枳实 10 克

加水适量煎药，汤成去滓，取汁温分再服，一日服一剂。药服三剂，诸症悉退，其病即愈。

**按：**风寒侵袭于肌肤，则症见微恶风寒、发热、头痛、腰痛、鼻塞、流清涕，脉呈浮象。风邪扰动内水而上泛于头面，故面目浮肿。水邪滞结心下且上犯于心、肺，故心下痞硬而按之不舒，并伴见心悸、微咳等症。阳气受阻，内郁化热，则小便黄赤而口渴欲饮冷。其病外有表邪，内有郁热，属风水为患。《金匮要略·水气病脉证并治》说："腰以上肿，当发汗乃愈。"用发汗清热之越婢加半夏汤，麻黄发汗散邪，生姜、红枣、炙甘草和胃补中以助之，石膏清里热，加半夏蠲饮降逆。服药二剂后，恶寒、鼻塞、清涕、咳嗽等悉退，口渴尿赤亦减轻，然面目浮肿未去而大便忽带黄色黏液，是内结之温热欲去而不能。遂于原方中去半夏而合枳术汤为方，发汗清热，燥湿磨痞，服药后肿消而病愈。

# 浮肿治验（二）

某某，女，7 岁，住房县农村，1970 年 11 月 10 日就诊。发病一月余，近日加剧，全身浮肿，腹满按之软，大便时溏，小便短少色黄，手足冷，不渴，偶欲饮热，食欲差，舌苔白润，脉沉小迟。昨晚微咳，流清涕。乃正阳不足，水湿浸渍，法宜温阳利水，方用真武汤加减。

方：附片6克　茯苓8克　生姜6克　白术8克　炙甘草6克

加水适量煎药，汤成去滓，取汁温分再服。一日服一剂。药服二剂，病好转，续进二剂，病即痊愈。

**按**：患儿水湿内阻，阳气抑遏而不得伸。水湿浸于外而全身浮肿，水湿渍于内而大便时溏。阳气郁遏而不化膀胱之气，则小便短少色黄；不能达于四肢，则手足为之冷；不能正常运行血气，则脉沉小迟；不能温暖于脾胃，则食欲较差。舌苔白润，亦为湿盛阳郁之象。其湿邪内盛于中焦，故症见腹部膨满；然腹满究为湿气内滞所致，终非燥热实邪，故腹部虽满而按之仍软。阳气被抑，失其主外之能，稍遇风寒即感而加病；后增微咳且流清涕者，乃微感外寒使然。治用真武汤以温阳化气，利水去湿。因其病中虚便溏，故去动胃之芍药而加补中之甘草。服后水利湿去，阳通正复，而肿病旋愈，其外感之微寒亦自散。

# 浮肿治验（三）

某某，男，19岁，住湖北省枣阳市农村，农民。1972年10月某日就诊。发病十余天，全身浮肿，以下肢为甚，小便短少色黄，有灼热感，口渴，苔薄黄，脉细数。乃阳热内郁，不能化气行水，水窜皮肤，发为浮肿。治宜清热利水。拟方治疗如下。

方：冬瓜皮20克　茯苓皮10克　芦根20克　白茅根15克　薏苡仁15克　石韦10克　车前仁15克　灯心草10克　滑石10克　泽泻10克　西瓜翠衣20克

以水煎服，日二次。

**按**：《素问·灵兰秘典论篇》说："三焦者，决渎之官，水道出焉；膀胱者，州都之官，津液藏焉，气化则能出矣。"三焦阳气郁结，失其决渎之职，则膀胱气化不行，而小便不利，症见尿少色黄。小便不利，水无下出之路，则必横溢于皮肤之中，发为浮肿之病。阳郁则生热，热生于上则口渴苔黄，热生于下则尿黄而感灼热。水邪阻滞则脉细，阳热内郁则脉数。自拟清热利水方，用冬瓜皮、茯苓皮、西瓜翠衣行皮肤之水以消浮肿，芦根、滑石、灯心草利水以清上焦，石韦、泽泻、车前仁利水以清下热，白茅根凉血利水而清血分之热，薏苡仁祛水湿而健脾胃。药服七剂而热除肿消，其病遂愈。

## 浮肿治验（四）

某某，男，35 岁，武汉地区某大学教工。1976 年 5 月某日就诊。三日前右下肢髀部生一小疖，前天忽然发生恶寒，头面四肢微浮肿，小便黄，舌苔白，脉浮。某医院检查尿中有蛋白，诊断为"急性肾炎"。乃风寒侵袭，风激水上，治宜辛温散邪，拟香苏饮加减。

方：紫苏叶 10 克　防风 10 克　荆芥 10 克　陈皮 10 克　桔梗 10 克　生姜 8 克　葱白 2 根　杏仁（去皮尖炒打）10 克

以水煎服，日二次。

**按：** 下肢生一小疖，乃血气郁滞所致。血气不和，易为外邪侵袭。风寒侵袭于表，故恶寒而苔白脉浮。风激水上，壅逆于头面四肢之皮肤，故头面四肢微肿。《灵枢·本藏》说："三焦膀胱者，腠理毫皮其应。"邪在腠理毫毛之皮肤，内应于三焦膀胱，三焦主水道，膀胱为水府，故其小便为之黄。香苏饮方加减，用紫苏叶、防风、荆芥、生姜、葱白等通阳发表以散风寒，杏仁宣肺、桔梗开提、陈皮行气利气机，以助紫苏叶、防风、荆芥等药之表散。风邪去，水无所激，则自不逆壅于上，而复其下行之性矣。药服三剂，肿消寒已而尿中蛋白亦失。

## 浮肿治验（五）

某某，男，63 岁，住湖北省荆州城某工地，工人。1972 年 1 月 15 日就诊。发病月余，全身浮肿，以下肢为甚，阴囊亦肿，微咳，腹部胀满，饭后加重，拒按，肠鸣，小便短少色黄，苔白，脉弦。乃气滞水停，阳郁不化，治宜宽中利气，通阳行水，拟胃苓汤加减。

方：厚朴 12 克　陈皮 12 克　桂枝 10 克　苍术（漂）6 克　炒白术 10 克 茯苓 12 克　猪苓 12 克　泽泻 12 克　槟榔 12 克　干姜 6 克

以水煎服，日二次。

26 日复诊。上方服十一剂，浮肿消失，诸症亦退，唯感下肢酸软无力，微咳有痰，食欲甚差，改用六君子汤健脾益气化痰为治。

方：炒白术 10 克　党参 10 克　茯苓 10 克　炙甘草 9 克　制半夏 10 克 陈皮 12 克　生姜 9 克

以水煎服，日二次。

28 日三诊。服药二剂，复发胀满、下肢浮肿、小便不利等症，仍拟胃苓汤方加减。

方：厚朴 12 克　苍术（漂）6 克　陈皮 12 克　桂枝 10 克　炒白术 10 克 槟榔 12 克　莱菔子 12 克　制半夏 10 克　干姜 6 克

以水煎服，日二次。

**按：**水为阴，赖阳气以运化，故气滞则水停。气滞于中，则腹部胀满而按之不舒，且饭后加重。气机壅遏，膀胱气化不行，故小便不利而量少色黄。水湿无下出之路而停滞于中，则为肠鸣；逆射于上，则为咳嗽；浸渍于外，则为全身浮肿。水性就下，无风以激上，故其浮肿以下肢为甚。阴囊属肾，肾主水，水湿犯肾，故阴囊亦肿。水为阴邪，其病无热，故舌苔白而脉弦。胃苓汤方，用厚朴、陈皮、槟榔宽中利气，白术、苍术健脾燥湿，茯苓、猪苓、泽泻利水去湿，桂枝通阳化气，以复膀胱之气化而行水。服后胀消肿退，正气一时未复而腿软食少，因用六君子汤党参、甘草误补，气机壅滞，以致腹胀、浮肿等症复起，再用上加减胃苓汤方宽中消胀，利气行水，并加莱菔子增强导滞消胀之效，法半夏降逆蠲饮以止咳嗽。药又服六剂，肿消症退而病渐愈。

# 虚肿治验

某某，男，22 岁，住湖北省枣阳市某乡镇，农民。1950 年 10 月某日就诊。久疟后发生两脚浮肿，腰酸脚弱，小便黄少，大便干燥，口干不欲饮，面色无华，脉细而无力。乃疟后伤肾，阴虚热郁，治宜滋补肾阴，利水渗湿，拟方六味地黄汤加味。

方：熟地 20 克　山药 12 克　枣皮 12 克　茯苓 10 克　丹皮 10 克　泽泻 10 克　大云 10 克

以水煎服，日二次。

按：《素问·逆调论篇》说："肾者水藏，主津液"，疟后伤肾，肾阳不能主宰水液正常流行，则两脚浮肿。《诸病源候论·腰背病诸候·腰痛候》说："肾主腰脚"，肾病则阴精不足，无以濡养腰脚，故腰酸脚弱。肾开窍于二阴，肾阴不足，虚热郁结，则小便黄少而大便干燥。肾足少阴之脉，入肺中，循喉咙，挟舌本。阴液不能循经上布于口舌，故口舌干燥。病无实热，故虽口舌干燥而仍不欲饮水。阴精亏少，无以华色充脉，故其面色无华、脉细而无力。六味地黄汤方加味，用熟地、山药、枣皮、大云填补肾之阴精。丹皮清解虚热，茯苓、泽泻利水渗湿。共奏滋补肾阴，主宰水液之效。药服三剂，尿利肿消，逐渐康复。

## 风肿治验

某某，男，42 岁，湖北省来凤县农民，1967 年夏月某日就诊。发病已三天，初起头面部肿起，延及四肢，继而全身皆肿胀，皮肤颜色无异常，肿胀之处皆发痒，搔之则皮肤现红痕，苔薄，脉浮。乃风邪壅遏于肌肤使然，治以疏风散邪，拟荆防败毒散方。

方：荆芥 10 克　防风 10 克　茯苓 10 克　川芎 8 克　羌活 10 克　独活 10 克　柴胡 10 克　前胡 10 克　炒枳壳 10 克　桔梗 10 克　炙甘草 8 克

以水煎服，日二次。

按：《素问·平人气象论篇》说："面肿曰风"，同书《生气通天论篇》也说："因于气，为肿"，缓者为气，急者为风，风、气一也，唯急、缓之别乎，故"气"字可借为"风"，此"气"即正读为"风"也。风邪壅塞于肌肤，肌肤气机不利，故身体为之肿胀。《伤寒论·平脉法》说："风强则……身体为痒"，故其肌肤胀而痒，治用荆防败毒散方，以荆芥、防风、羌活、川芎祛风，《素问·阴阳应象大论篇》说："风气通于肝"，故又以柴胡、前胡入肝胆，一升一降，俾散周身上下之邪，枳壳、桔梗疏利气机，以为诸药宣散风邪之助，茯苓、甘草健脾和中，且甘草调和诸药，使之发挥整体综合之效用，散其壅遏全身肌肤之风邪而不伤于中气。患者服之一剂而其病告愈。

# 鼓胀治验

某某，女，28岁，住湖北省枣阳市农村，农民。1952年4月某日就诊。发病一月余，腹部膨胀如鼓，按之不舒有痛感，噫气，食欲差，稍食之则感腹部膜胀难受，小便不利，尿色黄，脉缓，苔白腻。乃腹内气机滞塞，气化失职，发为"鼓胀"，治宜宽中利气，化气渗湿，拟胃苓汤加减，另服鸡矢醴方。

方：厚朴10克　陈皮10克　苍术（漂）10克　炒白术10克　茯苓10克　槟榔10克　桂枝10克　猪苓10克　泽泻10克　广木香6克　炒枳实10克

以水煎服，日二次。

鸡矢醴方：雄鸡屎6克炒黄，米酒汁一小碗。将雄鸡屎盛于一干净小布袋内，同米酒汁一起，放入罐或小锅内于火上煮汁，去滓，顿服之。二、三日一服。

取雄鸡屎法：大雄鸡一只，关于大鸟笼内，或选室内一角，将地扫干净，圈定其鸡，不使外行，每日饲以米、水，不得杂食污饮，将每日鸡屎收起贮于清洁容器内，加盖，备用。

**按**：腹内之气郁滞阻塞，壅逆不行，则腹部膨胀如鼓、按之痛而脉见缓象。气不下行而上逆，故噫气。气机不利，壅遏中焦脾胃，则不欲饮食，强食之则感腹部膨胀难受。气不行则水不能流，气、水相结，则症见小便不利而尿色变黄。胃苓汤方加减，用厚朴、陈皮、枳实、槟榔、广木香破气除满；苍术气味辛烈，善开解气之郁结，用之以助破气除满之效；桂枝通阳化气，白术、茯苓、猪苓、泽泻健脾渗湿利水。

《素问·腹中论篇》说:"黄帝问曰:有病心腹满,旦食则不能暮食,此为何病?岐伯对曰:名为鼓胀。帝曰:治之奈何?岐伯曰:治之以鸡矢醴,一剂知,二剂已。"鸡矢醴方,用雄鸡屎通利大小便,下气消积,米酒行药势且以养体。

## 癥积治验

某某,男,11岁,住湖北省枣阳市农村,学生。1978年9月某日就诊。小腹疼痛一年余,近来加重,下腹部近曲骨上缘偏左约二横指处有一包块,按之不移动,质较硬,有压痛,小便排尿不畅,常突然中断。某医院拍片检查,"见膀胱前下方有充盈缺损,边缘不光滑,考虑有恶性肿瘤可能,结核不能完全排除"。乃下焦瘀血凝滞,结为癥积,治宜破血攻瘀,拟方抵当汤加味。

方:当归10克　川芎8克　赤芍10克　水蛭(炒)8克　虻虫8克　大黄8克　桂枝8克　桃仁(去皮尖炒打)8克

以水煎服,日二次。

按:《素问·调经论篇》说:"血气者,喜温而恶寒,寒则泣不能流……"寒气伤于膀胱血脉,血脉不能流行,遂凝滞瘀积。血属阴,阴主静,阴血乃有形之物,凝滞瘀积,则结为包块,形成"癥积",质硬而按之不移动。病乃血瘀气滞,经脉阻遏不通,按之则血气不通尤甚,故有压痛。小便时,包块随尿液之下泄而压迫于尿窍,故其排尿不畅而常突然中断。抵当汤方加味,用水蛭、虻虫、桃仁破血攻瘀,大黄推陈出新、猛夺瘀血从大便以出,桂枝温经通阳散寒以佐之,当归、川芎、赤芍养血活血,一以助攻瘀血之力,一以防经脉血之伤。药服六十余剂而癥消痛止,小便复常,至今未复发。

# 消渴治验（一）

某某，女，38 岁，住湖北省枝江县农村，农民。1971 年 10 月某日就诊。发病一月余，口渴引饮，随饮随小便，一日夜饮十五六次开水，小便频数而尿长色清，心烦，脉虚数，某医院诊断为"尿崩症"，服中西药多日均未获愈。乃津液不化，发为"消渴"之病，治宜滋阴助阳，化生肾气，拟肾气丸加味。

方：生地 20 克　山药 20 克　枣皮 10 克　茯苓 10 克　丹皮 10 克　泽泻 8 克　肉桂 3 克　附片 3 克　天花粉 20 克

以水煎服，日二次。

三日后复诊。服上方三剂，未见效，诸症依然如故。改拟《千金》治渴利之方，以滋燥除热为治。

方；地骨皮 15 克　麦门冬 12 克　小麦 15 克　淡竹叶 10 克　茯苓 12 克　天花粉 20 克　甘草 10 克　红枣（擘）10 枚　生姜 10 克

以水煎服，日二次。

**按**：《金匮要略·消渴小便不利淋病脉证并治》说："男子消渴，小便反多，以饮一斗，小便一斗，肾气丸主之。"彼首揭"男子"二字，其为房劳伤肾所致之消渴无疑。房劳伤肾者，则当见腰痛一症，此未见腰痛，则非肾气丸之治，故服之三剂而无效。考《素问·宣明五气篇》说："肾恶燥。"燥热伤肾而肾居下焦，其下焦之虚热传注于脾胃，又从脾传注于肺，则肺、脾、肾三藏俱为燥热所伤矣。肾伤则失其主水液之职，脾伤则不能转输于四旁，肺伤则失其敷布津液之用，故症见渴引水浆；而脾胃燥热则中土坚干，水入不濡则尽下趋于前阴为尿。如以水投石，水去而石自若，故症见《诸病源候论·消渴病诸候·渴利候》所谓"随饮随小便"也。热气通于心，虚热为病，故心为之烦而脉为之虚数。治本《备急千金要方》卷二十一第一所载"治下焦虚热注脾胃，从脾注肺，好渴利"之方，用地骨皮之甘寒，以除肾之虚热，《素问·藏气法时论篇》说："肾苦燥，急食辛以润之"，用生姜之辛润佐之；甘草、红枣、天花粉、茯苓补脾胃，安中土，生津液，润枯燥，且天花粉《本草》谓其"主消渴""止小便利"，茯苓《本草》谓其能使"小便结者通，多者止"；麦门冬滋肺液，养肺阴，以清肺之虚热；淡竹叶、小麦宁心除烦。九味合之共奏滋燥除热之效。药服十余剂而病渐愈。

## 消渴治验（二）

某某，男，3岁，住湖北省洪湖市某农场，因江堤溃口而暂移居嘉鱼县农村，1969年10月某日就诊。患儿形体消瘦，腹大如鼓，时因腹痛而哭叫，有厕蛔史，两目显蛔虫斑点，口渴引饮，小便频数量多色清，大便泄水，食欲差。病乃蛔虫消渴，治宜健脾杀虫。拟方如下。

方：炒白术8克　茯苓6克　雷丸6克　使君子6克　芜荑5克　榧子6克　广木香4克

以水煎服，日二次。

二日后复诊。服上方二剂，饮水、多尿之症皆有减轻，仍拟原方续服。

**按**：《说文·风部》说："风动虫生"，《华氏中藏经》卷上第十八说："虫者，乃血气食物相感而化也。"是食物不洁，感风气而化生为虫也。肝为风木之藏，肝木不和，郁而生风，血气食物感之则化而生虫。虫居肠间，损人气血，则其形体消瘦。虫聚于内，气机壅塞，则其腹大如鼓。风有作止，虫亦应之以动静，则其腹痛时发。风燥之邪躁扰甚于上，则口渴引饮；肝木之气疏泄甚于下，则小便量多。水灾迁徙，饥饱未适，脾胃受伤，故食欲差而大便泄水。前人于蛔虫消渴之病，皆主以楝根白皮、麝香二物为丸服之，余以其正甚虚而邪甚实，遂拟健脾杀虫法，用白术、茯苓健脾扶正，广木香行气以利气机，雷丸、使君子、芜荑、榧子杀虫祛邪，药服二剂，其饮水、多尿均减轻，仍拟原方续服。惜余旋离开嘉鱼而未能看到其治疗结果，甚憾。

## 呕吐血水治验

某某，男，40 岁，住湖北省枣阳市农村，农民。1955 年 4 月某日就诊。呕吐十余日，吐出物有酸味，近三日来呕吐淡红色血水，口舌干燥。乃胃逆呕吐，血脉损伤，治宜和胃降逆，清热益气，佐以养血，借用干姜黄连黄芩人参汤，以生姜汁易干姜加味。

方：生姜汁 1 杯　黄连 9 克　黄芩 9 克　党参 12 克　当归 12 克

以水煎服，日二次。

**按：**《素问·至真要大论篇》说："诸呕吐酸……皆属于热。"胃热气逆，则呕吐而有酸味，呕吐不已，胃中血脉损伤，致少量血液渗入胃液之中，故近日吐出淡红色血水。津液因吐而受伤，则口舌干燥。干姜黄连黄芩人参汤方，去干姜之大温，易之以生姜汁和胃止吐，用黄连、黄芩泻热、坚胃，党参益气、生津液，当归养血活血以防血脉之渗漏。药服一剂而吐止。

## 咳嗽治验（一）

某某，女，55 岁，住武汉市武昌区，干部。1991 年 4 月 11 日就诊。咳嗽已两年，每于睡眠时入被则咳嗽频频不休，喉咙痒，干咳少痰，小便频数短少色黄，舌苔薄白，脉浮。乃凉燥侵肺，肃降失职，治宜宣肺利水，下逆止咳，拟麻杏二陈汤加味。

方：炙麻黄 10 克　京半夏 10 克　茯苓 10 克　炙甘草 10 克　款冬花 10 克　紫菀 10 克　陈皮 10 克　车前子 15 克　泽泻 10 克　杏仁（去皮尖炒打）10 克

以水煎服，日二次。

**按：**《素问·阴阳应象大论篇》说："西方生燥，燥生金，金生辛，辛生肺，肺生皮毛。"是肺为燥金之藏，而外合皮毛，故燥邪每易伤肺。然燥与热合则为温燥，与寒合则为凉燥。凉燥留肺，肺气不和，故睡眠入被时，则被褥寒凉之气侵于皮毛而内合于肺，引动肺中凉燥发作，致肺清肃之令不行而其气上逆不已，故其喉咙痒而干咳频频不休，待被褥睡暖而咳已。肺为凉燥所伤，不能通调水道，故小便不利，而见小便频数短少色黄。病在肺，肺合皮毛，故脉浮。麻杏二陈汤方加味，用麻黄、杏仁宣肺散邪，用陈皮、半夏之辛散，以佐麻黄、杏仁宣散之力，且取二者之下气，配紫菀、款冬花降逆止咳，茯苓、泽泻、车前子利小便，以导肺气之下行，甘草和中补土，资中焦之汁以润燥。药服五剂而咳已。

## 咳嗽治验（二）

某某，男，65岁，住武汉市珞珈山，某大学教授。1994年1月6日就诊。一月前发生感冒，经某医院治疗，寒热等症退而咳嗽至今不已，且唾白色稠痰，咽喉痒，汗出，微渴，大便干，苔白薄，脉沉。乃痰结肺逆，郁而化热，治宜化痰止咳，清泻燥热，拟款菀二陈汤加味。

方：款冬花10克　紫菀10克　陈皮10克　法半夏10克　炙甘草10克　茯苓10克　天门冬10克　黄芩10克　桔梗10克　大贝母10克　枇杷叶（去毛炙）10克

以水煎服，日二次。

按：肺合皮毛，在变动为咳。风寒侵袭于皮毛，从其所合而内入于肺，则皮毛之寒热等症退，而肺气上逆之咳嗽不已。其无形之寒气入肺，致肺气郁结，遂化生有形之稠痰随咳而出，故其咳唾白色稠痰。肺气逆上，不布于皮毛，皮毛不固，则咳而汗出。肺失清肃之用，阳气郁而不行，遂化生燥热，以致症见咽喉发痒，微渴而大便干。病邪入里，故脉见沉象。款菀二陈汤方加味，用半夏、陈皮、大贝、桔梗化痰止咳，茯苓渗湿健脾以除生痰之源，紫菀、款冬花、枇杷叶下降肺逆，以复肺气之肃降，而增半夏、陈皮等止咳之效，天门冬、黄芩清泻燥热，炙甘草调和诸药。药服五剂而病痊愈。

## 咳嗽治验（三）

某某，男，45 岁，住武汉市江岸区，某单位职工。1990 年 3 月某日就诊。数日前因受凉发生咳嗽，至今不已，唾白色泡沫痰，微有喘气，舌苔白，脉缓。乃寒饮犯肺，气逆咳喘，治宜散寒逐饮，降逆利气，拟方款菀二陈汤加味。

方：款冬花 10 克　紫菀 10 克　陈皮 10 克　法半夏 10 克　炙甘草 10 克　茯苓 10 克　五味子 8 克　细辛 6 克　干姜 10 克　厚朴 10 克　杏仁（去皮尖炒打）10 克

以水煎服，日二次。

**按**：《素问·五藏生成篇》说："肺之合皮也，其荣毛也。"《素问·阴阳应象大论篇》说："肺生皮毛……在变动为咳。"是肺外合皮毛，其变动则发为咳嗽。近因数日前感受寒凉之邪，其寒凉从其所合而内入犯肺，肺气逆上，则发为咳嗽，且见微喘之象。无形之寒气入肺，遂化为有形之涎沫，故咳唾白色泡沫痰。其病乃寒邪犯肺所致，故舌苔白而脉缓。款菀二陈汤方加味，用款冬花、紫菀下降逆气，以复肺之肃降之用；半夏、陈皮燥湿祛饮，且陈皮理气，气顺则痰饮自消；茯苓渗利水湿，以消除产生痰饮之本源；炙甘草补脾以转输津液，水饮自化。加干姜、细辛、五味子温寒散饮，敛肺止咳；加厚朴、杏仁利气平喘。共奏散寒逐饮、止咳平喘之效。药服三剂而病即愈。

## 咳嗽治验（四）

某某，女，2 岁，住武汉市武昌区，某学校职工之小孩。1973 年 3 月 30 日就诊。其母代诉：患儿于两周前发病，开始鼻流清涕，喷嚏、咳嗽。数日后，其流涕、喷嚏之症退，而咳嗽则日益加甚，频频咳嗽而痰少，咳有回声，眼胞浮肿，且见发热、鼻干、口渴欲饮水、小便黄、汗出、食欲减退、舌红、少苔、指纹稍紫。乃肺郁化热，气逆咳嗽，治宜宣肺清热，降逆止咳，佐以调中和胃，拟方越婢加半夏汤。

方：炙麻黄5克　炙甘草5克　石膏9克　法半夏6克　红枣（擘）2枚
生姜3克

以水煎服，日二次。

4月1日复诊。服上方一剂，热退咳止，肿消食进，唯仍口渴、鼻
干，仍拟上方以天花粉易半夏续服。

方：炙麻黄5克　炙甘草5克　石膏9克　红枣（擘）2枚　生姜3克
天花粉6克

以水煎服，日二次。

**按**：《素问·宣明五气篇》说："肺恶寒"，又说："肺为涕"，且肺
开窍于鼻，在变动为咳。风寒袭肺，肺气上逆，失去收摄津液之用，故
症见咳嗽而鼻流清涕。风寒束肺，阳气内郁而欲外奋，其气发于肺之外
窍而喷鼻以出，故其频频喷嚏。数日后，寒邪化热，则清涕、喷嚏等症
自去而咳嗽为之加甚。肺气不利，其咳稍有回声。肺不敷布，则水津上
壅于眼睑，故眼胞水肿。肺有郁热，则身热、鼻干、舌红、口渴欲饮水
而指纹见紫色。肺热不能外主皮毛，皮毛不固则汗出；不能通调水道、
下输膀胱则小便黄，所谓源浊则流不清也。肺气不降，则脾胃功能失
调，故食欲减退。越婢加半夏汤方，用麻黄、石膏宣肺气而清郁热，半
夏降逆以止咳，生姜、红枣、甘草和中以理脾胃。药服一剂，即热退咳
止、肿消食进，唯口渴鼻干未已，遂于方中去半夏之燥，而加天花粉生
津止渴，且以助方中清热之效，故又服一剂而病愈。

## 咳嗽治验（五）

某某，女，66岁，枣阳市某小学退休教师。2004年12月26日就
诊。发病已三月，咳嗽，唾白色泡沫痰，躺下则喉中有痰鸣声，坐起则
消失，经某医院检查，诊断为"慢性气管炎伴轻度肺气肿"，用"先锋
霉素"等消炎未效，且引起胃不舒、食欲不振。乃寒饮侵肺，肺失和
降，治宜散寒逐饮，降逆止咳，以款菀二陈汤加味。

方：款冬花 12 克　紫菀 12 克　茯苓 10 克　法半夏 12 克　陈皮 10 克　干姜 10 克　炙甘草 10 克　五味子 8 克　细辛 6 克

用水适量煎药，汤成去滓，取汁温分再服，一日服一剂，药服三剂病愈。

**按**：肺居胸中，主肃降之令，外合皮毛，在变动为咳。《灵枢·邪气藏府病形》说："形寒寒饮则伤肺"，寒饮侵肺则肺伤而气逆，上为咳嗽，唾出白色泡沫痰。人卧则肺叶不能正常布护而息道转狭，喉咙遂闻痰鸣之音，坐起则肺布叶举而息道转舒，喉间痰鸣音消失。用"二陈汤"法半夏、陈皮、茯苓、炙甘草逐饮邪，加款冬花、紫菀降肺逆，《素问·藏气法时论篇》说："肺欲收，急食酸以收之，用酸补之，辛泻之"，干姜、细辛辛温散寒，配以五味子逐"肺之饮"，酸收而止咳嗽。共奏散寒逐饮、降逆止咳之功效。故药服三剂而病愈。


# 咳嗽治验（六）


某某，男，60 岁，住湖北省荆沙市荆州城内，某单位职工。1971年 10 月某日就诊。咳嗽一年多，唾白色稠痰，痰多，易咳出，每咳嗽则小便遗出而湿衣裤，苔白滑，脉濡小。乃湿痰咳嗽，治宜化痰祛湿，降逆止咳，拟二陈汤加味。

方：制半夏 10 克　陈皮 10 克　茯苓 10 克　炙甘草 10 克　干姜 10 克　细辛 6 克　五味子 8 克　款冬花 10 克　紫菀 10 克　炒白术 10 克

以水煎服，日二次。

**按**：《素问·阴阳应象大论篇》说："肺……在变动为咳"，肺为贮痰之器，痰湿贮肺，肺失正常之用，发生变动而为咳嗽痰多，湿盛而少阳热之化，则其痰为白色而舌苔亦白滑，脉亦濡小。咳嗽则肺气逆上，而不能统摄下焦，则膀胱为之不固，故咳嗽而尿遗出。二陈汤方加味，用陈皮、半夏行气化痰，紫菀、款冬花降逆止咳，干姜、细辛、五味子暖肺止咳，白术、茯苓、甘草补土健脾，燥湿渗湿，以绝生痰之源。湿去痰化，肺气复常，咳止则尿自不遗出。药服六剂而病愈。

# 咳嗽治验（七）

某某，女，35 岁，荆州某商店营业员。1971 年 12 月 21 日就诊。半月前因产后刮宫受凉发病，经常恶寒，胸部满闷，咽喉疼痛发痒，频频咳嗽而无痰，每咳嗽则小便遗出，饮热则咳嗽减轻，有时喜冷饮，声音嘶哑，口咽干燥，舌苔白而微黄，脉浮而以右脉为显，乃寒邪外束，肺金失鸣，法宜辛温宣发，散寒开郁，用麻杏苏防等药以治之。

方：麻黄 10 克　杏仁 10 克　苏叶 10 克　防风 10 克　荆芥 10 克　桔梗 10 克　生甘草 10 克　前胡 6 克

用水适量煎药，汤成去滓，取汁温分再服，一日服一剂，药服二剂病愈。

按：产后正气失调，稍遇风寒即感而发病。肺居胸中，外合皮毛，风寒外束皮毛而内舍于肺，肺失宣发作用，则经常恶寒、胸满、频频咳嗽、苔白而脉浮。肺主声音，其气壅实，则声音嘶哑。肺能通调水道，咳嗽气逆于上而不足于下，致使膀胱气化失常，膀气不固而遗尿。内虽有郁热，然实由寒束而郁，必待温热始能通，故饮热则咳嗽减轻，胸臆舒畅。其病外寒未衰，内热尚微，治以辛温解表，开肺清热。服药后寒散邪去，郁解阳伸，肺气复常，肺金复鸣而病愈。

# 喘促治验（一）

某某，男，60 岁，住湖北省枣阳市某乡镇，商人。1950 年 9 月某日就诊。有咳血史。今日突发喘气，呼吸急促，胸闷不舒，烦躁，口咽干燥，苔薄少津，脉浮细无力。乃肺阴不足，燥热内郁，治宜滋养肺阴，润燥清热，拟方清燥救肺汤。

方：麦门冬 12 克　胡麻仁 10 克　党参 10 克　冬桑叶 10 克　炙甘草 10 克　石膏 10 克　枇杷叶（去毛炙）10 克　阿胶（烊化）10 克　杏仁（去皮尖炒

打) 10 克

以水先煎八物，待水减半，入阿胶烊化，去滓，温分二服，日二次。

**按**：《素问·阴阳应象大论篇》说："西方生燥，燥生金，金生辛，辛生肺。"是肺之为藏，在五行属金，在六气则主燥。患者有咳血史，肺阴素亏，稍遇燥热，则失其清肃之性，肺气逆上，故呼吸急促而喘气。肺气不降，逆浮于上，故胸闷不舒。肺阴亏虚，燥热内郁，无以布津，故烦躁而口咽干燥、苔薄少津。其病在肺，肺位居高，则脉应之而浮；阴液亏少，无以充养血脉，则脉见细而无力。清燥救肺汤方，用党参、麦门冬、胡麻仁、阿胶补肺养阴，杏仁、桑叶、枇杷叶润燥解郁降逆，石膏清燥热以除烦躁，炙甘草补中培土以生肺金，且调和诸药，共奏清燥救肺之效。药服一剂而喘减，二剂而喘平。

# 喘促治验（二）

某某，男，1 岁，住武汉市武昌区。1985 年 8 月 15 日就诊。两月前发病，呼吸喘促，咳嗽有痰，发热，口渴，烦躁不安，哭叫不已，数夜未眠，不食，形体消瘦，大便泄利，小便次数多而量少色黄，舌苔白，指纹粗大紫黑而伸出命关。乃痰浊壅遏，肺气逆上，法宜清化热痰，降逆平喘，治用"二陈汤"加味。

方：法半夏 6 克　陈皮 6 克　茯苓 6 克　炙甘草 5 克　厚朴 5 克　杏仁 5 克　前胡 5 克　天花粉 6 克

加水适量煎药，汤成去滓，取汁温分再服，一日服一剂。药服三剂后，喘平就睡，大小便亦正常，指纹色转浅淡，尚微有咳嗽、发热、食欲不振。遂于方中去厚朴、杏仁加白术续服。

方：法半夏 6 克　陈皮 6 克　茯苓 6 克　炙甘草 5 克　前胡 5 克　天花粉 6 克　炒白术 5 克

加水适量煎药，汤成去滓，取汁温分再服，一日服一剂。药服三剂，诸症悉退，其病痊愈。

按：痰浊壅遏，肺失肃降之令，则见呼吸喘促、咳嗽有痰。唯其喘促之重，不能平卧，故烦躁不安，数夜未眠而哭叫不已。肺与大肠相表里，肺气上逆而不能统摄大肠，则大便泄利。肺失其通调水道之用，则小便次数多而量少色黄。痰壅热郁，故其不食、发热、口渴、指纹粗大紫黑。指纹伸出命关，为病情危重之症。二陈汤化痰降逆，加厚朴、杏仁利气平喘，加前胡、花粉清化热痰，且以生津止渴。服后喘平利止而仍不食，故于方中减去利气平喘之厚朴、杏仁，而加入培土健脾之白术，方虽简单，但药中病机，故药仅六剂而病愈。

# 哮证治验（一）

某某，女，23岁，住武汉市武昌区，某学校教工家属。1958年8月某日就诊。患者自幼病哮喘，每年冬、夏两季发作。今怀孕三月，两天前哮喘复发，胸中满闷，呼吸气塞，倚物布息，不能平卧，喉中喘鸣，咳唾白色泡沫，烦躁，心下有水浸泡感，心窝部时贮少许汗水，苔白，脉浮。治宜外散表寒，内降水饮，佐以清热除烦，拟小青龙加石膏汤。

方：麻黄 10 克　桂枝 10 克　白芍 10 克　五味子 8 克　细辛 6 克　干姜 10 克　制半夏 10 克　炙甘草 10 克　石膏 15 克

以水煎服，日二次。

三日后复诊。服上方三剂，哮喘减轻，改拟厚朴麻黄汤。

方：厚朴 12 克　麻黄 10 克　干姜 10 克　五味子 8 克　细辛 6 克　石膏 15 克　制半夏 10 克　杏仁（去皮尖炒打）10 克　小麦 20 克

以水煎服，日二次。

按：《素问·调经论篇》说："气有余则喘咳上气。"肺居胸中，主气，司呼吸，外合皮毛。水饮之邪蓄结在胸，遇外寒则牵动水饮上逆犯肺，阻塞息道，肺气壅遏而肺叶不布，故胸闷、呼吸气塞而倚物布息、不能平卧。息道狭窄，则呼吸不利而喉中喘鸣。《素问·阴阳应象大论篇》说："肺……在变动为咳。"外寒、内饮交相犯肺，致肺气不降，故咳嗽而唾白色泡沫。水饮阻于心胸，阳气郁结不伸，则心下有水气浸泡感，且见烦躁。心在液为汗，心液外泄，则见心窝部时贮有汗水。病由外寒引动内饮而发，故脉见浮象。《金匮要略·肺痿肺痈咳嗽上气病脉证治》说："肺胀，咳而上气，烦躁而喘，脉浮者，心下有水（气），小青龙加石膏汤主之。"小青龙加石膏汤方，用麻黄、桂枝发表散寒，半夏逐饮，白芍《神农本草经》卷二谓其"利小便"，用之以导水饮之下出，干姜、细辛、五味子止咳，且干姜、细辛温里散寒以助半夏之逐饮，甘草调和诸药，共成小青龙汤，为"外散寒邪，内降水饮"之名方。加石膏者，以其清热除烦躁也。有谓半夏落胎，然有病则病当之，无碍于胎也。药服三剂，病情好转，改拟厚朴麻黄汤方，用麻黄、杏仁、厚朴发散外邪和利气止喘，半夏逐饮，干姜、细辛、五味子止咳，且干姜、细辛温里散寒以助半夏之逐饮，小麦、石膏宁心清热而除烦躁。又服三剂而诸症尽退，至春节后则顺利分娩。唯在产后偶感寒邪哮喘又复发，遂仍以小青龙汤外散寒邪、内降水饮，加当归 10 克、川芎 10 克以养血活血为治，药服十多剂病愈，至今未复发。

# 哮证治验（二）

某某，女，38 岁，湖北省咸宁市某医院职工。2003 年 9 月 3 日就诊，发病已两年，遇过敏物则发病，每发则胸中胀满，咳唾白痰，呼吸促急，气息不利，喘鸣迫塞，馕不得息，苔白，脉沉。乃正虚水泛，肺气壅阻，法宜助正逐水，以复肺之肃降，方用"泽漆汤"以治之。

方：制泽漆 15 克　紫菀 10 克　生姜 10 克　法半夏 10 克　党参 10 克桂枝 10 克　炙甘草 10 克　白前 10 克　黄芩 10 克

用水适量煎药，汤成去滓，取汁温分三服，一日服一剂。三剂。

9 月 7 日二诊，药服三剂，胸胀消失，呼吸通利，气息稍欠平调，仍拟原方三剂续服。病止如常人。唯遇过敏物则复发，发则服上方即病止，遇病源则又发，发则如是，屡发屡止，屡止屡发，反复发作，迁延经年，前后服药数十剂，犹未能痊愈，遂本"五藏所伤，穷必及肾"

之旨，以脉沉属肾，改从肾治，用"五子衍宗丸"加味。

方：菟丝子18克　覆盆子12克　枸杞12克　五味子10克　车前子10克　煅龙骨12克　煅牡蛎12克　煅海浮石10克

加水适量煎药，汤成去滓，取汁温分三服，一日服一剂，十剂。

方：菟丝子200克　覆盆子150克　枸杞150克　五味子100克　车前子100克　煅龙骨150克　煅牡蛎150克　煅海浮石100克

共研细末，过筛，炼蜜为丸，如小豆大，每服20克，一日服三次，开水送下。

按：《金匮要略·肺痿肺痈咳嗽上气病脉证治》说："咳而……脉沉者，泽漆汤主之"，《脉经》卷二第三说："寸口脉沉，胸中引胁痛，胸中有水气，宜服泽漆汤。"胸中为空旷之地，正阳不足，失去离照之用，致水气结于胸中，则胸中胀满烦闷，咳嗽而胸胁引痛，肺气壅逆，则息道狭窄而呼吸不利，喘鸣迫塞，鑃不得息；水邪偏里，则脉应之而沉。泽漆汤重用泽漆为君，决壅逐水。紫菀、半夏、生姜降逆祛饮，桂枝通阳化气，党参、甘草补虚培土，白前、黄芩清解郁热，共奏决壅利水之效，使水邪从下窍而泄，故服药而病止。旋而其病又复发，遂服其方则其病又止，反复发作，反复服药，反复病已，其服药数十剂，然其病终未得根治，是其真气未足以御邪也。因思古有"五藏所伤，穷必及肾"之训，且其脉沉当为肾脉之象，遂改用"五子衍宗丸"补肾精以固先天，其菟丝子、覆盆子、枸杞子、车前子、五味子最能益精聚精，助正而祛邪，加龙骨、牡蛎协调肾中之阴阳，海浮石味咸入肾而化痰浊，共奏补肾益精、和调阴阳、化除痰浊之效，故药服十剂后改服丸剂一粒。缓缓培补先天真气，服丸剂数月，日渐精旺体充，其病痊愈。

# 黄疸治验（一）

某某，男，18岁，住湖北省新州县农村，农民。1975年6月某日就诊。发病三天，两白眼珠及全身皮肤皆发黄如染，腹满，小便不利，口渴，脉缓。病属"黄疸"，治宜利湿退黄，拟茵陈五苓散合栀子柏皮汤。

方：茵陈蒿 15 克　炒白术 10 克　桂枝 10 克　茯苓 12 克　猪苓 10 克
泽泻 10 克　栀子 10 克　黄柏 10 克

以水煎服，日二次。

**按**：《素问·金匮真言论篇》说："中央黄色，入通于脾。"《灵枢·五色》说："黄为脾"，《素问·宣明五气篇》说："脾恶湿。"湿热郁脾，致脾色外露，故两目及全身皮肤皆发黄色。脾失运化津液之用，津液不能上布则口渴，不能下行则小便不利，郁滞于中则腹满。湿遏阳气，血气流行不畅，故脉象见缓。茵陈五苓散合栀子柏皮汤，以白术、茯苓、猪苓、泽泻健脾渗湿，桂枝温化以助水湿之下出，茵陈蒿善退黄疸，用之为君，以祛周身上下之黄，栀子、黄柏苦寒清热，共收利湿清热、消除黄疸之效。药服六剂而黄疸尽、诸症退。

# 黄疸治验（二）

某某，女，4 岁，住武汉市武昌区阅马场。1963 年 3 月某日就诊。黄疸发病已二日，一身尽黄，色鲜明如橘子之色，两目珠色黄，腹满，大便干燥，小便黄而少，舌黄。乃湿热郁结，热甚于湿，发为黄疸。治宜利湿泻热退黄，拟方茵陈蒿汤加味。

方：茵陈蒿 12 克　栀子仁 6 克　大黄 6 克　黄柏 6 克　黄芩 4 克　茯苓 5 克

以水先煎茵陈蒿，待水减三分之一，下余药，再煎，取汁温服，日二次。

**按**：《素问·藏气法时论篇》说："脾色黄"，《灵枢·五色》也说："黄为脾"。是黄色乃为脾所主。湿热内郁，熏蒸于脾，脾色外现，则一身面目尽黄，且舌亦为之色黄。脾失转输之职，故腹满。湿热熏蒸而热甚于湿，故大便干燥、小便短少而色黄。茵陈蒿汤方加味，用茵陈蒿、黄柏退黄疸，大黄通便调中，且大黄、黄柏与栀子、黄芩，皆为大苦大寒之品，用之以泻热燥湿，茯苓利小便，以助其黄从小便而出。药服两剂，黄疸退而腹满消，其病渐愈。

# 胃痛治验（一）

某某，男，51 岁，住武汉市武昌区，某高等学校教工。1976 年 10 月某日就诊。胃痛三年余，每于饥饿时则发生隐痛，即每天上午十时多、下午四时多和夜间发生胃痛，稍进饮食则痛已，大便常有不尽感，曾有一段时间为黑色便，小便黄，多说话则感累，易疲劳，苔薄白，脉虚。近二月来因讲课劳累而胃痛加剧，经某医院钡餐透视检查，诊断为"胃下垂"和"十二指肠球部溃疡"。乃中气衰弱，胃脉郁滞：发为"胃痛"，治宜益气补中，活血行瘀，拟方五味异功散加味。

方：党参 10 克　炒白术 10 克　茯苓 10 克　陈皮 10 克　炙甘草 10 克生姜 3 克　当归 10 克　白芍 10 克

以水煎服，日二次。每日以糯米煮稀饭吃。

按：《素问·灵兰秘典论篇》说："脾胃者，仓廪之官，五味出焉"，《灵枢·胀论》说："胃者，太仓也。"胃主受纳五谷，故曰"仓廪"，曰"太仓"。仓廪是要盛谷的，仓廪空虚，非佳兆也，饥饿将随之矣。中焦不足，胃气衰少，求救于食，故每于饥饿时发生胃痛，稍进饮食则痛止。中气虚少，不胜劳作，故肢体易于疲劳；气少不足以送便，故大便常有不尽感；气虚无力以运行血液，血液瘀滞，故大便色黑。中气虚少，不足以供言语之用，久语则伤气，故多说话则感累。气不化则小便黄，气亏损则脉虚。此气虚夹瘀，以五味异功散方加味，用党参、白术、茯苓、炙甘草为"四君子汤"益气，补中，生姜和胃，当归、白芍活血行瘀；陈皮行气，一以防补药之壅，一以助活血之用。糯米稀饭，甘温益气，功补脾胃。共奏益气活血之效。药服 30 剂，糯米稀饭连吃两月，后又断断续续吃数月，共吃糯米稀饭半年多，胃痛告愈，至今未复发。

# 胃痛治验（二）

某某，女，42 岁，住武汉市武昌区，工人。1977 年 4 月某日就诊。胃痛十余年，时发时止。曾呕出乌黑色血一次。饮食稍有不慎即吃稍多或稍硬或不易消化之物则胃痛立即发作。每发则胃部绞急胀痛，气逆上冲而时发噫气，其噫气之声响而长，呕吐食物和黏涎，甚则呕出青黄色苦汁，小便短少色黄，口干，苔薄，脉虚弱，吃药则痛止。今又胃痛复发，其医院钡餐透视检查，诊断为"胃下垂"和"浅表性胃炎"。乃胃虚气弱，逆而上冲，导致呕胆伤津，治宜补中益胃，降逆行气，拟方橘皮竹茹汤加减。

方：竹茹 15 克　陈皮 10 克　生姜 6 克　党参 10 克　炙甘草 10 克　白芍 10 克　茯苓 10 克　麦冬 10 克　当归 10 克　枇杷叶（去毛炙）10 克

以水煎服，日二次。

**按：**《灵枢·玉版》说："谷之所注者，胃也"，《难经·三十五难》说："胃者，水谷之府也。"胃主受纳和熟腐水谷，其气以下行为顺。胃气虚弱，经脉易伤，失其正常容受和熟腐水谷之用，故饮食稍有不慎则胃伤而胃痛即发。胃气不降，逆于中则胃部胀痛，上逆则呕吐食物和黏涎，吐甚则挟胆气一并上逆而呕出胆汁。胃气逆而上冲则症见噫气。胃脉损伤，血滞而瘀，故吐出物见乌黑色血。血为肝所藏，而肝脉为足厥阴，挟胃而行，《素问·至真要大论篇》说："厥阴之至为里急"，血气不和，经脉拘急，故其胃病之发则感绞急胀痛。吐伤津液，故上为口干而下为小便短少色黄。病乃胃虚气弱，故脉亦为之虚弱。橘皮竹茹汤方加减，用竹茹、枇杷叶、生姜降逆和胃；陈皮行气消胀；党参、茯苓、麦冬、炙甘草益气补中，养胃润肝；当归、白芍调血和肝，以止胃之急痛，且炙甘草、白芍相合，为芍药甘草汤，善治经脉拘挛也。嘱其切慎饮食调节，药服二剂而痛止，又续服十五剂而停药，至今胃痛未复发。

# 胃痛治验（三）

某某，男，36 岁，住湖北省枣阳市农村，干部。1973 年 5 月就诊。胃病已两年，每于饥饿时发生疼痛，且有灼热感，喜按，稍进饮食则缓解，大便干，小便黄，口咽干燥，苔薄黄，脉细数。病乃虚热胃痛，治宜甘寒养阴，拟方如下。

方：生地 15 克　山药 10 克　石斛 10 克　玉竹 10 克　沙参 10 克　麦冬 10 克　薏苡仁 10 克　莲子肉 10 克　芡实 10 克　生甘草 8 克

以水煎服，日二次。

**按：**胃阴不足，阳失所和，则生虚热。虚热灼胃，饥则转甚，故胃饥饿则疼痛而感灼热。胃中无滞，故按之不痛。饮食有益于虚，故稍进饮食则疼痛即缓解。阴虚有热，则见大便干、小便黄、口咽干燥而舌苔薄黄、脉细数。方用生地、山药、石斛、玉竹、沙参、麦冬以养胃阴，芡实、薏苡仁补益脾胃，莲子肉、生甘草以清解心胃虚热，共奏养阴清热之效。药服十多剂而病遂已。

# 眩晕治验

某某，女，40 岁，住湖北省随州市某区镇，家庭妇女。1953 年秋末某日就诊。三日前，在月经期间入河水中洗衣被，从而发病，开始恶寒发热，月经亦止而停潮。经治疗未效，三日后其寒热自罢，旋即转为头目眩晕，不能起床，目合不语，时而睁眼暂视周围而遂闭合，目光如常，脉细沉涩。乃正虚血瘀，风木上扰，治宜滋水涵木，以祛瘀息风，方拟左归饮加味。

方：熟地 15 克　山药 12 克　枣皮 12 克　茯苓 12 克　炙甘草 9 克　枸杞 12 克　车前子 9 克　五味子 6 克

以水煎服，日二次。

第二天复诊。服上方一剂，即大便下血而诸症遂失，神清人慧。仍拟上方一剂续服，以巩固疗效。

**按：**《素问·至真要大论篇》说："诸风掉眩，皆属于肝。"肝在五行属木而主风，有疏泄之用，藏血而司月经。经为血，喜温而恶寒。患者月经期间，于秋凉时入河水中洗衣被，水寒外侵，《素问·离合真邪论篇》说："寒则血凝泣"，血气因寒而凝涩不流，则月经停止；寒邪外伤而营卫不和，则恶寒发热。患者正气素虚，三日后邪气乘虚入深，外则营卫自调而寒热退，内则血气凝瘀而肝不疏泄，且失其藏血之用，遂致木郁生风，风邪上扰清窍而头目眩晕。晕甚则不能起床，目瞑不欲语。肝肾虚弱，则脉见沉细，血气凝瘀，故沉细脉中又兼涩象。其血瘀未久，尚未坚结，且正气衰弱，不耐攻破，故治宜扶正以祛邪，助肝气以复其疏泄之用，则血活瘀行，风歇止而眩晕自愈。然肝木乃生于肾水，肝气盛常有赖于肾气旺，故治本于"虚则补其母"之法，用左归饮方加五味子、车前仁滋水涵木，补肾以养肝。服药后，肝旺而疏泄之权复，瘀不能留，故从大便下出而诸症咸退，病遂告愈。

## 心悸治验

某某，女，35岁，住武汉市武昌区，大学教师，已婚。1971年5月就诊。13岁月经初潮，每次潮前小腹疼痛。近三年来发生心悸胸满，午间乍甚，时发时已，发则心悸如掊，胸中满闷难受，脉则三至而停跳歇止一次，呈所谓"三联律"脉象，面色如常。病为络脉血瘀，心神不宁，治宜活血破瘀，拟以桃红四物汤加减。

**方：** 当归12克　川芎10克　赤芍10克　红花10克　制香附10克　茯苓10克　制乳香10克　制没药10克　丹参10克　五灵脂10克　桃仁（去皮尖炒打）10克

以水煎服，日二次。

**按：**素患痛经，且为月经潮前腹痛，乃血瘀胞中而然。《素问·评热病论篇》说："胞脉者，属心而络于胞中"，是胞脉上通于心也。心藏神，其手少阴脉之别络起腕后入于心中，胞中瘀血波及心经别络，络血瘀积，心神不宁，则心为悸；血为气之府，血瘀则气滞，气机不利，则胸中满闷。络脉有邪，而经脉滞否，故见脉至而有定数歇止，是之为"代脉"也。桃红四物汤加减，以当归、川芎、赤芍、丹参养血活血，红花、桃仁、乳香、没药、五灵脂通络破瘀。气为血之帅，用香附行血中之气，以利气机而促血行，用茯苓以宁神。药服十余剂而病已。

# 失眠治验（一）

某某，男，40岁，住湖北省咸宁县某集镇，干部。1967年6月某日就诊。发病数年，长期失眠，经常彻夜不能入寐，每夜必赖安眠药以睡。形容消瘦，心悸、胸闷、短气，咳嗽唾白色泡沫，脉结。乃水饮内结，阻遏卫阳，阳不交阴，治宜温阳祛饮，拟苓桂术甘汤合二陈汤加味。

方：茯苓15克　炒白术10克　桂枝10克　炙甘草10克　制半夏10克　陈皮10克　牡蛎（先煎）15克

以水煎服，日二次。嘱其停服安眠药。

第四天复诊，服上方一剂后，当晚停服安眠药即已入睡，连服三剂，感稍舒，要求加大药力，遂于原方以甘遂易甘草。

方：茯苓15克　炒白术10克　桂枝10克　制半夏10克　牡蛎（先煎）15克　陈皮10克　甘遂1.6克

以水煎服，日二服，甘遂研末分二次冲服。

按：《金匮要略·痰饮咳嗽病脉证并治》说："凡食少饮多，水停心下，甚者则悸，微者短气。"水饮内结，阻遏胸阳则胸闷，滞碍息道则短气，水气凌心则心悸，饮邪犯肺则咳嗽唾白色泡沫，津液内聚为饮，无以充养肌肤，故其形容消瘦。《灵枢·邪客》说："今厥气客于五藏六府，则卫气独卫其外，行于阳不得入于阴，行于阳则阳气盛，阳气盛则阳跷陷（陷，乃"满"字之误），不得入于阴（则）阴虚，故目不瞑。"饮邪结聚于内，卫气行于阳不得入于阴，以致无法成寐而失眠，方用白术、甘草、茯苓健脾行水，半夏、陈皮燥湿祛饮，桂枝温阳化饮,《金匮要略》所谓"温药和之"也。加牡蛎潜阳以交阴,故服药即能入睡。药服三剂又加大药力,原方中去甘草加甘遂末冲服,每服则大便泻水数次,连服三剂诸症皆退而停药,唯脉之结象仍在,乃饮邪所结之窠囊未除,病将复发,后果然。

# 失眠治验（二）

某某,女,41岁,住武汉市武昌区,保姆。1975年5月某日就诊。经常失眠,不能入寐,寐则多噩梦,易惊醒,心烦,舌苔黄腻,乃痰浊阻胆,肝魂不藏,治宜清化痰浊,佐以安神,拟黄连温胆汤加味。

方：竹茹 15克　炒枳实 10克　茯苓 10克　制半夏 10克　炙甘草 10克　陈皮 10克　黄连 8克　生地 10克　当归 10克　酸枣仁 (炒打) 10克

以水煎服,日二次。

按：《灵枢·本输》说："肝合胆,胆者,中精之府",《素问·奇病论篇》王冰注说："肝与胆合,气性相通。"痰浊郁滞胆府,肝魂失于舍藏,则症见经常失眠、不能入寐而寐则多噩梦。痰浊郁实,邪实则正衰,胆气不足,故睡眠易惊醒。胆气通于心,胆有邪则心为之烦。痰浊郁结生热,则见舌苔黄腻。黄连温胆汤清化热痰,肝藏血,心主血,而血则为神之物质基础,然神在肝曰魂,在心曰神,神魂不安,故方中加入生地、当归、酸枣仁养血安神。其药服之四剂而病愈。

# 失眠治验（三）

某某,男,62岁,退休干部,住湖北省武汉市武昌区。1997年4月某日就诊。其人患"心脏病""高血压"已多年,1996年3月又突发"中风",经中西医药治疗未效。现经常感觉心慌心悸,头目昏暗,右侧上下肢无力而活动不灵,右脚踏地如履棉花之上而无实感,长期失眠,唯赖吞"安眠药"以为睡,舌苔薄白,脉结甚,数至一止,或十数至一止。病乃血气瘀滞，心神不宁，肝风内动，肢体失养，治宜活血破瘀，疏肝利气，方用血府逐瘀汤加味。

方：生地 15 克　当归 12 克　川芎 10 克　赤芍 10 克　红花 10 克　桔梗 10 克　柴胡 10 克　炒枳实 10 克　川牛膝 10 克　炙甘草 10 克　桃仁（去皮尖炒打）10 克　制香附 10 克

上药十二味，以水适量煎药，汤成去滓，温分再服，日服二次，每日服一剂。服近二百剂，诸症消失，遂以原方改汤为丸，嘱其续服。

方：生地 150 克　当归 120 克　川芎 100 克　赤芍 100 克　红花 100 克　桔梗 100 克　炒枳实 100 克　柴胡 100 克　炙甘草 100 克　川牛膝 100 克　制香附 100 克　党参 100 克　桃仁（去皮尖炒打）100 克

上药十三味，共研细末，过筛，炼蜜为丸，每服 10 克，一日服三次，开水送下。

上方药丸，患者服用至 2000 年 12 月，睡眠恢复正常，诸症咸退，身体康复，嘱其坚持锻炼持之以恒，希勿间断、停止服药。

**按**：《素问·阴阳应象大论篇》说："心生血"，《灵枢·营卫生会》说："血者，神气也"，《灵枢·大惑论》说："心者，神之舍也"。心主血藏神而赖血以濡养。今血液瘀滞，失去正常流动之性而不能濡养于心，心失血养则无法安宁而神不归舍，故心慌心悸而长年失眠。《素问·解精微论篇》说："夫心者，五藏之专精也，目者，其窍也"，《灵枢·大惑论》说："目者，心之使也。"心神失守则难以司窍而使目，目不为心神之所使。故头目为之昏暗，而视物不审。血主于心而藏于肝。肝藏血，为风木之藏，其性喜条达，今血液瘀滞则肝不能条达而木气为主郁，木郁则风生，肝风内动，风邪循虚而犯，并彻于身半之土下，则身半之经络阻滞不通。无血以濡养其身半之形体，故见其右半身不遂，活动不便。《素问·脉要精微论篇》说："夫脉者，血之府也"，《灵枢·经水》说："经脉者，受血而营之"，《素问·举痛论篇》说："经脉流行不止，环周不休。"於血停滞，阻碍血脉正常流行，致血脉流行不相连续，故脉见"结"象，脉动而时见一止也。治以血府逐瘀汤，方用生地、当归、川芎、赤芍为四物汤以养血活血，红花、桃仁以行血破瘀，柴胡疏肝解郁，川牛膝入肝祛风，桔梗、枳实疏利气机，甘草调和诸药，加香附以行血中之气，助行血破瘀之力，更利于瘀血之消除。共奏活血破瘀、疏肝利气之效。其药服十余剂后，即渐能入睡，坚持服药数十剂，失眠虽时有反复，但诸症好转，坚持服药近二百剂，则诸症消失，只尚待恢复和巩固。遂将原方改汤为丸，以其为病日久，特加党参助正而促其体质之康复。

# 梦遗治验

某某，男，31岁，湖北中医学院某班学员，已婚，1972年10月就诊。发病已半年余，头部发生散在性多个细小苛疮，痒甚则搔之有痛感而流黄水，继之结痂，每间隔数日则于眠睡中发生梦与女子交通而精泄出——即所谓"梦遗"一次，泄精醒后则感肢体倦怠疲惫，小便黄，脉濡数。病属湿热郁于肝经，治宜清利湿热，养血和肝，拟龙胆泻肝汤为治。

**方：** 龙胆草10克　柴胡10克　泽泻10克　车前子10克　木通10克栀子10克　甘草8克　黄芩10克　生地10克　当归10克

以水煎服，日二次。

**按：** 肝藏魂，与肾为邻，居于下焦，其脉循阴器而上行于巅顶。湿热内郁，肝木失和，疏泄过甚，肾精不固，故时于眠睡中魂扰于内而精泄于外，湿热循经而上郁于头部，则头发之中发生苛疮而痒，搔之则黄水流出。龙胆泻肝汤方，以龙胆草、黄芩、栀子之苦寒清热，木通、泽泻、车前子利小便以渗湿，生地、当归养血和肝，柴胡疏肝以升肝经清阳之气，炙甘草调和诸药，共奏清利湿热、养血和肝之效。药服五剂而病愈。

# 善欠治验

某某，女，50岁，住湖北省枣阳市某乡镇，家庭妇女。1951年3

月某日就诊。大病后形容消瘦，频频呵欠，舌苔薄而前部偏左后方有一蚕豆大斜方形正红色苔，脉弦细数。乃少阳郁陷，欲升不能，治宜升提少阳，佐以泻热，拟小柴胡汤加味。

方：柴胡 24 克　黄芩 10 克　党参 10 克　法半夏 10 克　甘草 10 克　生姜 8 克　红枣（擘）4 枚　黄连 10 克

以水煎服，日二次。

按：《灵枢·口问》说："黄帝曰：人之欠者，何气使然？岐伯答曰：卫气昼日行于阳，夜半则行于阴，阴者主夜，夜者卧，阳者主上，阴者主下。故阴气积于下，阳气未尽，阳引而上，阴引而下，阴阳相引，故数欠。"大病后，正气不足，血气损伤，故形容消瘦。邪热内蕴，胆气被遏，甲木郁陷于阴分，少阳生气欲升而不能，故频频呵欠。病在少阳则脉弦，正气不足则脉细，邪热内结则脉数而舌见蚕豆大斜方形正红色苔。小柴胡汤方加味，用感一阳之气而生的柴胡为君，以升少阳之清气，黄芩清热以佐之，生姜、半夏降浊以升清，党参、甘草、红枣补益正气，以助少阳生气之上升，合为小柴胡汤，从阴分以起郁陷之甲木，升少阳之生气，再加黄连泻蕴结之邪热，则邪去而正复。药服一剂而症退。

## 痢疾治验（一）

某某，男，17 岁，住武汉市武昌区，1992 年 8 月某日来诊。昨日突发大便下痢，日达七、八次，每次则先小腹拘急疼痛而欲大便，下痢则又滞下而不得利，肛门后重不舒，利出则为红白冻子，呈痛苦面容，苔白，脉濡。乃湿热痢疾，湿甚于热，治宜调气治血，用芍药汤以为治。

方：白芍 12 克　当归 10 克　槟榔 10 克　黄芩 10 克　黄连 10 克　桂枝 10 克　干姜 10 克　大黄 10 克　甘草 10 克　广木香 6 克　枳壳 10 克　桔梗 10 克

加水适量煎药，汤成去滓。取汁温分再服，一日服尽。

按：《释名·释疾病》说："下重而赤白曰膗，言厉膗而难也"。

脿，又作"瘌"。《玉篇·疒部》说："瘌，竹世切，赤白痢也"，即《素问·通评虚实论篇》中所谓"肠澼下脓血"也，今名之曰"痢疾"。脾居中土，时司长夏。农历六、七月之交的长夏，湿热蕴积于脾土，腐败气血，脾气下陷，失其升清之用，其血气之腐败者，随脾气之下陷而下出于后阴之窍，泄出红白冻子而为之便脓血。人身气血，气主于肺而肺主收敛，血藏于肝而肝主疏泄。血郁气滞，则肝失其疏泄之用，而肺失其收敛之能，故肺欲收敛而不能收敛，肝欲疏泄而不能疏泄，以致大便频频欲利而又不能利，即肛门时时坠胀欲泄而又难以泄出，症见所谓"后重"也。《素问·六元正纪大论篇》说："厥阴所至为里急"。厥阴之经为肝脉，肝脉不和则腹里拘急，故每次欲行泄利，则先见小腹急痛旋即肛门坠胀而泄利脓血厉脿难出。患者痛苦不堪，常致困惫。遂本"活血则便脓自愈，调气则后重自除"之旨，用芍药汤广木香、槟榔、干姜行气，当归、白芍活血，桂枝通经助血行，黄连、黄芩之寒以清热，苦以燥湿，病发二日，邪虽盛而正未衰，故加大黄攻结而荡涤其病邪，所谓"通因通用"也，更加枳壳助肝、桔梗理肺以疏理气机，甘草调和诸药，共奏清热燥湿，活血行气之效，药服一剂而病愈。

# 痢疾治验（二）

某某，女，35 岁，住洪湖县大沙湖农场。1969 年 8 月 9 日就诊。发病已五天，发热下痢红白黏冻，且时伴以鲜血，一昼夜达二、三十次，里急后重，痛苦不堪，口渴欲饮水，恶心欲吐，食欲不振，形体消瘦，精神困惫，舌苔黄，脉细数，曾服他药未效，乃湿热痢疾，热重于湿，法宜清热燥湿，活血调气，方用白头翁汤加味。

方：白头翁 12 克　黄连 10 克　黄柏 10 克　秦皮 10 克　广木香 6 克　当归 12 克　桔梗 10 克　枳壳 10 克

用水适量煎药，汤成去滓，取汁温分再服，一日服一剂。药服二剂，未见稍效，仍拟原方加减续服。

方：白头翁 12 克　黄连 10 克　黄柏 10 克　秦皮 10 克　广木香 6 克　当

归12克　槐花12克　地榆15克

用水适量煎药，汤成去滓，取汁温分再服，一日服完。药服一剂，则发热、口渴、恶心等症消失，食欲好转，开始吃东西。然下利红白黏冻不见减轻，一昼夜仍为二、三十次，里急后重，困惫异常。仍拟原方加减续服。

方：白头翁12克　黄连10克　黄柏10克　秦皮10克　广木香6克　炙甘草10克　当归12克　地榆30克　阿胶12克

加水适量，先煎前八味，后入阿胶烊化，汤成去滓，取汁温分再服，一日服完。药服一剂，大便转为正常，红白黏冻全无，里急后重消失，痢疾已愈。再以其方一剂巩固疗效。

**按：**湿热郁遏，熏蒸于肠胃，腐败气血，奔迫于后阴，而为下利红白黏冻，且时伴以鲜血，血气瘀滞，气机不畅，故里急后重，下利一昼夜达数十次。胃气失降，故恶心欲呕，且食欲不振。热盛于身则发热，口渴欲饮水，舌苔黄、脉细数。其病为湿热痢而热重于湿，治本《伤寒论·辨厥阴病脉证并治》"热利下重者，白头翁汤主之""下利欲饮水者，以有热故也，白头翁汤主之"之法，以白头翁汤泻热燥湿、凉血解毒为主，加当归行血以愈便脓，加广木香调气，枳壳、桔梗疏利气机以除后重。服药二剂未见稍效，遂以其邪热过甚而减去疏利气机之桔梗、枳壳，加入槐花、地榆以增强凉血泄热之力。服药后，发热、口渴、恶心等症消失，食欲亦好转；但下痢红白黏冻伴鲜血之症不减轻，一昼夜仍为数十次，里急后重，困惫不堪；舌苔黄，脉细数。此乃劳累体弱之故，遂本《金匮要略·妇人产后病脉证并治》"产后下利虚极，白头翁加甘草阿胶汤主之"之法，于上方减去凉血之槐花，加入阿胶以养阴止血，炙甘草资汁补中，助正气以除湿热。患者虽非产后，但其痢前身体衰弱，与"下利虚极"实为相似，故服药一剂，即正复邪退，大便转为正常，红白黏冻全无，里急后重消失，痢疾告愈。

# 痢疾治验（三）

某某，女，48 岁，住武汉市青山区，干部，1974 年 12 月 6 日就诊。1954 年 8 月患痢疾，时缓时剧，绵延二十年，经武汉、北京等地医院治疗未效。后剖腹探查，诊断为"结肠溃疡"。患者形体消瘦，精神疲乏，食欲不振，面色少华，常畏寒；大便时下脓血，便色乌黑，下血前常有多汗、小腹急痛，但无后重感，大便无血时则稀溏而色如果酱，或带白色黏液。近来发生上腹部满胀，每于饥饿时刺痛，得食则减，遇寒则剧，口泛酸水。月经时断时潮；潮前小腹刺痛，经色乌黑。脉沉迟细弱。乃虚滑痢疾兼瘀，法宜固滑止痢，兼以活瘀，方以桃花汤加味。

方：赤石脂 30 克　炒粳米 15 克　干姜 6 克　炙甘草 9 克　党参 12 克　白术 12 克　当归 24 克　川芎 9 克　白芍 15 克　延胡索 12 克　桂枝 6 克　红花 9 克　蒲黄炭 9 克

用水适量煎药，汤成去滓，取汁温分四服，二日服一剂。五剂。

12 月 16 日二诊，服上方五剂，大便基本成形，下血停止，便色转正常，汗出之症消失，畏寒减轻，精神、食欲、面色均好转，唯稍劳则小便遗出，仍拟原方加减续服。

方：赤石脂 30 克　炒粳米 15 克　干姜 6 克　炙甘草 9 克　党参 12 克　白术 12 克　当归 24 克　川芎 9 克　白芍 15 克　延胡索 12 克　蒲黄炭 9 克　桂枝 6 克　炙黄芪 12 克

加水适量煎药，汤成去滓，取汁温分四服，二日服一剂。六剂。

12 月 28 日三诊，服上方六剂，诸症悉退，劳则小便遗出亦好转，大便尚有时稍稀。再以原方加减善其后。

方：赤石脂 30 克　炒粳米 15 克　干姜 6 克　炙甘草 9 克　党参 12 克　白术 12 克　当归 24 克　川芎 9 克　白芍 15 克　延胡索 12 克　炙黄芪 12 克　山药 12 克　广木香 4 克

加水适量煎药，汤成去滓，取汁温分四服，二日服一剂。药服十一剂，大便完全恢复正常，食欲转佳，体重增加，形体渐盛，诸症减退，其病告愈。

**按：**患者脾肾虚寒，肠滑不固，故久久下痢以致二十年不愈，虽病痢而无后重感。气虚阳弱，则精神疲乏、食欲不振、面色少华、畏寒、痢前多汗或大便带白色黏液以及腹部饥饿则痛、遇寒则剧、口泛酸水，脉沉迟细弱。络伤血瘀，则大便色黑或如果酱、上腹部刺痛。月经前小腹刺痛、经色乌黑，亦为血瘀之征。病久则精血亏损，故形容消瘦。遂本《金匮要略·呕吐哕下利病脉证并治》"下利便脓血者，桃花汤主之"之法，以桃花汤涩肠固滑以止下痢，加党参、白术、炙甘草补脾益气，加当归、川芎；白芍、红花、延胡索、蒲黄炭养血活血、止痛止血，加桂枝通阳温经，以助血行。服后精神、食欲、畏寒、大便均好转，下血及汗出亦止，唯劳则小便遗出，故于方中减去破血之红花，加炙黄芪益气补虚以固摄，继之再去温通止血之桂枝、蒲黄炭，加山药以益脾固涩，广木香利气以防补药之壅。

## 痢疾治验（四）

某某，女，66岁，枣阳市某小学退休教师。2004年9月22日来诊。素有胃病，时发饥饿性疼痛，今年三月发生大便带白色冻子，下坠，左少腹隐痛，易失眠，舌边缘有齿印，苔白，脉沉而无力，乃脾胃虚寒，气行郁滞，津液凝为白色冻子，随便而下，宜温补脾胃，佐以行气，治用理中汤加味。

方：党参12克　炒白术12克　干姜10克　炙甘草10克　广木香8克
当归12克　桂枝10克　红枣（擘）2枚　生姜3克

用水适量煎药，汤成去滓，取汁温分再服，一日服一剂。

二诊，10月20日，患者来电话称，上方服十剂，大便带白冻子已消失，唯停药后大便又带白冻子，仍拟理中汤加味。

方：党参10克　炒白术10克　干姜10克　炙甘草10克　茯苓10克
厚朴10克　陈皮10克　法半夏10克　当归12克　白芍10克　煨诃子10克

桂枝养血通阳以止肝害，红枣、生姜和其脾胃。药服十剂而下利白色冻子之症已止，唯病深而其根未拔，停药后则下利白色冻子又发，仍然以理中汤，党参、白术、干姜、炙甘草温补中阳，加厚朴、陈皮行气导滞，法半夏、茯苓渗湿而化痰浊，当归、白芍养血和肝以止脾害，煨诃子收涩以止其下利而助温补中阳之不逮。药服五剂而痊愈，至今未复发。

## 泄利治验

某某，女，67岁，退休职工，住武汉市武昌区，于2002年10月某日就诊。因饮冷发病已三天，肠鸣，大便泻出水样便，日泻五、六次，带腥气，小便短少色黄，口舌干燥，舌苔白，脉濡缓，乃寒湿伤脾，津液不输，尽趋大肠而为泄利，拟五苓散方加味改散为汤。

方：炒白术15克　茯苓12克　桂枝12克　泽泻10克　猪苓10克　陈皮10克

上六味，加水适量煎汁，汤成去滓，温分再服，一日服尽。一日一剂。服药二剂，病愈。

按：《灵枢·本输》说："脾合胃。胃者，五谷之府。"脾胃同居中焦。脾在胃的后下方，二者以膜相连，故脾能为胃行其津液。即通过脾的转输津液作用，将胃所受纳水谷化生之精微输送至身体各部。《素问·宣明五气篇》说："脾恶湿。"今因饮冷而寒湿伤脾，阳气郁遏，脾失其转输津液之职，水道不利，水湿尽趋于大肠而出于后阴之窍，故大便泻出水样便而日泻五、六次，且带腥气。水湿不行于故道而小便短少色黄，水津不布于口舌而见口舌干燥。其尿黄口干非有热郁，故舌苔为白。《灵枢·口问》说："中气不足，肠为之苦鸣。"寒湿伤脾，脾居中宫，故肠鸣。脉濡缓，亦为水湿之象。五苓散方加味，以白术、陈皮健脾和胃燥湿，茯苓、猪苓、泽泻渗湿利水，桂枝通阳化气，合茯苓、猪苓、泽泻以复水行之故道。水道利，清浊分，不止泄利而泄利自止，故药服二剂而病愈。

## 大便下血治验

某某，女，33岁，住湖北省江陵县农村，教师。1971年10月某日就诊。发病半月，大便下血，色鲜红，全身乏力，少气，口唇淡，面色㿠白，脉虚弱。乃络脉损伤，血出后阴，治宜养血行血止血，佐以益气，借用胶艾汤加味。

方：生地18克　当归10克　川芎10克　干艾叶10克　炙甘草10克　白芍10克　炙黄芪10克　白术10克（炒）　党参10克　阿胶（烊化）10克

以水煎服，日二次。

**按**：《灵枢·百病始生》说："起居不节，用力过度，则络脉伤……阴络伤则血内溢，血内溢则后血。"阴络伤，血溢络外，自后阴漏泄而出，是为大便下血。血虚少则无以华色，故口唇淡而面色㿠白。血为气之府，有载气之用，血虚则气失其载，亦为之不足，故见少气而全身乏力。气血不足，则脉见虚弱。借用胶艾汤方滋阴补血，止血活络，导血复行于经络。《素问·生气通天论篇》说："阴者藏精而起极也，阳者卫外而为固也"，加党参、黄芪、白术益气而固血，以血为阴而气为阳也。

## 脱肛欲溃治验

某某，男，40岁，住湖北省枣阳县某乡，农民。1951年4月某日就诊。家属代诉，患者以前时有肛脱，均轻微，以手送之即入。然昨日下午大便时肛门脱出，送之不能入。先以枳壳30克煎汤温服无效，遂往诊。见患者跪伏床榻，不能站立坐卧，肛门脱出约半寸，其色紫黑，干燥无津液，有欲溃之势，频频呼叫，痛苦万状。拟当归建中汤内服，外用甘草洗方。

当归建中汤：

方：饴糖30克　桂枝10克　白芍20克　当归12克　生姜10克　红枣（擘）4枚　炙甘草6克

上七味，加水适量煎汤，去渣，入饴糖烊化，温服，每日一剂，服二次。

甘草洗方：

方：生甘草30克，用水浓煎取汁，趁热熏洗患处。

每日一剂。

患者用药一日后，病势转轻，二日后则告病愈，后再未复发。

**按**：大肠隶属中焦脾胃，脾胃不足，气虚下陷而肛门脱出。又受风寒邪气之侵袭，致血脉凝滞，气血不通。肛肠失其濡养，遂干燥难收，疼痛难忍。病不因气滞，故服枳壳方无效。病乃肛肠脱出而被风袭，是中虚而兼邪风，借用当归建中汤，重用饴糖30克建立中气，以桂枝汤祛风散邪，再加白芍一倍除血痹、通经络、止疼痛，加当归养血活血，润肠除燥，以助肛门上收。外用生甘草煎汤熏洗，以增润肠除燥之效，且甘能缓之，可收缓解疼痛之功。

# 便秘治验

某某，男，29岁，住湖北省枣阳市农村，农民。1950年10月就诊。发病两天，大便秘结，时欲大便而不得，左少腹有块状物移动疼痛，时向左侧胁腰部冲击，痛苦万状，小便黄，口舌干燥，脉缓。乃肠胃燥结，传导失职，治本"通则不痛"之理，拟大承气汤方。

方：厚朴 (炒) 12克　枳实 (炒) 12克　芒硝 10克　大黄 (酒洗) 10克

以水先煎厚朴、枳实，待水减半入大黄，再煎水减，入芒硝，更于微火上一两沸，温服，日二次。

第二天复诊，服上方一剂，未见稍效，大便仍秘结不通，细审之则见其脉有涩象，改拟清燥救肺汤。

方：黑芝麻 10克　党参 10克　麦冬 10克　霜桑叶 10克　炙甘草 10克　石膏 10克　阿胶 (烊化) 10克　杏仁 (去皮尖炒打) 10克　枇杷叶 (去毛尖) 10克

以水煎服，日二次。

按：《素问·灵兰秘典论篇》说："大肠者，传导之官，变化出焉。"大肠燥甚，津液亏少，无以濡润肠道，则大便坚干不得出，而为大便闭塞不通。气结滞于内，不能下行，不能行而欲行，欲行而又不能行，故左少腹有块状物移动疼痛。气不下通则向后，故其疼痛时冲击于肪腰之部。津液不足，则见尿黄、口舌干燥而脉缓涩。唯其大便闭塞不通，不通则痛，必见少腹疼痛。塞甚则痛甚，故患者痛苦万状。治初本"通则不痛"之理，径与大承气汤以通便攻下，奈其津液枯少，徒事攻下无益也，遂改为清燥救肺汤方，用黑芝麻、阿胶、麦冬养阴救液，党参补肺益气生津液，石膏、霜桑叶清燥滋干，杏仁、枇杷叶以复肺之清肃下降功用，甘草调和诸药，共奏养阴、增液、补肺、清燥之效，以复肺藏敷布津液和肃降之职。《灵枢·本输》说："肺合大肠"，《华氏中藏经》卷上第二十九说："大肠者，肺之府也。"肺与大肠相表里，同主燥金，此治肺即所以治大肠，乃府病治藏之一例也。药服一剂则便通痛止而病愈。

# 狂证治验（一）

某某，男，20 岁，数年前曾发狂证多日，1966 年 11 月其病复发，狂走妄行，善怒，甚至欲持刀行凶。同年 12 月 5 日就诊于余。见其哭笑无常，时发痴呆，伴头昏、耳鸣、失眠、多梦、心悸、两鬓有掣动感，两手振颤，淅然畏寒，四肢冷，面部热，口渴喜饮，大便秘结。唇红，苔白，脉弦细数。治以柴胡加龙骨牡蛎汤去铅丹。

方：柴胡 12 克　黄芩 10 克　法半夏 10 克　党参 10 克　生姜 10 克　大枣（擘）3 枚　桂枝 10 克　茯苓 10 克　龙骨 12 克　牡蛎 12 克　大黄 8 克

上十一味，以水适量煎药，汤成去渣，取汁温服，日二次。服药四剂，狂止症退，改以温胆汤加味。

方：竹茹 15 克　茯苓 10 克　炒枳实 10 克　陈皮 10 克　龙骨 12 克　法半夏（打）10 克　牡蛎 12 克　炒枣仁 10 克　石菖蒲 8 克　龟版 10 克　炙甘草 8 克

上十一味，以水适量煎药，汤成去渣，取汁温服，日二次。服药数剂，其病痊愈，至今未复发。

**按：**《素问·灵兰秘典论篇》说："胆者，中正之官，决断出焉。"《灵枢·九针论》说："胆为怒。"胆实痰郁，失其中正之用，无以正常决断，则善怒，甚则欲持刀行凶。胆主筋，司运动，其脉行于头面两侧，绕耳前后，故其狂走妄行，两手振颤，两鬓有掣动感而头昏、耳鸣。肝藏魂，胆为肝之府而为肝用，故失眠多梦。胆气通于心，心神失宁，故其哭笑无常，时发呆痴而心悸。胆气郁而不伸，其阳郁结于内，则面部热、口渴、大便结、唇红、脉弦细数。其阳不达于外，则四肢冷而淅然畏寒。柴胡加龙骨牡蛎汤升发胆气、化痰定神明。服药后怒止症退，再以温胆汤加龙骨、牡蛎、石菖蒲利窍化痰安神而收功。

## 狂证治验（二）

某某，女，25岁，住湖北省随州市某区镇，家庭妇女，1953年2月某日就诊。一周前，因夫妻一次口角而发病。卧床不语，不食不饮，时而两目发赤则起身欲奔，亲人将其按倒在床即又卧下，旋而又是如是。乃肝胆气郁，风火上扰，神明失聪，治宜除热泻火，重镇安神，借用风引汤方以治之。

**方：** 大黄10克　干姜6克　桂枝6克　炙甘草10克　龙骨10克　牡蛎10克　赤石脂15克　白石脂15克　石膏15克　寒水石15克　紫石英15克　滑石15克

以水煎服，日二次。

**按：**《韩非子·解老篇》说："心不能审得失之地则谓之狂。"肝胆郁结，则卧床不语，且不食不饮。肝开窍于目，胆气通于心。郁而化火生风，风有作止，火性急数，其风火上扰心神，故时而两目发赤则起身欲奔。《素问·藏气法时论篇》说："肝欲散，急食辛以散之。"风引汤方，用桂枝、干姜之辛以散郁开结，大黄、石膏、滑石、寒水石除热泻火，且石膏、滑石、寒水石与紫石英、赤石脂、白石脂、龙骨、牡蛎等重镇以安心神，甘草和中。药服两剂而神清，饮食起居如常，唯心脉尚未通于舌则哑而不能说话，余嘱以勿治之，待其心脉通则当自愈。后果然。

# 狂证治验（三）

某某，男，40 岁，住湖北省枣阳市某区镇，干部。1975 年 4 月某日就诊。病高血压已多年，忽于两周前发生时而无故微笑，自己明白而不能控制，形体胖，头部昏闷，口干，舌苔厚腻而黑，脉象弦数。乃痰涎沃心，神明失守，治宜化痰涎，泻心火，拟导痰汤加味。

方：胆南星10克　炒枳实10克　茯苓10克　法半夏10克　炙甘草10克　陈皮10克　黄连10克　浙贝母10克　黄芩10克　玄参10克　石菖蒲10克

以水煎服，日二次。

按：《灵枢·九针论》说："心藏神"，《素问·调经论篇》说："神有余则笑不休。"心邪盛，则见时而无故发笑而不能自控。形体肥胖，多属痰盛体质。痰浊郁结，清阳不升，津液不布，则头部昏闷，舌苔厚腻而口干、脉弦。痰郁化火，火极似水，故脉兼数象而舌苔兼黑色。《灵枢·癫狂》说："狂者多食，善见鬼神，善笑而不发于外者，得之有所大喜。"喜则气缓，津聚为痰，痰涎沃心，发为狂证喜笑。导痰汤方加味，用导痰汤化痰行气。加浙贝母、石菖蒲开郁通窍，黄连、黄芩泻心火，以平心神之有余。《素问·藏气法时论篇》说："心欲软，急食咸以软之"，加玄参之咸软，以遂心之欲而滋水以制火。药服七剂，痰消火退，喜笑遂已。

# 狂证治验（四）

某某，女，55 岁，住湖北省襄樊市，家庭妇女。1972 年 5 月某日就诊。儿子溺死，又家中失火被焚，三天前发病，神志不聪，烦躁欲走，多言语，善悲哭，舌苔白，脉虚。某医院诊断为"精神分裂症"。乃心神虚馁，痰浊扰心，治宜补心神而化痰浊，拟涤痰汤。

方：竹茹 15 克　炒枳实 12 克　茯苓 10 克　法半夏 10 克　胆南星 10 克陈皮 10 克　远志肉 10 克　石菖蒲 10 克　党参 10 克　炙甘草 8 克

以水煎服，日二次。

**按**：忧思过甚则气结而聚液为痰，痰浊上扰，则心神虚馁而失守，《素问·调经论篇》说："神不足则悲"，故其发病则喜悲哭而脉见虚象。《难经·三十四难》说："心色赤……其声言"，神明失聪，则精神恍惚而烦躁欲走，且多言语。涤痰汤方，用半夏、南星、竹茹、陈皮燥湿化痰，且陈皮同枳实行气以佐之，茯苓、甘草渗湿和中，以绝其生痰之源，党参、远志、石菖蒲补心安神，通窍益智。药服六剂，家中亦得到适当安慰而病遂愈。


# 癫痫治验

某某，女，16 岁，住武汉市武昌珞珈山，学生。1978 年 11 月某日就诊。患者自幼病癫痫，数日一发，每发则叫呼一声而倒地，不省人事，继之口流白沫，手足抽掣，移时苏醒，一切如常，唯感头昏，脉细弦。治宜养心血，宁神志，开郁结，除风痰，拟温胆汤加味。

方：竹茹 15 克　炒枳实 10 克　茯苓 10 克　制半夏 10 克　炙甘草 8 克陈皮 10 克　石菖蒲 10 克　远志肉 10 克　浙贝 10 克　当归 10 克　川芎 10 克僵蚕 10 克　郁金 10 克

以水煎服，日二次。

1979 年 6 月某日复诊。服上方半年多，病未再发，改拟验方为丸缓治，巩固疗效，并善其后。

方：当归 60 克　川芎 60 克　明矾 60 克　石菖蒲 60 克　远志肉 60 克陈细茶叶 120 克

共研细末，炼蜜为丸如绿豆大，每服 3 克，每日服三次，开水送下。

**按：**《诸病源候论·风病诸候下·风癫候》说："人有血气少，则心虚而精神离散，魂魄妄行，因为风邪所伤，故邪入于阴，则为癫疾……其发则仆地，吐涎沫，无所觉是也"，同书《五癫病候》说："三日风癫，发时眼目相引，牵纵，反强，羊鸣，食顷方解"。又同书《小儿杂病诸候一·痫候》说："痫者，小儿病也。十岁以上为癫，十岁以下为痫。"是癫痫之病，其一乃血气虚少，风邪乘之使然。风邪乘于血气，则血气郁滞化为痰浊，风痰阻窍，神志蔽蒙，故卒倒无知觉而口流白沫，且脉见细弦。痰郁生风，风痰相扰，则手足为之抽掣，殆所谓"风淫末疾"也。《素问·阴阳应象大论篇》说："风气通于肝"，肝"在声为呼"，故癫痫发作，则先心叫呼而作羊鸣声，移时阳通气回，浊降风止，神志转苏，唯清阳一时未能复常，故将苏醒后仍有头昏感。温胆汤方加味，用当归、川芎养血活血；郁金解郁逐死血，远志补心宁神志；石菖蒲、浙贝、竹茹、半夏、僵蚕通窍开结，蠲除风痰；枳实、陈皮行气，以促风痰之速去；甘草、茯苓补中渗湿，以清其生痰之源。药服半年余，病未再发，遂改拟验方为丸缓治，巩固疗效，用当归、川芎养血活血以止风，远志、石菖蒲补心开窍以豁痰，明矾燥湿祛痰，陈细茶叶清神去痰，且大利小便以除生痰之源，共奏养血补心、除痰止风之效。丸药又服一年余，其病告愈，至今未复发。

# 半身不遂治验（一）

某某，女，55 岁，住武汉市武昌区，商店售货员。1977 年 10 月某日就诊。数月前突然中风卒倒，昏不知人，移时苏醒后，即见右半身活动失灵，不能运动，口部向左歪斜，言语不清晰，苔白腻，脉沉弦。乃风痰壅阻于身，血气不养，为"偏枯"之病，治宜利窍去壅，化解风痰，拟导痰汤加味。

方：胆南星 10 克　炒枳实 10 克　茯苓 10 克　制半夏 10 克　炙甘草 10 克　陈皮 10 克　石菖蒲 10 克　白附子 10 克　僵蚕 10 克　防风 10 克　远志肉

8克

以水煎服，日二次。

**按：**《素问·调经论篇》说："血之与气，并走于上，则为大厥。厥则暴死，气复反则生，不反则死。"风痰阻窍，气血逆乱，神志昏蒙，不能自持，则见突然中风昏倒，不省人事，是乃古之所谓"痰中"也。移时藏府气复，故苏醒。其神志虽已清醒有知，然风痰仍阻塞于身之右半，经脉不通，失其血气之濡养，故患者右侧半身不遂。右颊邪伤而皮肉筋脉缓纵，左颊无邪则皮肉筋脉相引而见急，故口颊㖞庚而向左侧歪斜。《素问·阴阳应象大论篇》说："心主舌"，又说心"在窍为舌"，且心手少阴之别络系于舌本，风痰壅窍，心脉受阻，则语言为之不利。风痰内郁为病，故苔见白腻而脉见沉弦。导痰汤方加味，用南星、半夏、白附子、僵蚕、防风化痰祛风，菖蒲、远志开窍祛痰，甘草、茯苓健脾渗湿，以净生痰之源，枳实、陈皮行气，以佐南星、半夏等药之化痰。断断续续服药数十剂，时经半年多而病愈。

# 半身不遂治验（二）

某某，男，48岁，住武汉市武昌县农村，干部。1966年9月某日就诊。5月份发病，突然昏倒，不省人事，苏醒后即出见右侧半身麻木，活动障碍，经数月治疗，稍有好转，但仍右侧手足失灵，不能随意运动，食欲不振，苔薄，脉虚。乃气虚夹痰，阻塞身半之脉络，形成"偏枯"之病，治宜益气化痰，拟六君子汤加味。

方：党参10克　炒白术10克　茯苓10克　炙甘草10克　制半夏10克陈皮10克　石菖蒲10克　远志肉10克　僵蚕8克

以水煎服，日二次。

**按：**风痰阻窍，气血逆乱，正气不运，神志失聪而不守，则卒然发生中风昏倒不知人，是乃古之所谓"虚中"也，故苏醒后即见半身不遂、食欲不振而脉象为虚。六君子汤方加味，用党参、白术、甘草、茯苓健脾益气渗湿，以消除其生痰之源；陈皮、半夏、僵蚕行气而祛风痰之邪；石菖蒲、远志开窍通塞，以利其痰浊之化除。共奏益气化痰、利窍开结之功。药服二十剂左右而病渐愈。

# 全身振动治验（一）

某某，女，37岁，住湖北省枣阳市农村，农民。1950年4月某日就诊。发病二日，全身振振动摇欲倒，不能自持，小便黄，脉沉。乃寒饮内结，正阳受阻，治宜温阳化饮，拟真武汤加味。

方：炒附片10克　炒白术10克　茯苓10克　白芍10克　生姜10克　细辛6克

以水煎服，日二次。

按：脉沉为阴。《伤寒论·平脉法》说："沉潜水蓄。"水饮之邪蓄结于内，正阳被遏不能外出，故脉见沉象。阳不化气，则小便为之黄。寒饮阻遏阳气，阳欲通而不能通，不能通而又欲通，正邪交争于体内，故身体振振动摇而欲倒，《伤寒论·辨太阳病脉证并治》说："……身瞤动，振振欲擗地者，真武汤主之。"真武汤方，温正阳以散寒饮，加细辛散寒以助之。药服一剂而病愈。

# 全身振动治验（二）

某某，男，68岁，住武汉市武昌区，某高等学校教工。1970年7月某日就诊。素体虚弱，咳嗽唾痰。今输液，于半小时前突然发生卧床全身剧烈振动战栗，如丧神守，失于自持，不能语言，喉中痰鸣如拽锯，唯神志尚清。乃痰浊内扰，心神失守。治宜祛痰安神，因煎药不及，遂以针刺之法治之。

方：内关穴，刺入5分，留针5分；丰隆穴，刺入8分，留针5分
立即行针。

按：痰邪内盛，故素有咳嗽唾痰而今喉中痰鸣如拽锯。痰浊阻滞，

阳欲行而不能通，不通而又欲行，心神失其守持，以致症见全身剧烈振动战栗而不能自持。《难经·三十四难》说："心色赤……其声言"，心气不通于舌，则不能言语。未碍神志，故神志尚清。针刺内关穴以安神，刺丰隆穴以祛痰。针到病除，一次治疗获愈。

# 全身发麻治验

某某，女，36岁，住湖北省枣阳市农村，农民。1951年农历正月初一夜间就诊。一天前，即腊月三十日大年除夕吃年饭后发病，全身肌肉发麻不已，颇难支持，吐蛔一条，舌苔白薄，脉象沉弦。乃肝郁生风，风木乘土，治宜理肝扶脾，降逆杀蛔，拟吴茱萸汤加味。

方：吴茱萸10克　党参10克　生姜10克　红枣（擘）4枚　黄连10克

以水煎服，日二次。

按：《素问·阴阳应象大论篇》说："东方生风，风生木，木生酸，酸生肝"。肝为风木之藏，肝郁则生风，木郁则乘土。风动虫生，虫随木气之乘土而犯胃，胃气逆上，蛔不得安，亦随之上窜于口中而吐出，故其吐出蛔虫一条。胃与脾合，主肌肉，风木乘之，《素问·阴阳应象大论篇》说："风胜则动"，则脾胃所主之肌肉亦应之而见动象，故其全身肌肉如虫行状而发麻不已。吴茱萸汤方加味，用吴茱萸、生姜降逆祛浊，且生姜配红枣和调脾胃，党参培土补正，加黄连合吴茱萸理肝解郁杀蛔也。药服两剂而病愈。

# 紫癜治验（一）

某某，女，45岁，住湖北省神农架林区，家庭妇女，1990年8月4日就诊。近半年多来，身体上下肌肤常出现一些散在性不规则的铜钱大紫色斑块，按之不退，无痛感，月经每次来潮则量多如涌，经血红，某医院为其两次刮宫治疗而未能奏效，心慌，少气，口干，脉细数。乃血脉损伤，出于皮下，是为"紫癜"，治宜养血活血止血，兼以益气，借用胶艾汤加味。

方：生地 15 克　当归 10 克　川芎 10 克　干艾叶 10 克　炙甘草 10 克　白芍 10 克　炙黄芪 10 克　炒白术 10 克　党参 10 克　阿胶（烊化）10 克

以水煎服，日二次。

**按**：《灵枢·脉度》说："经脉为里，支而横者为络，络之别者为孙（络）。"络脉网布人身内外上下，血气衰少，无以充养络脉，络脉损伤，则血溢出络外，瘀积皮下，结为紫癜而按之不退，《金匮要略·腹满寒疝宿食病脉证治》说："按之不痛为虚，痛者为实"，彼虽为腹满一证而设，然其作为诊察疾病虚实原则，亦适用于各种病证，此例乃因血气衰少所致，故按之无痛感，胞中络脉损伤，血溢络外，每随月经来潮而下出前阴，则症见月经过多。病不因胞宫血实积滞，故刮宫无益也。阴血衰少，则阴液不足而阳气亦虚弱，故口干、脉细数而又心慌、少气。借用胶艾汤补血养络、止血活血，加党参、白术、黄芪益气生津。药服一剂而血止，六剂而病愈。

# 紫癜治验（二）

某某，女，38 岁，住湖北省嘉鱼县某集镇，市民。1978 年 3 月就诊。发病一年多，背、腹及四肢肌肤常见不规则约蚕豆大青紫色斑块，按之有压痛感，此起彼伏，长年不断。口干，牙龈易出血，月经红，每月潮前小腹痛，手心热，脉涩。病乃络脉损伤，血气凝滞而为紫癜，治宜活血化瘀，拟桃红四物汤加味。

方：当归 12 克　川芎 10 克　赤芍 10 克　制乳香 10 克　制没药 10 克　红花 10 克　制香附 10 克　凌霄花 8 克　丹皮 10 克　桃仁（去皮尖炒打）10 克　生地 10 克

以水煎服，日二次。

**按**：络脉损伤，血溢络外，瘀滞不行，致皮下常见青紫斑块且无故出血。血瘀则气滞，故月经潮前小腹痛。血瘀气滞，郁而生热，则口干、手心热。其脉涩者，为血气瘀滞使然。方用当归、川芎、红花、桃仁、乳香、没药通络行瘀，生地、丹皮、赤芍、凌霄花以清血分之热，气为血之帅，气行则血行，用香附行血中之气，以促瘀血之速除。药服十四剂而病愈。

# 紫癜治验（三）

某某，男，6岁，住武汉市，干部之子。1992年6月某日就诊。其父代诉：一直精神不好，食欲差，牙龈时常出血，身体常见有青紫色斑块，按之无痛感，面色萎黄。此乃脾藏虚弱，失于统血，而病"紫癜"。治之宜补脾培土，复其统血功用。借归脾汤方一用。

**方**：炙黄芪8克　党参8克　茯神8克　炒白术8克　远志6克　当归8克　广木香3克　炙甘草8克　龙眼肉8克　酸枣仁（炒打）8克

以水煎服，日二次。

**按**：《素问·灵兰秘典论篇》说："脾胃者，仓廪之官，五味出焉。"脾胃为人身后天之本，气血生化之源。脾藏虚弱，不能运化水谷，则食欲差，因而气血不足，无以充养形神，故精神不好而面色萎黄。脾主统血，脾虚，失其统血之用，血遂妄行，出于齿龈和皮下，形成齿衄和紫癜之症。方用黄芪、党参、白术、甘草培土补脾，当归、龙眼肉养血活血，远志、酸枣仁、茯神补心宁神，法"虚则补其母"也。少用木香行气，以防诸补药之壅。诸药合用，以归其脾藏之所固有，而复其统血之权。药服六剂病愈。

# 紫癜治验（四）

某某，男，4岁，住武汉市武昌某大学宿舍。1978年7月17日就诊。肌肤经常出现紫癜，按之无压痛，鼻孔、齿龈均易出血，口干，手足心发热，小便色黄，腹软，食欲差。乃血虚津少，虚热迫血妄行于脉外，发为"紫癜"，治宜养血清热，佐以生津，拟地骨皮饮加味。

方：地骨皮 9 克　丹皮 9 克　熟地 9 克　当归 9 克　白芍 9 克　川芎 3 克　阿胶 (烊化) 9 克　麦门冬 9 克　党参 6 克

以水煎服，日二次。

**按**：阴血虚少，不能相配于阳，则阳偏盛而为虚热，虚热伤络，且迫血妄行，其出于肌肤则为紫癜，出于鼻孔则为鼻衄，出于齿龈则为齿衄。血出久则津液少，津液少则胃纳呆，故见口干而食欲亦差。《素问·调经论篇》说："阴虚则内热。"阴血虚少，内热便生，故其手足心发热、小便色黄。地骨皮饮方加味，用四物汤、阿胶滋养阴血，活血止血；党参、麦门冬生津液，和脾胃，以启气血生化之源；地骨皮、丹皮清虚热而和阴血。药服五剂而病愈，至今未复发。

## 紫癜治验（五）

某某，女，19 岁，住湖北省洪湖市农村，农民。1991 年 10 月 14 日就诊。月经数月一潮，每潮则经血淋漓不断十多天，甚至一月始净，今又三月未潮，肌肤常出现紫癜而按之无痛感，天稍热则鼻孔出血，面色黯黄，唇口周围色青，肢体乏力，口干，心烦，睡眠多梦，苔薄白，脉细弱。乃气虚肺燥，血不循经，治宜益气滋燥，佐以养血活血，拟借用《金匮要略》麦门冬汤加味。

方：麦门冬 20 克　制半夏 10 克　党参 10 克　炒粳米 15 克　炙甘草 10 克　生地 10 克　当归 10 克　红枣 (擘) 4 枚　白芍 10 克

以水煎服，日二次。

**按**：《素问·评热病论篇》说："月事不来者，胞脉闭也。胞脉者，属心而络于胞中，今气上迫肺，心气不得下通，故月事不来也。"虽彼为风水，此属燥热，二者有异，然皆为邪气迫肺，肺失和降，致心气不得下通，而月事不来则一。肺主气而合皮毛，气为血之帅，肺气虚弱，失其治节之令，不能帅血正常运行，故血出皮下而为紫癜。肺开窍于鼻，阴液不足，天热则燥甚，燥热伤络，并迫血妄行，出于肺窍之鼻孔而为鼻衄。气虚则失其矫健之性而肢体乏力,液少则无以濡润口舌而口中干燥。气、液两虚,血行郁滞,不华于色,则面色黯黄而唇周色青。心主血藏神,血液逆而外失,不能养心,心神不宁,故心烦而睡眠多梦。血气衰少,故脉见细弱。麦门冬汤方加味,用麦门冬、党参益气养阴,滋液润燥,以复肺之和降;半夏降逆,以增强麦门冬恢复肺之和降作用;甘草、粳米、红枣补中焦之汁以养肺,此所谓"虚则补其母"也。加生地、当归补血养心,且当归同白芍活血除血痹,以行血液之郁滞。三者补血行滞,以助麦门冬汤之止逆下气,而导心气之下通。药服七剂而月经来潮,经色经量均正常,六天经血干净,紫癜等症亦消失。遂于原方中加丹参10克以巩固疗效,防其复发。

# 紫癜治验（六）

某某,男,30岁,住湖北省神农架林区某镇,干部。1990年10月3日就诊。发病一年余,热季轻,冷季重。每遇冷风或冷水,则全身肌肤发生乌红色不规则酒杯口大块状紫癜,瘙痒,天暖则好转,舌苔白,脉浮而弦紧。某医院诊断为"过敏性紫癜"。乃风寒外袭,血气凝郁,治宜表散风寒,活血解凝,拟荆防败毒散。

方：防风12克 荆芥10克 茯苓10克 川芎10克 羌活10克 独活10克 柴胡10克 前胡10克 桔梗10克 炒枳壳10克 炙甘草10克 生姜8克

以水煎服,日二次。

**按：**《素问·调经论篇》说："血气者,喜温而恶寒,寒则泣不能流,温则消而去之。"风寒外袭,血脉凝滞,则肌肤见乌红色块状紫癜,天暖好转。风寒侵袭于肌肤,故舌苔白、脉浮而弦紧。风性善动,故紫癜皮肤瘙痒。《灵枢·终始》说："痒者,阳也",《灵枢·寿夭刚柔》说："在外者,筋骨为阴,皮肤为阳。"可见此病之邪是在皮肤也。《释名·释疾病》说："痒,扬也,其气在皮中欲得发扬,使人搔之而扬出也。"紫癜瘙痒,是其风寒之邪在皮肤,且有发扬外出之机,治之宜因势利导而以辛温之剂发散之。荆防败毒散方，用防风、生姜、羌活、独活温散风寒，川芎、荆芥活血、祛血分之风，柴胡、前胡一升一降，以搜周身上下之邪，桔梗、枳壳疏利气机，有助于邪气之外散，茯苓、甘草健脾和中，且甘草调和诸药，合奏散邪解凝之效。药服三剂而病减，嘱其续服，惜余离开神农架林区而未能见到其最后效果。

## 痒疹治验

某某，女，17岁，住武汉市武昌区，学生，1992年4月某日就诊。发病三天，全身起散在性芝麻样红色小丘疹，发痒，苔薄，脉虚，为风邪外袭，结于皮肤，治宜活血祛风，拟方如下。

方：防风10克　荆芥10克　茯苓10克　川芎8克　炒枳实10克　桔梗10克　炙甘草10克　当归10克　赤芍10克　党参10克

以水煎服，日二次。

**按**：治风先治血，血行风自灭，以当归、川芎、赤芍养血活血，荆芥、防风祛风散邪，枳实、桔梗疏利气机，茯苓宁神，甘草调和诸药，共奏活血祛风之效。加党参者，以其脉虚，故加之以助正气而去邪也。服药二剂愈。

## 麻疹陷没治验

某某，男，4岁，住湖北省枣阳市农村，1951年3月某日就诊。三天前患儿两耳下方开始出现红色小疹点，继而面颊、胸背以致全身出现麻疹，咳嗽，身热，口渴，中午突然发生全身麻疹隐没不见，色变紫黑，烦躁，气息喘急，鼻翼扇动，神识不清，口鼻干燥，舌苔黑黄，指纹紫黑前达命关。乃热毒盛极，麻疹内隐，治之宜急泻热解毒，促疹外现，拟方黄连解毒汤加味。

方：黄连6克　黄柏6克　黄芩6克　栀子（打）6克　升麻5克　芦根

15 克

以水煎服，日二次。

**按**：麻疹为热毒发于肺胃，症及血分，故症见发热，口渴，咳嗽，全身皮肤出现红色疹点如麻粒，是则称之日"麻疹"。麻疹见之于皮肤，乃热毒外出之象。其常于三日内，循耳下、面颊、胸背、全身之内陆续出全，疹色以红活为顺，而后又于三日依次逐渐消退。其热毒极盛，气血不清，无以导邪毒外出于皮肤，则麻疹隐没，色变紫黑。热毒内盛，则口鼻干燥，舌苔黑黄，且指纹紫黑达命关。热扰心神，故烦躁不安而神识不清。热毒伤肺，肺气欲绝，故气息喘急而鼻翼扇动。其病势已危，宜急以大剂，泻火热之邪毒，促麻疹之外现。黄连解毒汤方加味，黄连、黄柏、黄芩、栀子大苦大寒以泻其火热盛之邪，加升麻、芦根解毒清热，且复肺气。药服一次后，麻疹旋即尽出于皮肤，色红疹全，气平神清。麻疹遂应期消退而病痊愈。

# 热痹治验

某某，女，23 岁，住湖北省武昌某工厂宿舍，工人。1977 年 9 月就诊。发病一年余，肢体大小关节疼痛肿大，每于天气变化发作，小便色黄而有灼热感，口渴，脉濡数。病为"热痹"，治宜燥湿清热，祛风解毒，借用三妙散方加味。

方：苍术 10 克　黄柏 10 克　川牛膝 10 克　薏苡仁 15 克　老鹳草 10 克　桑枝 15 克　木瓜 15 克　升麻 10 克　射干 10 克　威灵仙 10 克

以水煎服，日二次。

**按**：《金匮要略·藏府经络先后病脉证》说："湿流关节。"风寒湿杂至随湿流于关节，阻塞经络，气血郁滞，则肢体关节出现疼痛肿大。《灵枢·岁露论》说："人与天地相参也，与日月相应也"，人体与自然环境息息相关，紧密联系，天气变化，则人体关节疼痛即应之而发作。素禀阳藏，经络阻塞不通，阳气郁遏，风寒化热，证见口渴而小便黄且感灼热。脉濡为湿，脉数乃热，病乃今之"热痹"，唐前之所谓"风毒"也。借用三妙散方加味治之，以苍术、木瓜、薏苡仁燥湿除湿，黄柏、川牛膝、桑枝清热祛风，威灵仙、老鹳草通经络、除风湿、止疼痛，升麻、射干解毒，且桑枝引药行上肢，牛膝、木瓜引药行下肢，威灵仙疏通十二经脉，搜尽四肢病邪。药服二十余剂病愈。

## 项强治验

某某，男，27岁，湖北中医学院学生。1973年春月某日就诊。发病三天，后项强急不舒，头项转动困难，不能后顾，遇风吹之则加甚，苔白，脉浮而濡。病为湿邪留滞头项，太阳筋脉不利，治宜燥湿散邪，拟以九味羌活汤治之。

方：羌活10克　苍术10克　防风10克　白芷10克　细辛6克　川芎10克　炙甘草8克　生地10克　黄芩10克

以水煎服，日二次。

按：《素问·至真要大论篇》说："诸痉项强，皆属于湿"，湿邪伤于头项，则后项强急不灵。湿为阴邪，阻遏阳气，阳气失其所用，故遇风则项强加重。后项乃太阳之所过，而太阳则主一身之表，邪在太阳筋脉，治宜温散，以九味羌活汤方，用羌活、苍术燥湿，防风、白芷、川芎祛风，细辛通阳，生地、黄芩护阴，炙甘草和中且以调和诸药，共奏燥湿祛风、散邪而不伤阴之效。药服两剂而愈。

## 肩臂痛治验

某某，女，43岁，湖北省江陵县农村干部。1971年11月某日就诊。发病数月，左肩臂疼痛不能举，活动受阻，左手有麻木感，苔白腻，脉弦实。乃痰浊阻滞，经脉不通，治宜祛痰化浊，活血通经，拟方二陈汤加味。

方：法半夏10克　陈皮10克　茯苓10克　炙甘草8克　当归10克　川

芎 10 克　片姜黄 10 克　僵蚕 10 克

以水煎服，日二次。

**按**：病由痰浊郁结所引起，故其舌苔白腻，脉象弦实。痰浊郁遏于左侧之肩臂部，其经脉阻滞，气血不得畅流，则其肩臂部疼痛而活动不便。气血不能正常流行于臂手，则左手失其濡养，故感麻木。二陈汤方加味，用二陈汤化除痰浊，加当归、川芎、片姜黄活血以通经脉，僵蚕祛风痰而活络。药服六剂而病愈。

# 左膝关节肿大治验

某某，男，27 岁，随州市某中学教师。2003 年 6 月 1 日就诊。今年 1 月骑摩托车摔倒致左腿股骨下端骨折，经用石膏绷带固定 75 天后，膝关节中有物塞感，活动受阻，肿大如砣，局部发热而有青筋（络脉）暴露，肌肤麻木，左腿不能站立，心烦，脉结。曾先后在武汉两大医院就医，皆主张以"膝关节融合术"为治，患者不愿接受这种治疗，遂来就治于中医。乃瘀血凝结，阳气阻滞不通，法宜破血攻瘀，佐以行气，治以桃红四物汤加减。

方：当归 15 克　川芎 10 克　赤芍 12 克　桃仁（炒）12 克　红花 12 克　制香附 10 克　制乳香 12 克　制没药 12 克　炮甲 10 克　川牛膝 12 克　制䗪虫 8 克　炒枳实 10 克　酒炒大黄 10 克

上十三味，加水适量煎药，汤成去滓，取汁温分再服，一日服一剂。

8 月 26 日二诊，服上方十剂，病情大有好转。

方：当归 12 克　川芎 10 克　赤芍 12 克　桃仁（炒）12 克　红花 12 克　炮甲 10 克　制孔香 10 克　制没药 12 克　制䗪虫 10 克　川牛膝 12 克　制香附 10 克　丹皮 12 克　制地龙 12 克　伸筋草 10 克

上十四味，用水适量煎药，汤成去滓，取汁温分再服，一日服一剂。

10 月 11 日三诊，服上方十剂，未见明显好转，改用初诊原方：

方：当归15克　川芎10克　赤芍12克　炒桃仁12克　红花12克　制香附10克　制乳香12克　制没药12克　炮甲10克　制䗪虫8克　川牛膝12克　炒枳实10克　酒炒大黄10克

上十三味，加水适量煎药，汤成去滓，取汁温分再服，一日服一剂。

方：当归150克　川芎100克　赤芍120克　炒桃仁120克　红花120克　制香附100克　制乳香120克　制没药120克　炮甲100克　川牛膝120克　制䗪虫80克　炒枳实100克　酒炒大黄100克

共研细末，过筛，炼蜜和丸如豆大，每服二钱许，开水送下。待汤药十剂服完后，即开始服此丸药。缓缓图治。

**按：**《灵枢·邪气藏府病形》说："有所堕坠，恶血留内。"患者从摩托车上摔下，致骨折筋绝，血脉不通，又因固定骨折而上石膏绷带75天，石膏性寒，《素问·离合真邪论篇》说："寒则血凝泣。"血液瘀结于膝，故其内感有物堵塞而外见关节肿大如砣状，且有青筋暴露；瘀血阻滞，阳气不能通行，郁而发热，故发热独见于左膝；阳不运行气血于肌肤，则肌肤缺乏气血濡养而见左膝麻木；《素问·五藏生成篇》说："诸血者皆属于心"，血瘀于膝而上应于心，故心为之烦；《素问·脉要精微论篇》说："夫脉者，血之府也"，血行脉中，血瘀甚则血行不相连续而时有歇止，故脉为之结。特选用桃红四物汤加减以破血攻瘀，当归、川芎、赤芍养肝活血；红花、桃仁、乳香、没药破血攻瘀，通经活络；乳香、炮甲、䗪虫窜行内外，搜剔积血而消肿；加香附、枳实行气以助血行，更有号曰"将军"之"大黄"，荡涤瘀浊，推陈出新，加川牛膝导诸药达于病所而收功。二诊去枳实、大黄，加丹皮、地龙、伸筋草，药服十剂，收效甚微，乃知左膝发热与屈伸不利非清热舒筋药所能治也。遂仍改为6月1日初拟之原方续服十剂后，即以其方10倍药量研末蜜丸服，以缓缓图治，巩固疗效。2008年2月访问，药丸服半年后病愈药停，至今未复发。

# 丹毒治验

某某，男，53岁，湖北省某厅干部。2005年8月23日就诊。素有血糖高，丹毒发病已5年，常反复发作，每发则于左足背稍前红肿疼痛且有胀感，经医院用多种抗生素消炎后消失，旋即又复发作，发则又如是。苔白，脉沉。乃湿热邪毒壅遏，气机阻滞，病属丹毒，法宜燥湿清热，解毒止痛，治以三妙散加味，改散为汤服。

方：苍术12克　黄柏12克　木瓜15克　川牛膝12克　薏苡仁20克射干12克　威灵仙10克　升麻12克　槟榔15克　陈皮12克

加水适量煎药，汤成去滓，取汁温分再服，一日服一剂。十剂。

9月2日二诊，服上方十剂后，左足肿胀已基本消失，其疼痛范围已缩小，足背中部偏左有指头大部位压痛，走路则足掌相应部位有痛感，仍以上方加味续服。

方：苍术10克　黄柏12克　木瓜15克　川牛膝12克　薏苡仁20克射干12克　威灵仙10克　升麻12克　槟榔15克　陈皮12克　老鹳草12克白芍12克

用水适量煎药，汤成去滓，取汁温分再服，一日服一剂。

按：《灵枢·百病始生》说："清湿袭虚则病起于下"，《金匮要略·藏府经络先后病脉证》也说："湿伤于下"，湿邪伤于下部，阳气郁遏不通，化以为热，湿热合邪而病主于足，是故左足背发生大片红肿疼胀，用多种抗生素治疗可消，但屡消屡发，缠绵数年，终不能愈，其证邪毒盘结，气滞不行，热郁则局部色红，气不通则痛，气壅遏则肿而有胀感，痛在下部则脉沉。治用三妙散加味改散为汤，苍术燥湿，薏苡仁、木瓜祛湿，威灵仙通经，黄柏、川牛膝清热，射干、升麻解毒，从鸡鸣散方中借来木瓜、槟榔、陈皮行气而消足部肿胀。共奏除湿清热、解毒止痛之效。药服十剂，病愈七、八，肿胀基本消失，疼痛范围缩小，足背中部偏左有指头大一点按之而痛，走路则足掌相应处有痛感，再加老鹳草止痛、白芍利小便导湿下出以收功。药服十五剂病愈，至今未复发。

## 石淋治验

某某，男，36岁，住湖北省江陵县农村，农民。1971年12月就诊。发病一年余，小便黄，次数多，排尿常中断，尿中偶有细砂粒排出，小腹满，口渴，苔薄白，脉数。病属"石淋"，或曰"砂淋"，治宜利水排石，拟五苓散加味。

方：炒白术10克　茯苓12克　猪苓10克　泽泻10克　桂枝10克　滑石10克　海金沙30克　金钱草30克　瞿麦10克　车前仁15克

以水煎服，日二次。

按：《素问·灵兰秘典论篇》说："三焦者，决渎之官，水道出焉，膀胱者，州都之官，津液藏焉，气化则能出矣。"三焦决渎失职，水道不利，而水蓄结于膀胱，阳气受阻，郁而化热，气化无能，症见小便黄、口渴而脉数。郁热煎熬水中滓质结为砂石，贮之膀胱，小便时膀胱中砂石随尿而下，其细小砂粒则或随尿排出体外，故尿中偶有细砂粒排出；稍大砂石随尿下至膀胱出口处则堵塞其尿窍，故小便常中断。因每次排尿皆不尽，故见小腹满而小便次数多。治用五苓散加味化气行水以排砂石，以白术培土制水，茯苓、猪苓、泽泻利小便行蓄水，然非气化则膀胱蓄水不能行，故用桂枝通阳以助气化。加金钱草、海金沙、车前子利水而排砂石，加瞿麦之利窍，更有助于砂石之排出。药服六剂，砂石出于尿道下端，能见而未除，茎端胀痛难忍，至某医院外科，镊子夹出四、五粒约黄豆大砂石，病遂愈。

## 足痛治验

某某，男，42岁，湖北省枣阳市某区镇小学职工。1974年4月某日就诊。发病半年多，久治未效。左足疼痛，艰于行走，每行十几步则左足胫跗部即疼痛难忍，必须蹲下以手捏揉之始缓解，起而行走十几步又如是，且其足常感麻木，脉迟而涩。乃瘀血阻滞，经络不通，治宜活血化瘀，疏通经络，拟桃红四物汤加减。

方：当归 15 克　川芎 10 克　赤芍 10 克　制乳香 10 克　制没药 10 克　桂枝 10 克　红花 10 克　桃仁（去皮尖炒打）10 克　制香附 10 克　穿山甲（炮）10 克

以水煎服，日二次。

按：《素问·五藏生成篇》说："足受血而能步"，又《离合真邪论篇》说："寒则血凝泣。"血中温气不足，血气瘀滞，阻塞经络不通，血气流行不畅，故见稍事行走则胫跗部即疼痛难忍。揉捏患部，则其血流稍畅，故又可起而行走，然瘀滞未除，稍行则又痛。血脉不能荣养于足，故其常感麻木。病乃血瘀所致，故其脉见迟而涩之象。桃红四物汤方加减，用当归、川芎、赤芍行血化瘀，红花、桃仁、穿山甲活络通经，没药、乳香祛陈瘀、止疼痛，桂枝入血分通阳散寒，香附行血分之气，以助诸药之除瘀。药服十多剂而行走复常，疼痛麻木皆消失。

# 癃闭治验

某某，男，40 岁，住湖北省石首县农村，农民。1954 年 7 月某日就诊。今天下午突然发病，小便闭塞，点滴不通，小腹满急，意欲小便而不能，痛苦不堪，脉象沉实有力。乃命门相火郁结，肾气不化，是则所谓"癃闭"之证。治宜泻火滋阴，化气通关，拟方通关丸，改丸为汤。

方：黄柏 30 克　知母 30 克　肉桂 3 克

以水煎服，日二次。

按：癃闭，古亦作"癃閟"，又作"淋秘"。《素问·五常政大论篇》说："涸流之纪，是谓反阳……其病癃閟，邪伤肾也"，《金匮要略·五藏风寒积聚病脉证并治》说："热在下焦者……亦令淋秘不通。"肾阴不足，命门相火偏亢，火热之气偏盛于下，故脉象见沉实有力。相火郁结，气化失职，膀胱之气化不利，则小便点滴不通，意欲小便而不能，成为"癃闭"之证。唯其小便点滴不通，则尿无泄出之路，贮停于膀胱，膀胱居小腹之内，故小腹满急而痛苦不堪。通关丸方，重用知母、黄柏滋肾阴，泻命门相火，并本《素问·六元正纪大论篇》"火郁发之"之旨，少用肉桂之辛温散郁而复肾阳化气之职，此热因热用，是为"反佐法"。药服后小便旋即通畅，癃闭之证去而病遂已。

# 睾丸胀痛治验

某某，男，30岁，住湖北省江陵县某乡镇，干部。1971年11月某日就诊。数月前，发生右侧睾丸肿大、坠胀、疼痛，至今未已，小便黄，苔白，脉弦。乃厥阴络伤气逆，痰浊阻滞，治宜化痰行气，以复厥阴之络，拟方二陈汤加味。

方：法半夏10克　陈皮10克　茯苓10克　炙甘草8克　荔枝核10克谷茴10克　橘核仁10克　延胡索10克　青皮10克　桂枝10克

以水煎服，日二次。

按：《灵枢·经脉》说："足厥阴之别，名曰蠡沟……其别者，径（循）胫上睾，结于茎。其病气逆则睾肿卒疝。"是足厥阴别络气逆则病睾肿卒疝。足厥阴为肝之脉，痰浊阻滞，肝脉郁结，气逆于其别络循行之睾丸，故见睾丸疼痛胀大。肝属木，得少阳春生之机，其气主升，病则脉气逆陷，故睾丸胀痛且有下坠感。肝之经脉"过阴器"，其别络又"结于茎"，肝脉郁滞则失于疏泄，故见小便黄。痰浊阻滞于内，故苔白而脉弦。二陈汤方加味，用二陈汤祛痰化浊，橘核仁、荔枝核、谷茴、青皮、延胡索行下焦肝脉之滞气以止痛，桂枝温经通阳以助肝气之升散。药服六剂而其病若失。

# 阴缩治验

某某，男，27岁，住湖北省枣阳市某乡镇，农民。1956年10月某日就诊。突发前阴茎垂上缩，疼痛难忍，叫呼不已，痛苦不堪，四肢不温，苔白，脉伏。乃阴寒侵袭，阳气欲绝，治宜急护真阳，通经散寒，拟针刺以治之。

**方**：左右归来穴，刺入一寸，留针10分钟。

**按**：《诸病源候论·小便病诸候·遗尿候》说："肾主水，肾气下通于阴"，《灵枢·刺节真邪》说："茎垂者，身中之机，阴精之候，津液之道也。"是前阴乃人身之重要部位，所谓"身中之机"，而为肾所主，并为"阴精之候"，以反映肾之藏精状况。肾为寒水之藏，阴寒侵袭，肾阳欲绝，阴阳气不能相顺接，故其手足不温而苔白、脉伏。寒主收引，则肾所主之前阴茎垂向上内缩。寒则经脉凝涩不通，气血不通则发生疼痛，疼痛太甚则情不自禁而叫呼，故其前阴疼痛难忍而叫呼不已。《素问·痿论篇》说："前阴者，宗筋之所聚，太阴阳明之所合也"，又说："阳明者，五藏六府之海，主闰宗筋"，故取胃足阳明经脉之"归来"二穴以刺之，通阳散寒，流畅气血。针入即愈。

# 口眼㖞斜治验

某某，男，10岁，住湖北省枣阳市农村，学生。1965年4月某日就诊。发病已五天，口眼向右㖞斜，以口角为甚，左侧面部麻木，偶有口涎流出而自己无觉，饮食稍有不便，舌苔白，脉浮。乃风邪中络，口眼㖞斜。治宜养血祛风，拟牵正散加减。

**方**：白附子8克　全蝎6克　僵蚕8克　当归8克　川芎8克　桂枝6克　防风8克　荆芥8克

以水煎服，日二次。

**针灸方**：左地仓穴透左颊车穴，留针15分钟；左颧髎穴刺入三分，留针15分钟。

日一次。

**按**：《金匮要略·中风历节病脉证并治》说："寒虚相搏，邪在皮肤，浮者血虚，络脉空虚，贼邪不泻，或左或右，邪气反缓，正气即急，正气引邪，喎僻不遂，邪在于络，肌肤不仁……"今贼风中人左侧面颊之络脉，血脉损伤，致血气运行受阻，无以濡布其肌肤，肌肤失养而缓纵不收，故左侧面颊麻木不仁、口眼向右喎斜。口部喎斜不正，则感饮食有不便，且因其收摄津液之用失常，故又偶有口涎流出而自己无觉者。病无热象，故舌苔白。其为风邪伤络而络脉血虚，是以脉象见浮。牵正散方加味，用白附子、全蝎、僵蚕、荆芥、防风祛风通络，桂枝温通血脉，当归、川芎养血活血，流畅气血，血行而风去。针刺左侧地仓透颊车，并刺左侧颧髎穴，以疏通患部经络，流畅患部气血，加强上方药物养血祛风之效果。针刺一次，药服三剂而病愈。

## 舌缩治验

某某，男，61岁，住武汉市汉口天津路，干部，因肺癌住某医院治疗已半年余，1976年9月23日会诊：身热，神昏，喉中有痰，小便黄，口干，舌卷缩，其质焦红，脉细数。医院谓其舌缩为肺癌发展之必然结果，无法使其舌部再为伸展，活不过十月一日。乃热邪伤阴，阴气将竭，治宜育阴利水，清热化痰，拟猪苓汤加味。

方：滑石 15 克　茯苓 10 克　猪苓 10 克　泽泻 10 克　阿胶（烊化）12 克　猴枣（分两次以药汤冲服）0.6 克　竹沥（分两次另服）20 克

以水煎前四物，待水减半，去滓，纳阿胶烊化，温分二服，冲猴枣吞下。另服竹沥。

**按：**肺主敷布津液，肺气郁结，津液不布，则聚而生痰。肺为水之上源，源不清则流为之浊，郁热下灼，真阴被耗，故尿黄而口干。所谓"五藏所伤，穷必及肾"也。肾水将竭，无以上制心火，心主一身血脉而藏神，舌乃心之苗，心火内燔，故身热、神昏、舌卷缩而焦红，脉亦见细数。猪苓汤方，用阿胶育养真阴，滑石清肺热，且与茯苓、猪苓、泽泻利小便。一以去生痰之源，一以导邪热下出。猴枣、竹沥清热化痰，以补猪苓汤药效之不及。共奏育阴清热、化痰醒神之功。药服两剂，则热退神清，其舌舒展，顺利度过十月一日。惜肺癌之病根未拔，故延活至十二月份逝世。

# 唇疔治验

某某，女，34 岁，湖北中医学院职工。1974 年夏月，上唇部生一疔疮，麻木而肿，经用青霉素注射治疗，其疮即消，旋又生一疔疮于口唇，再用青霉素注射治疗，又消，继而口唇又生一疔疮，口唇肿起，感麻木，遂就诊于余，拟黄连解毒汤加味治之。

方：黄连 10 克　黄柏 10 克　黄芩 10 克　栀子 10 克　生地 12 克　当归 10 克　赤芍 10 克

以水煎服，日二次。

按：《素问·至真要大论篇》说："诸痛痒疮，皆属于心。"心主血，属火，心火炽盛而成为火毒，而脾则藏营，其华在唇，火毒灼营，故疮疔生于脾华之口唇，形成"唇疔"，治以泻火解毒，黄连解毒汤方，用黄连、栀子泻心火；其心为君火，三焦为相火，相火代君火行令，用黄芩泻三焦之相火，泻相火即所以泻君火；用黄柏泻肾火以复肾水，水火相济，肾水旺则可以制心火；脾属土，以肺金为子，而栀子亦泻肺火，实则泻其子，泻肺火即所以泻脾火。且连、柏、芩、栀四者皆苦寒，苦入心而寒胜热，合用之则大泻火毒。加生地、赤芍、当归凉血活血，助黄连解毒汤解毒清营以愈疮疔。药服三剂，疔疮消而至今未再发生。

# 痰厥齿痛治验

某某，女，45 岁，武汉市某高校职工家属。1954 年 4 月发病，右侧牙齿疼痛，上连头角，下及右颈，势不可忍，经针刺治疗，止痛一天而复发如故，服二乌豆腐方无效，就诊于余。其肢体恶寒，面黄无华，苔白，脉弦。乃痰浊内阻，经气不通，法宜化痰通阳，方用温胆汤加味。

方：竹茹 15 克　枳实 10 克　陈皮 10 克　法半夏 10 克　炙甘草 10 克　茯苓 10 克　白术 10 克

加水适量煎药，汤成去滓，取汁温分再服，一日服一剂。二剂。

二诊，服上方其痛减轻，而感右半身微麻如虫行，遂于方中加党参、防风续服。

方：竹茹 15 克　枳实 10 克　陈皮 10 克　法半夏 10 克　炙甘草 10 克　茯苓 10 克　白术 10 克　党参 10 克　防风 3 克

加水适量煎服，汤成去滓，取汁温分再服，一日服一剂。药服二剂，痛止病愈。

按：胆足少阳经脉，起于目锐眦，上抵头角，下加颊车，下颈而行身之侧。痰浊内阻，经气不利，故齿痛上连头角、下及颈部，疼痛不可忍。痰湿阻滞，阳郁不伸，则肢体恶寒、面黄无华而苔白、脉弦。病乃痰阻阳郁，而非寒邪，故服二乌豆腐方药大热散寒而无效。温胆汤温化痰浊，加白术健脾燥湿以除痰湿之源。服后痛稍减而身半微麻如虫行者，乃正气不足，其方逐痰湿欲去而未得耳，故于方中加党参补正气，稍加防风祛风邪，本标兼顾之。

## 咽痛治验

某某，男，56 岁，住武汉市，长江大桥的干部。1991 年 12 月下旬某日就诊。发病已两年，咽喉不舒，有微痛感，左下齿牙松动微痛，齿龈不红，小便清长，两足较冷，脉浮虚。乃肾虚阳浮，上热下寒，治宜温补肾气，引火归原，拟方肾气丸，改丸为汤加味。

方：熟地 20 克　山药 12 克　枣皮 12 克　茯苓 10 克　丹皮 10 克　泽泻 10 克　炮附片 3 克　上油桂 3 克　大云 10 克　地骨皮 10 克

以水煎服，日二次。

按：《灵枢·经脉》说："肾足少阴之脉，起于小指之下，邪走足心，出于然骨之下，下循内踝之后，别入跟中，以上踹（腨）内……其直者，从肾上贯肝膈，入肺中，循喉咙，挟舌本。"肾气亏虚，肾阳不藏而浮越于上，郁于肾脉循行之喉咙，下无阳气以温养，故症见咽喉不舒而微痛于上，两足不温而寒冷于下。《素问·宣明五气篇》说："肾主骨"，《灵枢·五味论》说："齿者，骨之所终也。"是齿乃肾之所主。肾阳上浮，故其齿不固而松动，且脉亦浮虚，病因虚热而非实火，故齿虽松动而齿龈不红。阳浮于上而下无阳热之化，故小便清长。此所谓"上热下寒"之证也。肾气丸方加味，用熟地、山药、枣皮、茯苓、泽泻、丹皮等所谓"六味地黄汤"滋补肾阴，附片、肉桂引火归原，助肾阳蒸动肾阴以化生肾气，加大云补精以益肾，地骨皮补肾以清虚热。从而增强肾气丸方温补肾气以收浮阳之效。药服五剂而愈。

# 肺痈治验（一）

某某，女，54 岁，住汉口，家庭妇女，肺痈患病已多年。1966 年 5 月，母子不和，遂服敌敌畏欲自尽，被邻人发现送某大医院洗胃抢救后，来武昌就诊。咳嗽，微引胸中疼痛，唾脓液痰，气味腥臭，口中干燥，腹部胀大如鼓，小便黄，脉微数。病乃肺部痈脓，失于主气，治宜清肺解毒，排泻痈脓，拟苇茎汤合桔梗汤加味。

方：苇茎30克　薏苡仁10克　冬瓜仁15克　桔梗10克　甘草10克
鱼腥草15克　大贝母10克　桃仁（去皮尖炒打）10克

以水煎服，日二次。

**按：**风热邪毒伤肺，血脉瘀滞，蓄结痈脓，则咳引胸中痛而唾腥臭脓液痰，且脉微数。邪毒伤于血脉，不在气分，故口中干燥而不饮水。肺为水之上源，水源不清，则小便为之变黄。肺主一身之气，蓄结痈脓，则失其主气之用，其所服之敌敌畏虽洗除，然被敌敌畏毒伤之气机难复，气机壅塞，故腹部胀大如鼓。此时如宽中利气以消腹胀，其药温燥之性必有害于蓄结痈脓之肺藏，遂本《素问·至真要大论篇》"诸气膹郁，皆属于肺"之旨，仍拟苇茎汤合桔梗汤加味以治肺痈而消腹胀，用苇茎为君，佐以鱼腥草、甘草，清热解毒；薏苡仁、冬瓜仁、桃仁、桔梗活瘀排脓；大贝母化痰开郁结，共奏清热解毒、排脓开结之效。药服三剂则腹消咳减，又服六剂而病愈。

# 肺痈治验（二）

某某，男，35岁，住湖北省枣阳市某集镇，市民。1956年5月就诊。发病两月余，咳嗽，引胸中隐隐疼痛，频频唾出脓痰腥臭，甚则呕吐脓痰，口干不欲饮水，面目微肿，不能平卧，坐床头倚物布息，脉数，乃肺部蓄结痈脓，治宜清肺解毒，化瘀排脓，拟苇茎汤合桔梗汤加味。

方：苇茎30克　冬瓜仁10克　薏苡仁10克　鱼腥草30克　桔梗10克　甘草10克　川贝母6克　桃仁（去皮尖炒打）10克

以水煎服，日二次。

第三天复诊，服药二剂，病稍减，改拟以毒攻毒法，处方如下。

方：大蟾蜍，剖腹去内腔及头部，切成小条状，以白糖搅拌食之。随意食。

**按：**风热邪毒伤肺，肺中血脉蓄结痈脓而发为肺痈，咳唾脓血腥臭，且引胸中痛。邪毒壅肺，肺失和降及主气之用，气机逆乱，故面目微肿、不得平卧而倚物布息。脉数而口干不欲饮者，乃热毒在血脉使然。治用苇茎汤合桔梗汤加味以清肺解毒、化瘀排脓，本已奏效，奈患者艰于服药，故改用民间验方糖拌蟾蜍食之以毒攻毒，《神农本草经》卷三说："蛤蟆，味辛寒，主邪气，破癥坚，血痈肿，阴创，服之不患热病"，《千金翼方·本草下·虫鱼部》说："蛤蟆，味辛寒有毒……疗阴蚀、疽疬恶疮、猘犬伤疮，能合玉石，一名蟾蜍。"是蟾蜍亦名蛤蟆，可治疮痈。《灵枢·本神》说："肺藏气，气舍魄"，肺中蓄结痈脓，肺魄失灵，故初食蟾蜍三只，未感觉其腥，然食蟾蜍已收效，待食第四、五只蟾蜍时，则感觉其腥臭之甚而难食，旋即停用。食蟾蜍五只病愈。

# 肠痈治验（一）

某某，男，22岁，住湖北省咸宁县农村，农民。1967年8月某日就诊。发病二日，初起恶寒，右少腹近腹股沟部发热疼痛，按之则痛甚，右腿不能伸直，大便燥结。舌苔黄厚，脉数。某医院诊断为"急性阑尾炎"。乃血气瘀滞，蓄结痈脓，发为"肠痈"之病。治宜清热通下，破血排脓，方用大黄牡丹皮汤加味。

方：大黄12克　丹皮10克　赤芍10克　冬瓜仁15克　芒硝（烊化，后下）10克　当归10克　桃仁（去皮尖炒打）10克

以水先煎六物，后加芒硝烊化，去滓，温服，日二次。

第三日复诊。服上方二剂，大便脓血、患部疼痛转轻，且疼痛范围缩小。本应继服上方为治，但其冬瓜仁已缺，遂将冬瓜仁改为金银花、没药二物。

方：大黄12克　丹皮10克　赤芍10克　当归10克　芒硝（烊化，后下）10克　金银花15克　桃仁（去皮尖炒打）10克　制没药10克

以水先煎七物，后加芒硝烊化，去滓，温服，日二次。

隔二日复诊。服上方二剂，患部疼痛又转甚，且其疼痛范围亦扩大，时值冬瓜仁已备，仍改回用第一次原方续服。

方：大黄12克　冬瓜仁15克　丹皮10克　赤芍10克　芒硝（烊化，后下）10克　当归10克　桃仁（去皮尖炒打）10克

以水先煎六物，后加芒硝烊化，去滓，温服，日二次。又服三剂愈。

**按：**《灵枢·痈疽》说："寒邪客于经络之中则血泣，血泣则不通，不通则卫气归之，不得复反，故痈肿。寒气化为热，热胜则腐肉，肉腐则为脓……"是营血凝泣，瘀积不行，血脉不通，则卫气郁而化热，腐败气血，化为痈脓。此病始恶寒，在右少腹近腹股沟部发热疼痛，按之则疼痛加剧，且右腿不能直伸，其为肠痈无疑。遂本《金匮要略·疮痈肠痈浸淫病脉证并治》所谓"肠痈者，少腹肿痞，按之即痛如淋……脉洪数者，脓已成，大黄牡丹汤主之"之旨，用大黄牡丹皮汤加味，以

丹皮、桃仁、当归、赤芍破血活瘀，冬瓜仁活瘀排脓，大黄、芒硝清热通下，俾肠痈之脓血从大便以排出，故初服药即便出脓血而病情转轻，然因冬瓜仁之缺而改用清热解毒之金银花与活瘀止痛之没药，服之不仅未效，且病情趋重，幸冬瓜仁又备，遂仍用第一次原方治之，药再服三剂而病愈。据此，则可见冬瓜仁一物，在本方中所占之重要地位，不可忽视。

# 肠痈治验（二）

某某，男，70岁，住武汉市武昌区，某高等学校教工。1972年4月某日就诊。宿有吐血病史，形容消瘦，昨日突然发生恶寒，右少腹近腹股沟部疼痛，拒按，恶心欲吐，右腿不能直伸，脉浮数。乃血凝气滞，蓄结发痈，是则所谓"肠痈"也。治宜清热解毒，凉血活瘀，佐以排脓，拟用清肠饮方。

方：金银花30克　玄参10克　地榆20克　麦门冬10克　当归15克　黄芩10克　薏苡仁10克　生甘草10克

以水煎服，日二次。

按：《金匮要略·疮痈肠痈浸淫病脉证并治》说："诸浮数脉，应当发热，而反洒渐恶寒，若有痛处，当发其痈。"病者脉浮数而恶寒，右少腹疼痛不可按，是乃为肠痈之病。其血凝气滞，蓄结发肠痈，治之本宜下其结血以消痈，奈病者年高体弱，不耐攻下，故拟清肠饮之方，用金银花、生甘草、玄参解毒清热，地榆、当归凉血活血，麦门冬除烦止呕，黄芩清泄肠中之火以治痈疽疮疡，薏苡仁舒筋、排脓。共奏清热解毒、凉血活瘀之功。病者热清毒解瘀除而肠痈自消。其方实为体弱而患肠痈之良剂。故药服三剂而痛消病愈。

# 妊娠子宫出血治验（一）

某某，女，28岁，山西省太原市某银行工作人员。2006年7月28日就诊，月经两月未潮，每日前阴有点滴血液下出，经过太原某医院检查诊断为"早孕"，用西药止血未效，改用中成药"保胎丸"治疗，始服有两天未出血，继而每天又有点滴血出，诊之六脉稍弱而独右尺有滑象，舌苔薄白，乃冲任下陷，血不养胎而漏下，几有失胎之虞，急宜养血调经、暖宫止血，以《金匮要略》"胶艾汤"加白术以治之。

方：干生地18克　当归10克　川芎10克　干艾叶10克　白芍10克　炙甘草10克　炒白术10克　阿胶（烊化）12克

用水适量，先煎前七味，汤成去滓，纳阿胶烊化，温分再服。日服一剂。

**按：**《灵枢·五音五味》说："冲脉任脉，皆起于胞中"，出于会阴，循腹胸而上，王冰注《素问·上古天真论篇》说："冲为血海，任主胞胎"，冲任和调，阴阳和合而结为胎孕，则为经脉循环流行而资养。今胎孕初结，而经经不足，故右尺脉独见滑象而余脉皆稍弱。经脉血弱不足以充养血海，则冲任郁陷而每日见前阴点滴下血。患者漏血而怀胎，殆即俗所谓"漏胎怀"也。用胶艾汤加味，以干生地、当归、川芎、白芍等为四物汤补血养血且以活血，阿胶补肾育阴以止血，艾叶温暖胞宫以止血，炙甘草资中焦之汁以调和诸药。其方特加白术者，以健脾固带而束冲任止其下陷也。是故药服二剂而血止病愈。患者恐其病复发遂自作主张地连服其方十剂后停药。

# 妊娠子宫出血治验（二）

某某，女，30岁，山西省太原市某医院一护士长的女儿。怀孕约二个月，每天前阴有少量血液漏下，自以其病与太原某个银行工作人员同，取其《金匮要略》胶艾汤加白术方连服三剂未效，遂于2006年10

月 14 日来电话相询。余问及患者"怀孕二个月，每天有少量血液自前阴下出；小腹绞痛"，与前例患者"无小腹绞痛"者有异。《素问·六元正纪大论篇》说："厥阴之至为里急"，小腹绞痛，正是厥阴肝脉拘急而痛，故嘱其将原方中白芍 10 克加至 15 克，继续服之。其方中白芍又加 5 克者，以其平肝邪而缓肝脉之拘挛也。故其后 5 日即 19 日来电话称：患者服加白芍方三剂后，前阴出血止而小腹绞痛愈，并又续服药二剂，余即嘱其可停药。

## 产后暴癥治验

某某，女，23 岁，住房县农村，农民。1970 年 10 月 16 日就诊。患者为经产妇。1970 年 7 月发生小腹疼痛，治疗未效，至 10 月 1 日因行走劳累而小产，10 月 3 日在某卫生院行刮宫术后，腹部逐渐胀大，经检查子宫正常，又行刮宫术一次，未见好转。其小腹胀满至脐，如怀子之状，按之微痛而坚硬，腰部不能直起而卧床，小便正常，大便稀溏色黑，口燥不欲饮水，两胁疼痛，夜间盗汗，食欲不振，面色㿠白。舌部左前方有一青色斑块，脉涩。乃小产后瘀血凝结成癥，法宜活瘀行气，借用当归散，改散为汤加减治之。

方：当归 24 克　川芎 10 克　白芍 12 克　白术 10 克　青皮 10 克　白酒 1 杯　制香附 10 克　延胡索 12 克　桃仁 10 克

加水适量煎药，取汁温服。二剂。

10 月 20 日二诊，药服二剂，胁痛减轻，食欲好转，于上方加红花续服。

方：当归 24 克　川芎 12 克　白芍 12 克　白术 12 克　青皮 10 克　白酒 1 杯　制香附 10 克　延胡索 12 克　桃仁 10 克　红花 10 克

加水适量煎药，取汁温服，二剂。

10 月 24 日三诊，药服二剂，小腹硬块变软，缩小到手掌大，舌上青斑亦缩小，腰能直起，精神好转。又服药二剂，病情无变化，遂于原方加减续服。

方：当归24克　川芎12克　白芍12克　白术12克　制香附10克　白酒1杯　桃仁10克　红花10克　制三棱9克　制莪术9克

加水适量煎药，取汁温服。

11月1日四诊，食欲增加，唯上腹时有气痛，噫之则舒，于方中加陈皮续服。

方：当归24克　川芎12克　白芍12克　白术12克　制香附10克　白酒1杯　桃仁10克　红花10克　制三棱9克　制莪术9克　陈皮9克

加水适量煎药，取汁温服，一剂。

11月3日五诊，上方药服一剂，小腹硬块缩小至如鸡蛋大，脐上时有痛感，原方加减续服。

方：当归24克　川芎12克　白芍12克　白术12克　制香附10克　白酒1杯　桃仁10克　红花10克　制三棱9克　制莪术9克　枳实9克　桂枝9克

加水适量煎药，取汁温服。二剂。药服二剂，小腹硬块全消，诸症亦退，唯腹有微痛。

**按**：产后恶露未尽，瘀血结而成癥，数日内小腹胀满至脐，如怀子之状。病为有形之瘀血凝结，故按之微痛而坚硬。肝藏血，其脉循胁里而支别结于腰髁，血瘀结则肝脉不利，故两胁疼痛而腰不能直起。血液瘀结于内而不华于外，则见大便稀溏色黑、口燥不欲饮水、舌显青斑、脉涩而面色㿠白。血瘀而阳郁，蒸于营血，故夜间盗汗。血瘀气滞，脾不健运，则食欲不振。产后病癥，为虚中实证。当归散乃《金匮要略》之一养胎方，此借治产后暴癥，故去其苦寒泄热之黄芩，而以当归、川芎、白芍养血活血，白术培土补中，加桃仁、延胡索、香附、青皮破瘀行气，用白酒以行药势。服后胁痛减轻、食欲好转，但癥块未动，特加红花配桃仁以增其活血破瘀之力，服两剂癥块即变软变小到掌大，舌上青斑亦缩小。继服药两剂无续效，遂于方中去行气止痛之青皮、延胡索，而加三棱、莪术以增强破血攻瘀，服药二剂食欲增加而感上腹时有气痛，故又加陈皮以行气。一剂癥块缩小至如鸡蛋大，仍有痛感，遂去行气之陈皮，加磨坚之枳实、温通之桂枝，再服药两剂癥块全消，诸症悉退，步行回乡。唯腹有微痛未已，当为瘀除正虚使然，惜未注重补虚治之耳！

# 妇女经闭治验

某某，女，38岁，住湖北省随州市某镇，家庭妇女。1953年春月某日就诊。一年前开始发生月经错后，每次月经来潮皆愆期，或愆期数天，或愆期十数天，经色乌黑，半年后月经停止来潮。现月经停止已半年，小腹部不温，四肢厥冷，苔薄白，脉沉细缓。乃肝寒脉凝，血行不通，导致月经停止而病"闭经"，治宜养血通脉，温经散寒，拟当归四逆加吴茱萸生姜汤。

方：当归12克　桂枝10克　白芍10克　红枣（擘）4枚　细辛6克　木通10克　炙甘草10克　吴茱萸10克　生姜10克

以水煎服，日二次。

按：《素问·上古天真论篇》说："女子……天癸至，任脉通，太冲脉盛，月事以时下"，王冰注："所以谓之月事者，平和之气，常以三旬而一见也。故愆期者，谓之有病。"今月经愆期至六、七个月而未潮，其为闭经之病矣。《灵枢·五音五味》说："冲脉，任脉，皆起于胞中。"冲为血海而为肝所主，肝居下焦，肝寒则所主之血海失其温养，《素问·举痛论篇》说："寒气入经则稽迟，泣而不行"，故其小腹不温而月经始而愆期，继而闭止。阴血虚寒，不与阳气相顺接，故手足为之厥冷。血中温气不足，血行不利，不能鼓脉外出，则脉见沉涩而细缓。当归四逆加吴茱萸生姜汤方，用当归、白芍、红枣活血养血，细辛温经散寒，桂枝通血分之阳，木通通经络之滞，甘草补中以益血气生化之源，吴茱萸、生姜以逐陈寒，共奏养血通脉之效，且方中桂枝、白芍、甘草、生姜、红枣为桂枝汤，善和营卫，调血气，复其阴阳顺接之常，寒去脉通，厥回经潮，服药五剂病愈。

# 室女经闭治验（一）

某某，女，16 岁，住湖北省随州市某镇，学生，未婚。1952 年冬就诊。三年前患麻疹后，月经初潮，涉水被浸，旋即咳嗽，唾泡沫浊痰，时而带血，下午微热，心慌，少气，咽喉干燥，有时为半声咳，月经一直未再潮，苔薄，脉虚数。病乃肺虚气逆，津液不布，治宜补肺降逆，佐以养血化痰，拟以麦门冬汤加味。

方：麦门冬 20 克　法半夏 10 克　党参 10 克　红枣（擘）4 枚　炒粳米 15 克　当归 10 克　炙甘草 10 克　款冬花 10 克　紫菀 10 克　浙贝 8 克

以水煎服，日三次。

**按**：麻疹乃温热为病。温热之邪，损伤肺阴，致肺失其清肃下行之用，肺气上逆，不能敷布津液，故咳嗽、唾泡沫痰、或时为半声咳而咽喉干燥。咳久而肺络受损，则见时而痰中带血。阴虚则潮热脉数。痰多津伤而无以化气，以致肺气不足，故少气心慌而脉见虚象。肺气不能清肃下行，则心气不能下通，胞脉闭塞，其月经则停止而不来潮，《素问·评热病论篇》说："月事不来者，胞脉闭也。胞脉者，属心而络于胞中，今气上迫肺，心气不得下通，故月事不来也。"彼虽为水气迫肺，与此温热伤肺而肺虚者有异，然皆为肺失下行之职、心气不能下通于胞中而月经不来。病乃肺虚气逆，治以麦门冬汤方，用麦门冬生津润燥以滋肺阴，半夏止咳化痰，且麦门冬、半夏相配为伍，一以半夏制麦门冬之腻，一以麦门冬制半夏之燥，二者同用，善降逆气，而无偏腻偏燥之弊，观《伤寒论》之竹叶石膏汤、《金匮要略》之温经汤两方中麦门冬、半夏同用，即可见其义。《难经·六十九难》说："虚则补其母"，以党参、炙甘草、红枣、炒粳米补土生金，以复肺气。方中加大贝，以助半夏之化痰；加紫菀、款冬花，以助麦门冬、半夏之降逆止咳，诸药共奏益肺止逆、心气下通之效。其加当归者，则为养心活血宁心，以助麦门冬汤止逆下气而促心气之下通。药服七剂，咳止经通，其病遂愈，至今未复发。

## 室女经闭治验（二）

某某，女，17 岁，住湖北省随州市环潭镇，学生，未婚。1953 年 2 月某日就诊。两年来月经未潮，身体较瘦，食欲不旺。近月余病情逐渐加重。现月事不来，形容消瘦，面色萎黄，唇淡不华，食欲不振，心慌心悸、气息微弱、懒于言语，肢体乏力，卧床不起，脉象虚弱细微。病乃心藏衰弱，气血将竭，治宜通阳益气，养液补血，拟炙甘草汤加味。

方：炙甘草12 克　麦门冬10 克　党参10 克　火麻仁10 克　红枣 (擘) 4 枚　生姜10 克　阿胶 (烊化) 10 克　生地10 克　桂枝10 克　当归10 克

以水煎服，日二次。

**按：** 心生血而主一身之血脉，心藏衰弱，失其生血之用，则血气虚少，无以养心和充实血脉而营养周身，故形容消瘦，面色萎黄，唇淡不华，心慌心悸，气息微弱，懒于言语，肢体乏力，食欲不振而脉见虚弱细微之象；心不生血，无以充养血海，冲脉空虚，则月经停止而不潮。炙甘草汤方，以炙甘草为君，资中焦之汁以补益真气，桂枝、党参通阳益气，麦门冬、火麻仁、阿胶、生地、当归增液补血，生姜、红枣和胃调中，以启不振之食欲，资气血之化源。药服五剂，诸症退而月信至，身体逐渐康复有力，病告愈。

## 崩中治验

某某，女，32 岁，住湖北省枣阳市农村，农民。1950 年 11 月某日就诊。发病三天，前阴忽然下血，时多时少，多则血下如崩，血色淡红，心慌，全身乏力，手足不温，面色㿠白无华，舌质淡，脉见动象。乃冲任失调，血海不固，病属"崩中"，或曰"血崩"，治宜养血止血，佐以固气，拟胶艾汤加味。

方：生地18 克　当归10 克　川芎10 克　干艾叶10 克　甘草8 克　白芍

10 克　党参 10 克　炒白术 10 克　炙黄芪 10 克　黑姜炭 10 克　阿胶（烊化）10 克

以水煎服，日二次。

**按**：《灵枢·五音五味》说："冲脉，任脉，皆起于胞中"，而冲脉则为血海，冲任损伤，失于和调，血海不固，则其血下出于前阴，缓则滴沥不断而为"漏下"，急则血出如涌而为"崩中"。血出多，则无以荣养周身，故面色㿠白而舌质为淡。血为气之府，血少则无以载气而气亦衰损，故心慌、全身乏力。阳气不充于四肢，则手足为之不温。阳气无阴血之偶，则独动于中，故脉见于关部厥厥然动摇而为"动"象。方用生地、阿胶补血止血；艾叶暖胞宫、和冲任以增强止血之效；当归、川芎、白芍活血逐瘀以导阴血之归经；干姜炒炭，变辛为苦，止血而不动血。加党参、白术、黄芪者，乃本"血脱者固气"之法，益气而摄血也。药服两剂而病愈。

# 月经不调治验（一）

某某，女，39 岁，住武汉市武昌区，某大学教师。1992 年 10 月 19 日就诊。患者末次月经为 10 月 10 日来潮。其发病已两年余，每次月经来潮前口渴、大便干，潮时经行不畅，小腹微痛，有坠胀感，月经量多，七天始净，经血色红，有血块，苔白薄，脉弦滑。乃血气瘀滞，经行失常，治宜活血破瘀，佐以行气、护正，方拟桃红四物汤加减。

方：当归 10 克　川芎 10 克　赤芍 10 克　制三棱 10 克　制莪术 10 克　红花 10 克　制香附 10 克　桃仁（去皮尖炒打）10 克　天花粉 15 克　白术（炒）10 克　党参 10 克

以水煎服，日二次。

11 月 2 日复诊。月经周期尚未至。服上方七剂，未见明显变化，仍拟上方加丹皮、益母草续服。

方：当归 10 克　川芎 10 克　赤芍 10 克　制三棱 10 克　制莪术 10 克　红花 10 克　制香附 10 克　桃仁（去皮尖炒打）10 克　丹皮 10 克　益母草 12 克

天花粉 15 克　党参 10 克　炒白术 10 克

以水煎服，日二次。

**按：**肝藏血而主月经，在五行属木而有疏泄之用。肝气不和，失于疏泄，则血气瘀滞而脉见弦象。经行不畅，小腹坠胀微痛，且经血结块而下，是乃为瘀血为病之明征。其瘀血停积体内，则正常血液不能循经而流行，以致其随月经而下出，故见月经之量过多，有血块，小腹坠胀而微痛。血瘀则气滞而化热，血热则经血色红而不见乌黑，脉亦见滑象，且潮前即预见口渴和大便干之症。治之不去瘀则无以减少其月经之过多。破瘀正所以减其过多之血出也。桃红四物汤方加减，用当归、川芎、赤芍养血活血以调肝；红花、桃仁、三棱、莪术行血破瘀；气为血之帅，气行则血行，香附行血中之气，以助瘀血之化除；天花粉清热生津止渴，且亦活血调经；党参、白术补益脾胃，以防三棱、莪术之克伐而伤正。药服七剂未见明显变化，遂于原方加丹皮、益母草以增加其方凉血活瘀之效。药服两剂，月经于 11 月 4 日来潮，经量明显减，四天干净，月经之血块亦只有少许。药又服 10 剂，月经应期来潮，经量已正常，大便通畅，食欲甚佳，唯唇上发生小红疙瘩而感口干，故仍拟原方加凌霄花 10 克更增强其凉血之功，以清其血分之郁热而巩固其疗效。前后共服药二十六剂而经调病愈。

# 月经不调治验（二）

某某，女，35 岁，住武汉市，某专科学校教师，1991 年 10 月 21日就诊。发病已两年，月事提前，量多，经色紫暗，右少腹掣痛，白带多，带色黄，有时夹有红色，口干喜饮水，睡眠差，舌苔微黄，脉迟涩，某医院妇科检查，子宫明显增大，形态失常。B 超检查，子宫大小为 9.7cm×5.1cm×8.4cm，宫体可见 3.8cm×4.0cm 等回声光团，宫底可见到 3.1cm×3.1cm 回声稍低光团，诊断为"多发性子宫肌瘤"。乃血气瘀结，兼有湿热，治宜活瘀散结，佐以清热除湿，方用桃红四物汤加减。

方：生地 15 克　当归 12 克　川芎 10 克　赤芍 10 克　红花 10 克　制香附 10 克　制乳香 10 克　制没药 10 克　天花粉 10 克　冬瓜仁 10 克　炒扁豆 10 克

上十一味，以水适量煎药，汤成去滓，取汁，温分再服。一日服一剂。

29 日复诊，服上方七剂，腹痛减轻，余症无明显变化，仍口干苔黄，治宜上方加减，以破血攻瘀，行气散结，佐以扶正。

方：当归 12 克　川芎 8 克　赤芍 10 克　红花 8 克　制三棱 10 克　制莪术 10 克　桃仁（去皮尖炒打）10 克　青皮 10 克　制香附 10 克　党参 10 克　炒白术 10 克

上十一味，以水适量煎药，汤成去滓，取汁，温分再服。一日服一剂。

11 月 6 日三诊，服上方七剂，精神好转，白带色已正常，腹痛轻微，仍拟上方稍事加减续服。

方：当归 12 克　川芎 8 克　赤芍 10 克　红花 8 克　制三棱 10 克　制莪术 10 克　桃仁（去皮尖炒打）10 克　制香附 10 克　丹参 10 克　天花粉 10 克　党参 10 克　炒白术 10 克

上十二味，以水适量煎药，汤成去滓，取汁，温分再服。一日服一剂。

11 月 14 日四诊，服上方七剂，腹痛消失，月经已正常，续用上方出入变化又服药一月余，B 超复查，子宫较前明显缩小。患者无明显不适感，自动停药。

**按：**《素问·举痛论篇》说："经脉流行不止，环周不休。"即血液在经脉中循环流行而无休止，以滋养人体藏府经络、百骸九窍。如失其流行之性，则停而为瘀血。《灵枢·本神》说："肝藏血"，肝主血海而司月经，血瘀不行，肝失去藏血之用，致冲脉下陷而无能调经，月事失常；血为气之府，血行则气行，血瘀则气滞，瘀血停滞，则气滞阳郁而化热，故舌苔微黄而口干欲饮水。热迫血行，则月事提前而量多，且经色紫暗。《素问·六元正纪大论篇》说："厥阴所至为里急"，少腹属肝，肝血瘀滞，无以为养，故右少腹挛急而痛，即所谓掣痛。带脉束人腰腹一周，居人身之中界，内属于脾，冲脉下陷，致带脉松弛，脾湿内生，湿热相合，腐蒸瘀积，化为浊物绵绵而下出于前阴，故其白带量多色黄而时夹杂少许红色。《素问·宣明五气篇》说："肝藏魂"，肝血瘀滞则魂不守舍，故其睡眠差。血瘀则经脉流行不利，故脉象见迟涩。桃红四物汤方加减，用生地、当归、川芎、赤芍四物汤养血行血；红花、乳香、没药、冬瓜仁活瘀化浊；气为血之帅，气行则血行，香附行气散结，以助诸药之行瘀；天花粉清热生津液，扁豆除湿。共奏活瘀散结，清热除湿之效。药服七剂，复诊见腹痛稍减而余症仍旧，是药证合而药力不足，遂于方中去乳香、没药、生地、冬瓜仁、天花粉、扁豆等，而加入三棱、莪术，且加桃仁以配红花，增强其活瘀之力而为破血攻瘀；加青皮入肝，以增强香附行气散结之效；加党参、白术以防三棱、莪术、红花、桃仁之破血攻瘀而伤正。药再服七剂，精神好转，白带色正常，腹痛转轻微，于上方稍事加减，去行气之青皮，加丹参、天花粉以清热调经。药又服七剂，腹痛消失，月经已正常，本古人"去疾莫如尽"之论，仍于上方出入变化让其继续服药一月余，B超检查子宫较前明显缩小。患者全身无任何不适感而自动停药。

## 肠覃治验

某某，女，39岁，住湖北省枣阳市农村，妇女干部。1954年4月某日就诊，发病一月余。开始左腹发生一蛋大包块，继之满腹胀大如怀子六、七月之状，月经量少，经色紫黑，小便黄，大便秘结，时噫气，面色黯，脉象沉细欲绝。乃血瘀气滞，结为癥积，治宜破血攻瘀，佐以行气，拟方如下。

方：当归15克　川芎10克　赤芍10克　制香附10克炒　枳实10克　红花10克　三棱（醋炒）10克　莪术（醋炒）10克　大黄（后下）10克　芒硝（烊化）10克　桃仁（去皮尖炒打）10克

以水煎九物，待水减半，下大黄，两沸，再下芒硝烊化，日二服。

**按：**《灵枢·水胀》说："肠覃何如？岐伯曰：寒气客于肠外，与卫气相搏，气不得荣，因有所系，癖而内著，恶气乃起，息肉乃生。其始起也，大如鸡卵，稍以益大，至其成如怀子之状，久者离岁，推之则坚，按之则移，月事以时下，此其候也。"寒邪内侵，则血气凝涩稽留，不能流行，积结为有形之物，形成腹内包块如蛋大，且稍以益大，竟使满腹胀大有如怀子之状。瘕不在胞，故其月事仍以时下。唯其血气凝结，阻滞经脉，故月事虽来而其量则少。脉象亦沉细欲绝。血气郁而化热，故经血紫黑而小便色黄。血不濡于肠道，则大便秘结。气不下通而上逆，故时有噫气。血不华色，则面色黯无光泽。方用当归、川芎、赤芍养血活血，红花、桃仁、三棱、莪术破血攻瘕，香附、枳实行气以助瘕血之化除，大黄、芒硝攻下通便，缓解其气不下通之苦，并使化除之瘕血皆从大便下泄而出。药服二十余剂而腹胀尽消，诸症皆退而愈。

## 藏躁治验

某某，女，45岁，住湖北省枣阳市农村，家庭妇女。1951年2月某日就诊。发病半月，易悲伤，说话则欲哭，语音低微，多重语，善忘，有时欠伸，且失眠，苔薄，脉虚。乃心气不足，神失守持，发为"藏躁"。治宜补心安神，拟方甘麦大枣汤加味。

方：小麦 15 克　炙甘草 10 克　党参 10 克　红枣 (擘) 4 枚　远志 10 克　茯神 10 克　熟地 12 克　当归 10 克　丹参 10 克　酸枣仁 (炒打) 10 克

以水煎服，日二次。

**按**：子藏，亦曰"胞宫"。胞宫之脉上通于心，引心血入胞中而应期下出于前阴，是为"月经"。胞中血气枯少，致心气亦虚，《灵枢·本神》说："心藏脉，脉舍神。心气虚则悲……"《素问·调经论篇》说："神不足则悲。"其病胞精枯涸致心神衰弱，失其守持，故易悲伤而说话则欲哭，且又善忘。《素问·脉要精微论篇》说："言而微，终乃复言者，此夺气也"，心气亏虚，故其脉见虚而证见语音低微且多重语。重语，即"复言"也，《伤寒论·辨阳明病脉证并治》称之为"郑声"，其所谓"虚则郑声。郑声，重语也"。人虚则易倦，阴阳相引，故时有欠伸，郑玄注《礼记·士相见礼》："志倦则欠，体倦则伸。"心在五行属火，以肝木为母，虚则子盗母气，致肝亦不足，肝藏魂，悲哀动中则伤魂，肝魂不能归藏则外扰而失眠。甘麦大枣汤方加味，用小麦、党参、远志以补心，《备急千金要方》卷十三第三说："心劳病者，补脾气以益之，脾王（王，通"旺"）则感于心矣"，用甘草、红枣之甘以补脾，使脾旺则气感于心，补脾即所以补心；《灵枢·本神》说："肝藏血，血舍魂"，用当归、丹参、熟地黄养血补精，和肝藏魂，并润胞枯；茯神、酸枣仁宁神安魂，复其神守。药服十余剂诸症渐退，又将原方研末炼蜜为丸服一月余，巩固疗效。

## 小儿食滞治验

某某，女，10岁，学生，侨居国外某地，随其母回国探亲，2003年12月30日晚就诊。上午到大街吃"肯德基"，下午发生脐周腹痛，有胀感，时轻时重，按之痛甚，但腹部柔软，大便泻下五、六次，时为白色黏沫而泄利不爽，舌苔薄白，乃脾虚食滞，中焦升降失调，治宜温中补脾，佐以调气，方用理中汤加味。

方：炒白术8克　党参8克　干姜8克　炙甘草6克　广木香5克

上五味，加水适量煎药，汤成去滓，温分再服。一服病愈。

按：《素问·灵兰秘典论篇》说："脾胃者，仓廪之官，五味出焉。"人体胃主受纳和熟腐水谷，脾主消磨水谷和转输水谷化生的精微于四旁，王冰注谓"营养四旁，故云五味出焉"者也。患儿脾胃素弱，中阳不足，其消磨功能欠健壮，今食鸡肉不多而相对过量，遂停滞于中而不化，阻遏气脉流通，气机不利，故脐周腹痛而按之痛甚，然终非所食鸡肉太过，故腹脐虽痛而按之加甚，但腹部仍显柔软而舌苔见薄白。食滞脘腹，有伤于脾，《金匮要略·呕吐哕下利病脉证并治》说："脾伤则不磨。"脾气受伤，郁而下陷，故大便泄利五、六次，且时为白色黏沫而泄利不爽，其显为气机滞涩使然。病为食滞，脐周痛胀拒按而腹部柔软，且上不见噫腐吞酸，下则泄利大便无臭气，是则脾阳虚衰而食滞不甚，治之扶正则邪自去，温中阳则食滞自化也，方用理中汤加味，以人参、甘草补脾益气，白术培土健脾，干姜温中助阳，加广木香行气以利气机，合之以奏温暖脾胃、恢复气机升降、化除郁滞之效。此不治食滞而治食滞之法，正所谓"治病必求于本"也，故一剂而病愈。

# 小儿抽搐治验（一）

某某，男，3 岁，住某县城关镇。1969 年 9 月某日就诊。发病已数月，目珠青蓝，频发手足抽搐而两目上窜，舌謇不能语，口干，舌苔黄厚，指纹色青。乃痰郁风生，法宜化痰祛风，拟温胆汤加味。

方：竹茹 10克　枳实 6克　茯苓 6克　法半夏 6克　陈皮 6克　僵蚕 5克炙甘草 6克　天竺黄 6克　石菖蒲 5克

加水适量煎药，汤成去滓，取汁，温分再服。一日服一剂。二剂。抽搐停止而病愈。

**按：**肝胆相表里而属风木，其色青，开窍于目，主筋，在变动为握，其病发惊骇。痰热内阻，木郁生风，则目珠青蓝、手足抽搐而两目上窜、舌謇不能语、指纹色青。痰热郁结于内，故舌苔黄厚；阻遏津液不能上布于口舌，故口干。温胆汤加僵蚕、天竺黄、石菖蒲，化痰开窍，清热祛风。药中病故应手而愈。

# 小儿抽搐治验（二）

某某，男，2 岁，住湖北省枣阳市某区镇，某干部之子，1965 年 8月某日就诊。患儿发病一周余，因抽搐在其区镇卫生院住院治疗，检查为缺钙，以静脉滴注加入钙剂则抽搐遂已，不加钙剂则抽搐又作。见患儿卧床，昏迷不省人事，气息微弱，目中无神，时而唇周肌肉发生抽掣，指纹微青而达命关。乃正气衰微，痰浊阻滞，木陷风生，治宜补气强神，利窍化痰，拟涤痰汤加味。

方：制南星6克　法半夏6克　竹茹6克　炒枳实6克　炙甘草6克　陈皮6克　茯苓6克　石菖蒲6克　党参8克　远志6克　僵蚕5克

以水煎服，日三次。

**按：**《素问·太阴阳明论篇》说："脾者，土也，治中央"，《素问·玉机真藏论篇》说："脾为孤藏，中央土以灌四旁。"是脾居中土，主运化津液于周身。脾气衰微，失其运化津液之用，则津液聚而为痰。痰气郁滞，阻遏气机，则脾气益衰，故症见其卧床不起而气息微弱。脾属土，为心火之子，脾气衰微，则盗其母气以自济，致心气亦衰，所谓"子病累母"也。《素问·宣明五气篇》说："心藏神"，而神赖气以存，《脾胃论·省言箴》说："气乃神之祖……气者，精神之根蒂也"，《医说·养生修养调摄·神气》说："神者气之子，气者神之母……气清则神畅，气浊则神昏，气乱则神劳，气衰则神去"，今心气微弱，则心神衰败，失其常用而不守其位，故见昏迷不省人事，目少精光而无神。《素问·阴阳应象大论篇》说："风胜则动"，又说："神在天为风，在地为木……在藏为肝，在色为苍"。是肝属木而气通于风，外应青色，《素问·五藏生成篇》说："脾之合肉也，其荣唇也"，《素问·五常政大论篇》说："备化之纪……其藏脾，脾其畏风，其主口"，脾气衰微，致肝木郁陷而生风，风生则物动，风木乘脾土，故于脾主之口唇部位而见风动之抽掣，且指纹亦为之见青色。指纹达于命关者，乃病情之危重也。涤痰汤方，用法半夏、制南星、竹茹化痰祛浊，枳实、陈皮行气以助祛痰，石菖蒲利窍以助祛痰，茯苓渗湿健脾以去生痰之源，党参、甘草补益脾气，以复其运化之机，且脾气旺则肝木之气自升而风自息。加远志补心强神，且以助脾气，《难经·六十九难》所谓"虚则补其母"也，加僵蚕以化风痰，增强化痰息风之效。药服二剂，抽掣已，神志清，精神好转，调整数日而康复。此方诸药不含钙，服之而缺钙之病愈，乃在于调整患儿藏府组织功能使然，不补钙而钙自补也。

# 小儿失语治验

某某，女，3 岁，住湖北省天门市农村。1975 年 12 月某日就诊。一月前发病，开始左侧手足发生抽搐二天，一周后右侧手足又发生抽搐一天。形体较丰，不语，小便黄，舌苔白滑。某大医院诊断为"脑双侧脉管炎"。乃痰浊内郁，肝气阻滞，治宜化痰祛浊，开郁利窍，拟二陈汤加味。

方：法半夏6克　陈皮6克　茯苓6克　炙甘草5克　石菖蒲5克　僵蚕5克　浙贝5克　当归5克　川芎3克

以水煎服，日二次。

十日后复诊。服上方七剂，似略有效应，仍拟上方加减。

方：法半夏6克　陈皮6克　茯苓6克　炙甘草5克　炒枳实5克　竹茹6克　石菖蒲5克　浙贝5克　僵蚕5克

以水煎服，日二次。

**按**：痰浊郁而生风，《素问·阴阳应象大论篇》说："风胜则动"，风痰外扰，则手足为之抽搐。《素问·宣明五气篇》说："肝为语"，痰浊阻滞，肝气不宣，故症见不语。痰浊内郁，清阳不化，故小便黄而舌苔白滑。二陈汤方加味，用半夏、陈皮燥湿行气以化痰，浙贝、石菖蒲开郁利窍以祛痰，茯苓、甘草渗湿和中以塞生痰之源，僵蚕祛风痰，风气通于肝，肝藏血，当归、川芎养血活血以理肝而防其生风。药服七剂而略有效应，且未见抽搐之再发，故去当归、川芎之养血活血，而加化痰之竹茹、行气之枳实，以增强其方行气化痰之效，又服二十余剂而开始言语，遂于原方改汤为丸续服半年余，其病告愈。

# 小儿眼胞水肿治验

某某，男，1 岁半，湖北省随州市某镇小学教师之小孩。1952 年 9 月某日就诊。发病已数天，两眼胞肿大如桃，尤以上眼胞为甚，色泽光亮，呈水样肿，两眼睁开困难，疼痛，哭叫不止，服眼科药未效。乃肝郁乘脾，水湿不化，治宜条达肝木，健脾祛湿，借用逍遥散方以治之。

方：当归6克　白芍6克　柴胡6克　炒白术6克　茯苓6克　生姜2克　薄荷2克　炙甘草5克

以水煎服，日二次。

按：《灵枢·脉度》说："肝气通于目"，又《五阅五使》说："目者，肝之官也"，是目为肝之窍。然目之眼胞则为"肉轮"而为脾所主。肝气郁结，失其条达之性，乘侮脾土，则脾不能运化津液，致水湿结聚，而症见肝窍为脾所主之眼胞水肿光亮。阴湿壅塞，气机不通，故睁眼困难而疼痛。逍遥散方，用当归养血和肝，白芍除痹平肝，柴胡疏肝以利气机。《素问·藏气法时论篇》说："肝苦急，急食甘以缓之"，又说："肝欲散，急食辛以散之"，用甘草之甘以缓肝之急迫，用少许生姜、薄荷之辛散以遂肝条达之性，《金匮要略·藏府经络先后病脉证》说："见肝之病，知肝传脾，当先实脾"，用白术、茯苓实脾利水，一以止肝邪之犯，一以除水湿之邪。药服一剂而眼肿消退，疾病获愈。

## 小儿湿滞发热治验

某男，1岁。

初诊：1969年9月。

主诉：发热十余天，早上发热38.2℃，傍晚发热至39℃。口唇干燥，小便短少色黄。当地卫生所以中西药退热数天未见效。

诊查：苔薄，指纹稍紫。

治法：余以麦冬、知母、花粉、甘草等生津清热药治疗。服药后热稍减而增泄利失气，余遂本《金匮要略》"下利气者，当利其小便"之法，投以"五苓散"。

处方：茯苓6克，白术5克，桂枝3克，泽泻5克，猪苓5克。

服药1剂后小便即利而热亦退。

按语：患儿湿热壅遏，阻塞气机，膀胱气化不利，津液不能上奉，故下为小便短少色黄而上为口唇干燥。热邪为湿所恋而郁遏，故身体发热而指纹见紫色。湿热交结，湿不去则热不能退。其服生津清热药而增泄利矢气之证者，乃生津药助湿，湿盛气滞，故导致泄利而矢气。然用生津药虽为误，但其资助湿邪，却使湿病证候充分暴露，易于认识，亦属不坏之事。《金匮要略·呕吐哕下利病脉证治》谓："下利气者，当利其小便。"以五苓散化气利小便，使湿邪从小便而去，湿去热无所恋而亦消。湿去热消，气机来复，故诸症减退而病愈。

# 蛔厥治验

某女，48岁，农民。2008年1月来电话称，发病已一周，胁肋疼痛，时缓时急，X光片检查，乃蛔虫蹿入胆中，拟乌梅丸酸苦辛甘以驱蛔：

乌梅15克　黄连10克　黄柏10克　党参10克　当归10克　桂枝10克　细辛6克　干姜10克　附片10克（炮）　川花椒10克

以水煎服。服后暂时安静，旋即转为满腹疼痛，拥聚上下，大便不通，两手不温，此蛔厥也。X光片检查，乃蛔虫由胆囊退入肠中，因大便阻塞，无下出之路，发生梗阻，治宜破气杀蛔：

槟榔50克　广木香6克

一次煎水一大碗，趁温一次服下，服后即愈。

**按：**《灵枢·厥病》说："心痛不可刺者，中有盛聚，不可取于腧，肠中有虫瘕及蛟蛕，皆不可取以小针，心肠（《太素》作"腹"）痛，懊恢作痛，肿聚往来上下行，痛有休止，腹喜热渴涎出者，是蛟蛕也。"《金匮要略·趺蹶手指臂肿转筋阴狐疝蚘虫病脉证治》说："蚘虫之为病，令人吐涎心痛，发作有时。"蛕、蚘，与蛔同，蛔虫进入胆中者，服乌梅丸改为汤后，蛔退入肠中，遇梗阻而用大剂量槟榔50克行气杀蛔，且佐以广木香以增强行气之效，而槟榔有轻泻作用，使蛔死而泻出体外，不留体内为患。

## 白崩治验

某女，约 40 岁，农民，家住房县农村。发病一周，每天前阴流出白崩一滩，面色萎黄，全身无力，食欲不振，苔薄白，脉细。病乃肾气失其封藏之职，津血化为白崩流出前阴。治宜温涩而收以复肾藏封藏之用，自拟方菝葜独行汤为治：

鲜菝葜 60 克

以水煎服，每日 1 剂，温服。

**按**：《素问·六节藏象论》说："肾者，主蛰，封藏之本，精之处也。"《素问·上古天真论》说："肾者主水，受五藏六府之精而藏之。"《灵枢·九针论》说："肾藏精志也。"过劳则伤肾，肾伤则失其封藏之职，精血则化为白崩而从前阴流出，是故每日前阴流白崩一滩，精血不养于形体，故面色萎黄，全身无力，菝葜独行汤为足厥阴少阴药，气温味酸，性涩而收，故服药十余剂而其病遂愈。

## 焦虑不安治验

某男，40 岁，加拿大针灸诊所通电话治疗。患者常年焦虑，多梦失眠。一周前夜里初醒觉心慌，清醒稍减轻，四肢关节酸软无力，头两颞部发紧，口苦口干，便秘，小便短黄，舌苔根部厚腻，中前部有少许裂纹，病乃形体不和，神志失常，治宜和解形体，安定神志，以柴胡加龙骨牡蛎汤为治：

柴胡 15 克　　桂枝 8 克　　党参 8 克　　茯苓 10 克　　生姜 8 克　　法半夏 10 克　红枣 3 枚（擘）　　龙骨 10 克　　煅牡蛎 10 克　　黄芩 10 克　　大黄 10 克（后下）

以水煎服。

**按**：《素问·灵兰秘典论》说："胆者，中正之官，决断出焉。"胆气通于心，而《素问·灵兰秘典论》说："心者，君主之官，神明出焉。"胆失决断之能而心亦不出"神明"之用，则人常年焦虑不安，多梦失眠，且时而心慌。关节乃机关之室，为真气所过，血络所游之处，血气不周于机关之室，则四肢关节酸软无力。其"头两颞部发紧"者，颞在何所？《玉篇·页部》说："颞，仁涉切，在耳前口颞。"上有一穴位。《针灸甲乙经》卷三第十说："悬颅，在曲周颞颥中，足少阳脉气所发。"今少阳胆气不和而受阻，不营于额两侧之颞部，故颞部发紧。其口干，便秘，小便短黄等，皆为里有邪热所致。方用柴胡加龙骨牡蛎汤去铅丹：柴胡、黄芩以通表里，党参、半夏辅之，生姜、大枣通其津液，龙骨、牡蛎收敛神气，安定神志，茯苓利小便而行津液，大黄通便以逐里热，桂枝行阳气而逐诸邪，共奏和解形体、安定神志之效。去铅丹者，以其不能溶解于水也。服药二剂而病愈。

# 肾结石治验

某男，68岁，教师，住湖北省武汉市武昌区，1993年5月某日，突然发生小腹胀满连及右侧腰腹部胀痛，呕恶不欲食，日夜不能安睡，痛苦不已，逾三日，小腹胀满自行消失而右侧腰腹部胀痛加剧。经某医院彩色B超检查，诊断为"右肾结石"。以其数日未进饮食，先用"能量合剂"滴注，两日后饮食复常，症状消失，就诊于余，余拟肾气丸加味，补益肾气，利尿排石：

生地黄 20克　山药 12克　枣皮 12克　茯苓 10克　丹皮 10克　泽泻 10克　肉桂 3克　海金沙 30克　金钱草 30克　附片 3克　鸡内金 12克

以水煎服，日二次。

**按**：《诸病源候论·淋病诸候·石淋候》说："肾主水，水结则化为石，故肾客沙石。"肾居腰中，其气司小腹而通于前阴，水结沙石，客于右肾，肾气为之壅滞，故小腹胀满而连及右侧腰腹胀痛。气机壅塞，浊阴不能下降而逆冲于胃土，故呕恶不欲饮食。《灵枢·经脉》说："肾足少阴之脉……其支者，从肺出络心。"《素问·宣明五气》说："心藏神。"今肾中沙石所客，致肾气不能上交于心，则心神不守于舍而烦扰于外，则其日夜不能安睡。其证"三日后，小腹胀满自行消失而右侧腰腹部胀痛加剧"者，以病乃沙石为患，病邪尽聚于沙石所客处也。滴注"能量合剂"二日，则正气得补，故饮食复常，诸症渐退，惟肾中沙石如故。治以"肾气丸"加味，方用生地黄、山药、枣皮、丹皮、茯苓、泽泻等以补肾之阴精，且渗泄水湿之气，用附片、肉桂以助肾阳蒸动肾之阴精化生肾气，肾气旺则不容邪矣，再加鸡内金以化石消石，金钱草、海金沙利水排石，使沙石从小便而去。故药服七剂，沙石从小便出而病愈。

医论医话

# 怎样成为一个真正的中医

根据辩证唯物论的认识论观点："一切真知都是从直接经验发源的"（见《毛泽东选集》第276页）。中国历史悠久，地大物博，人口众多，这就为创造和积累直接经验准备了优胜条件。我国先民就是在这种条件下，通过与疾病的长期斗争和长期生活实践，积累了大量的直接经验。逮至春秋战国时期，古代医学家们通过对这大量实际经验的总结，创造了比较系统的中医药学理论体系，产生了一部划时代的医学巨著——《黄帝内经》，从而奠定了我国医学发展的牢靠基础，并规定了而后我国医学的发展方向。

中医药学，在我国社会发展的长时期里，保证了我中华民族的蕃衍和昌盛，同时也受到了长期临床实践的严格检验，并在这个严格检验的过程中，得到了巩固和发展。它有着比较完整的理论体系，有着丰富多彩的医疗方法，经验丰富，疗效可靠，确实是一个"伟大的宝库"。中医药学有着明显的东方医学的特色，是我们祖先遗留下来的一份宝贵文化遗产，是我们中华民族的瑰宝。

中医药学理论体系以我国古代朴素辩证法为哲学基础，阐述了医学世界是一个统一的整体，并且是"变动不居"而在不断发展，不断变化。正是基于"医学世界的统一性和变动性"这一理论思维，使中医药学的临床医疗工作摆脱了"刻舟求剑""守株待兔""砍倒树捉八哥"的形而上学的羁绊，而变为生动活泼、充满生机。"病万变药亦万变"（见《吕氏春秋·慎大览·察今》），从而构成了中医药学辨证施治的特色，并使中医药学理论紧紧依赖于临床医疗实践，医疗上确立了"唯变所适"的治疗原则，构成了中医药学与其他西方医学的质的区别。故历数千年而未衰，近百年来虽经数次摧残，然至今仍然屹立在世界东方，正体现了中医药的科学价值和强大的生命力！

中国在长期社会发展中，由于具有优胜条件的作用，创造和积累了大量的有关医事的直接经验，从而形成了"出则汗牛马，入则充栋宇"的非常丰富的中医药学典籍。前面开头引用过《毛泽东选集》第276页的话，"一切真知都是从直接经验发源的"，"但人不能事事直接经验，事实上多数的知识都是间接经验的东西，这就是一切古代的和外域的知识。这些知识在古人在外人都是直接经验的东西……"中医药学各种典籍，记载了中医药学的丰富经验和理论知识，是古人和他人的直接经验。在我虽为间接经验，但毕竟是人类经验，先学之再加以实践验证之，使之变为自己的东西，变为自己的直接经验，变为自己的真正知识。

宋代史崧在《灵枢经叙》中说："夫为医者，在读医书耳。读而不能为医者有矣，未有不读而能为医者也。不读医书，又非世业，杀人尤毒于挺刃"。欲为医者，除存"治病救人"之志外，必须认真熟究中医药学各家典籍，力求掌握较多的古代医学家的经验知识，以便为自己在这一领域的占有份额和为认识临床、处理疾病打下坚实牢固的基础，坚持理论对实践的依赖关系，坚持理论与实践的统一。要做到这一点，除认真学习《实践论》《矛盾论》，树立辩证唯物主义和历史唯物主义的正确观点，以武装自己思想外，常言说，"察往以知来，博古而通今"，必须首先学好中医药学经典著作。《黄帝内经》包括今世流传的《素问》和《灵枢经》二书。它是我国医学家长期实践经验的总结，是中医药学的理论基础，数千年来指导着中医药学的医疗实践，规定着我国医学的发展方向，还记载着丰富多彩的中医治病方法。依据辩证唯物主义的观点，没有理论的实践，是盲目的实践。学好《黄帝内经》的内容，就能够站在理论的高度。认识实践，把握未来，并从医学理论上和读书方法上为阅读中医药学各种典籍奠定基础。《伤寒论》和《金匮要略》二书，本是后汉张仲景撰著的《伤寒杂病论》一书的两个部分，在流传过程中逐渐形成为二书的。它突出地体现了中医药学的辨证施治思想体系，比较系统地论述了临床医疗工作中辨证施治，要求治病必须"随证治之"，做到"病万变药亦万变"，给了人们医疗工作以正确的思维方法。为了正确有效地继承发扬中医药学，应当诚实地学好中医药学经典著作，以利于对中医学术的正确掌握和准确利用。然中医药学经典著作的成书年代都较早，距今已有一千七八百年甚至两千多年的时间，随着社会历史的发展，书中不少文字的义训也发生了很大变化，用文字的今义以释其古义，显然是不大可通的，而且在其长期流传过程中，亥豕鲁鱼者有之，脱落错简者有之，这就需要一定的阅读古书的方法，需要在中医药学基本理论和实际经验基础上，运用训诂学和校勘方法甚至还有古文字学、方言学以及历史学等等求得解决。否则，理论不通，证候谬误，何以辨证而施治？这里且举三例以示之：如《素问·通评虚实论》说："乳子而病热，脉悬小者者何如？""乳子中风，热，喘鸣肩息者，脉何如？岐伯曰：喘鸣肩息者，脉实大也，缓则生，急则死。"其"乳子"一词，有释为"婴儿"者，有释为"妇人哺乳期"者，皆未是。婴儿生病的诊法，只有"望络诊"，没有"切脉诊"。此言"脉悬小""脉实大"，与婴儿何干？至于释为所谓"哺乳期"，其时间可长可短，不确切。《说文·乙部》说："乳，人及鸟生子曰乳，兽曰产。"《史记·扁鹊仓公列传》说："川王美人怀子而不乳。"司马贞索隐："乳，生也。"是"乳子"，即"产妇"也。再如《伤寒论·辨太阳病脉证并治中》说："衄家，不可发汗，汗出必额上陷脉紧急，直视不能眴，不得眠。"此额上陷脉紧急"，本谓"额角部陷中之脉紧急，"却被人们读为"额上陷，脉紧急"而成了"额部下陷，寸口脉紧急"。试问谁在临床上见过：一个好流鼻血的人有表证，只要一发汗就会出现"额骨塌陷"？又例如《金匮要略·五藏风寒积聚病脉证并治》说："问曰：三焦竭部，上焦竭善噫，何谓也？师曰：上焦受中焦，气未和，不能消谷，故能噫耳；下焦竭，即遗溺失便，其气不和，不能自禁止，不须治，久则愈。"此文三"竭"字，皆当读为"遏"，正气阻遏，气机失常，在上焦则噫气，在下焦则遗溺失便，一旦正气和调流畅，气机复常，则其病即愈。如以"尽"字释此"竭"义，则于医理不通矣。

上述中医药学的几部经典著作，一直指导了中医药学的医疗实践，并促使中医学术代有发展，是每个修习中医的必读之书。但其又都是1700年前的经验，因而，还应当学习其后的各家医药典籍，以补充后世发展的经验知识。这些经验知识，也跨越有1700年之久，故其各种典籍，由于其成书年代不同，地区有别，还有作者的经验知识以及其思想方法的差异，学术思想不可能完全一致，甚至还会出现相左之处。如此，何所适从？这似乎可用下列方法取舍之：

1. 依据辩证唯物论的观点，"实践是检验真理的唯一标准"。把各典籍中不相一致的问题，放到医疗实践中去进行临床验证，以考察其是非。合乎实践者是，不合乎实践者非，两者皆合乎实践则兼收并蓄之，两者皆不合乎实践则根据"人不能事事直接经验"的规律而予以保留，其明显属于糟粕者则扬弃之。

2. 一定历史时期内的文化艺术（包括语言文学），有一定历史时期的特点。把不相一致的问题放在其典籍各自成书的特定时代去分别考察，以求解决。

3. 常言说："群言淆乱衷於圣。"各种典籍，都是其作者在《素问》《灵枢经》《伤寒论》《金匮要略》和《神农本草经》等中医药学经典著作的指导下，通过自己的长期实践而总结其实际经验撰著的。在典籍中如遇有不相一致的问题，就放到中医药学经典著作中去加以考察，合于经典著作学术思想者则是，悖于经典著作学术思想者则非。

俗话说："久熟读王叔和，不如临证多。""没有实践的理论，是空洞的理论。"因此，学习中医药学各种典籍，必须与临床医疗实际紧密结合，勇于实践，反复实践，努力把古人的经验知识变为自己的东西，做到学、验俱丰，不盗名，不窃誉，不剽窃别人成就，不占有他人果实，依靠自己辛勤劳动，掌握知识，结出硕果，使自己成为一个名符其实的真正的像样中医，并在继承发扬中医药学的道路上有所前进，为中医药学这个"伟大的宝库"再添几块砖，再加几块瓦，进一步促进中医学术的发展。切忌自暴自弃，人云亦云。

在继承发扬中医药学过程中，要努力挖掘这一"宝库"中的丰富宝藏，充分发挥中医药的传统优势，还应积极吸取现代科学技术的成果，借助现代一切检查手段，来延伸我们感觉器官的作用，扩展中医药学"望""闻""问""切"的"四诊"，以认识人体深层的病理变化，并在实践中逐渐积累起大量资料，坚持"不被别人已有结论牵着鼻子走"的原则下，积极进行中医药学的创造性劳动，用中医药学理论体系为思想指导，对占有资料进行认真细致的研究分析，找出新的规律，把它纳入辨证施治的轨道上去，从而发展中医药学的辨证施治。在这个过程中，要吸取以往的教训，防止西化倾向，坚持保证和提高中医药学疗效的原则，切切注意不要丢了自己的优势和特色，不要丢掉了自己的活的灵魂。应该记住，数十年的经验证明：废医存药、中医西医化是取消传统医学、危害民族文化、害人害己，是绝对没有出路的。

（1999 年 10 月）

## 临床疗效是中医药学的生命

医，字本作"醫"。《说文·酉部》说："醫，治病工，从酉，殹声"。专门为人治病的人，称之曰"医"，为人治病，则是医者的天职。其研究、讨论、阐述和记载专门为人治病的学问，则称之为"医学"。我国医学深深植根于中华民族传统文化之中而与西医学有着不同质的内容，故特称之曰"中医学"或"中医药学"，亦可简称曰"中医"。中医药学是我国古代劳动人民长期与疾病做斗争的经验积累。它包涵着古人与疾病长期斗争的实际经验和理论知识。几千年来，我国古代医家，在医学领域里，始终坚持"实践第一"的观点，坚持医学理论指导下的临床医疗实践，坚持医学理论对临床医疗实践的依赖关系，坚持临床医疗实践对医学理论的严格验证，坚持临床医疗实践对医疗经验的不断积累并对医学理论的不断充实和发展，坚持了理论与实践的统一，从而保证了中华民族的蕃衍昌盛，形成了具有辩证思维而比较系统的中医药学理论体系。这个"理论体系"，以丰富的实际经验为基础，而且还具有东方文化特征的理论思维，体现出中国医学科学的特色，故在近百年以来，虽经西方文化的现代科技的强烈冲击和我国民族虚无主义的严重摧残，它至今仍然屹立在世界东方而未能完全消亡！尤其在 2003 年上半年，在参与抗击我国传染性非典型肺炎肆虐过程中凸显了治疗优势，又一次表明了它的强大生命力！

中医药学的强大生命力，又是在临床医疗实践活动中显现出来的。中医学是一门实践性很强的医学科学。只有临床医疗实践及其医疗效果，才能充分显出中医药学的真正价值和生命所在；只有临床医疗实践及其医疗效果，医家才能不断地充实经验、领悟理论、提高医疗水平。古代医学家如仓公、华佗、张仲景、徐之才、巢元方、孙思邈、甄权、庞安常、张子和、刘完素、李杲、张元素、朱震亨、李时珍、万全、徐大椿、叶香岩、吴鞠通等等，无一不是如此成为一大医家的。重视理论，勇于实践，知和行的统一，已是中医药学数千年来的优良传统，在理论思维指导下的不断实践，促进了中医药学的不断发展；在大量实践基础上的理论思维，经受住了近代西方科技的冲击。虽然民族虚无主义者对中医药学不屑一顾，千方百计地阻止中医参与急性重病的治疗，但当他们"黔驴技穷"的时候，中医药学仍然显示出了它的治疗优势，发挥了自己的作用。中医的治病疗效，实是中医的生命。如果中医不能为人治病或为人治病没有疗效，不能愈人疾病，也就根本没有存在的价值，故中医必须临床实践，为人治病。近二三十年来，有些醉心西方文化的中国人，在"中医不科学论"的思想指导下，无视中医药学理论与实践相统一的传统培养人才的成功经验，利用其手中掌握的职权，硬把西医学当作唯一模式搬到中医药研究生教育上来，轻视中医的理论学习和临床实践，大搞与中医治病或学术发展毫无关系的动物实验，屠鼠杀兔，虽学到"屠龙"之术，但不会用中医思路为人治病，从而不愿到临床为人治病，然却给以高学位，捧之曰"研究型人才"，甚至授以"官位"，使之领导继续修筑这条学医不治病或治不好病的中医之路，而另一方面，则是否定中医理论对中医实践的指导作用，极力宣扬经验论，散布中医理论落后，甚至诬蔑中医理论，阻碍了中医教学的发展，力主抛弃中医理论，或以西医思想指导用中药，以取消传统文化的继承性。这种或取消中医实践，或否定中医理论，而分裂中医知与行的统一、理论与实践的联系，破坏了中医药学理论对实践的依赖关系和理论对实践的指导作用，使实践没有自己的理论指导成为"盲目的实践"，而在临床医疗活动中，任尔巧言如簧，也是不能很好治愈人之疾病的。

为人治病没有疗效，来就诊者自然大大减少，从而门前寥寥无几，甚至没有了病人。如此，民族虚无主义者就会趁机宣布：中医治不好病，又无病人，应该撤销。整个中医药学的命运，将和现在某些综合医院的中医科一样被撤而销之。我们应该看到民族虚无主义者对中医药学的不良用心并给予揭露。否则，民族传统的中医药文化将断送在我们这一代人手里，那时我们就成为了民族的罪人！

（2004 年 4 月）

## 试论临床医疗上的"防病治病"

在防病治病过程中，必须掌握以下几个原则：

### 一、正确认识人体发病的内外因关系

进行防病治病，首先要明了人体疾病是怎样发生的。依据辩证唯物论的观点，一切事物的变化和发展，都有内、外两个方面的因素在活动，其中"外因是变化的条件，内因是变化的根据，外因通过内因而起作用"，引起事物的变化。人体发生疾病的过程也不例外。任何疾病的发生，首先都是由于人体内在的正气不和，减弱了对疾病的抵抗能力，因而外界的致病因素如风寒等外在邪气才有可能侵入。在人体正气和调的情况下，任何外邪是无论如何也不可能侵袭人体而导致发病的。中医学"邪之所凑，其气必虚"，"正气存内，邪不可干"是很有道理的。

预防重于治疗。在人体发病发过程中，既然内因起着主导的决定作用，外因只是起着条件作用，因而在思想上树立乐观主义精神，经常加强锻炼，以增强对疾病的抵抗能力，消除致病的内在因素；又注意起居饮食，讲究卫生，消除致病的外在因素，这就可以达到积极的预防作用而免于发生疾病。

## 二、治疗疾病，必须抓住疾病的本质

在人体发生疾病以后，可以出现各种不同的症状。例如人患感冒，可以出现头痛，发热，恶寒，咳嗽，鼻塞，流清涕等症状。而这些症状，都只是疾病的现象，并不是疾病的本质。它的本质则是风寒的邪气侵入人体，影响肺部。因此，我们认识疾病必须透过各个症状找出疾病的症结——即所谓病因病机的所在，做到"治病必求其本"，而不能停留在现象上，只在疾病的症状上兜圈子，头痛医头，脚痛医脚。

## 三、在复杂的疾病过程中，要抓主要矛盾

人体在疾病发展过程中，常常出现两种或多种疾病存在的复杂情况，其中必有一种疾病是主要的，影响整个病情的发展和变化。因此，在治疗上必须抓住这个主要疾病，集中力量把它加以解决，决不能在同一个时间内，对同时存在于一个人体内的各种疾病同等对待，兼医并治。毛泽东主席说："任何过程如果有多数矛盾存在的话，其中必定有一种是主要的，起着领导的决定的作用，其他则处于次要和服从的地位。因此，研究任何过程，如果是存在着两个以上矛盾的复杂过程的话，就要用全力找出它的主要矛盾。捉住了这个主要矛盾，一切问题就迎刃而解了。"

## 四、对于具体的疾病，要进行具体的分析

任何一种疾病加于人体，都根据其不同的具体情况而表现出不同性质的具体病症，如身半以下肿的水肿病，有些病人又出现小便色黄频数短少，口渴，脉数等症状，另有些病人则又出现小便清长，手足不温，脉沉迟等症状，这是两种不同病机的水肿，必须"对于具体的事物作具体的分析"，"用不同的方法去解决不同的矛盾"，必须辨证施治，决不能混同治疗。

### 五、发挥人的积极因素，攻克疑难病症

一个医生在面临疑难病症的时候，究竟是"治"还是"推"，反映了两种截然不同的医疗作风。所谓"不治之症"在一定条件下也会向它的对立方面发生转化而成为"可治之症"，路是人走出来的，经验是人们从实践中创造的，只要勇于实践，敢于创新，任何所谓"不治之症"，总是会被人们所认识，所掌握，所征服的，多年的哑叭说了话，长期的瘫子走了路，占全身百分之九十八的大面积烧伤病人被治愈，都有力地证明了这一点。对于那些老是危言耸听，动辄就云"不治之症"的情况必须扫除干净。

## 简话辨证论治

辨证论治既是中医治病的过程，又是中医治病的根本方法。所谓辨证就是如何去认识疾病；所谓论治就是怎么样来确定治疗。因此，辨证论治就是中医学理论在临床实践中的具体运用和体现。简而言之，辨证就是根据全面症状通过四诊（望、闻、问、切）和八纲（阴阳、表里、虚实、热寒）的分析综合，探求人体疾病发生和发展和规律，确认疾病及其状况。这是治疗疾病的第一步。论治就是根据疾病类型及其状况，确定治疗方法，便是治疗疾病的第二步。

## 辨证施治是临床医疗实践的思想方法

所谓"辨证论治"，就是在中医学理论指导下，根据病人的临床表现辨别其病的性质，确立治疗的方法。这是中医学的特点，也是中医学的精髓。中医学认为，人体发病，都有其一定的内在因素和外在因素；而其发病后人体所表现出来的第一临床现象都不是各自孤立的，而是与其他各个临床现象有着密切的内在联系，并且各个临床现象的出现，也不是杂乱无章的，而是有其规律性。因此，临床上对疾病的"施治"

必须"辨证",而"辨证"则又必须在中医学的理论指导下进行。这是中医学的整体观念。它里面包含有非常宝贵的辩证法内容。

中医学在临床活动中,运用望、闻、问、切等"四诊"方法,全面收集疾病资料,然后在中医学的理论指导下,对占有资料进行细致的研究和分析,找出疾病的本质,并依此而确立治疗疾病的方针。例如:我们收集到头痛、项强、发热、恶风、汗出、脉浮缓等征象的时候,并不能理解它是一个什么病证,也不能理解它的发生原因,只有当我们运用中医学的基本理论为指导进行分析之后,我们对它具有了理性认识,才会懂得它是"中风病",它是风邪中于人体太阳经的所谓"表虚证",才能判别它和伤寒病的头痛、项强、发热、恶寒、无汗而喘、脉浮紧等所谓"表实证"的麻黄汤方的证治不同。又如,《伤寒论·辨太阳病脉证并治》云:"伤寒,脉结代,心动悸,炙甘草汤主之。"在临床上疾病所表现出来的征象除心动悸,脉结代外,可能还会有头昏、目眩、失眠、多梦以及面色白、肢体无力"等征象出现,但这些都是次要的,只有心藏真气虚的"脉结代,心动悸"是其主证,是其主要矛盾,所以用炙甘草汤方补中焦之汁以补益真气。

正虚容易受邪,邪伤必定害正。人体患病,是既有邪气的存在,同时也是正气的衰弱。在治疗过程中,必须依据疾病的临床表现进行分析,辨别其病是偏于邪气之盛抑是偏于正气之衰,从而确定其攻邪抑是补正的治疗方法。《伤寒论·辨霍乱病脉证并治》云:"霍乱,头痛,发热,身疼痛,热多欲饮水者,五苓散主之;寒多不用水者,理中丸主之。"二者都是湿邪扰于中焦,中焦之气撩乱使然。但前者"欲饮水",标志着其主要的矛盾方面在外邪偏盛,用五苓散宣阳化气、驱除外邪;后者"不用水",标志着其主要的矛盾方面在正阳偏虚,用理中丸温阳助正、调理中气。

表证可以入里,里证可以出表。疾病在其发展过程中,总是依赖自己的内部规律在不断地传变或转化。而疾病在其传变或转化的时候,由这方面飞跃到另一方面,就具有了另一方面的特点,具有了不同质的内容。因此,在临床工作中,要不断地根据疾病新的情况,采取相应的新的治疗方法。《伤寒论·辨太阳病脉证并治》云："脉浮者，病在表，可发汗，宜麻黄汤。"（按《伤寒论》的一般读法，本节当寓有头疼、体痛、发热、恶寒、无汗、脉紧等征象在内）同篇又云："病发热头痛，脉反沉，若不差，身体疼痛，当救其里，宜四逆汤。"前者"脉浮"是伤寒病的太阳表证，用麻黄汤发表泄卫以散寒；后者"脉反沉"，是其病已伏少阴之机，是伤寒病的太阳表证正向少阴里证转化，用四逆汤助阳以驱寒。

疾病的发展和变化，既然都不是以人们的意志为转移，而是以它自己的规律在发展，我们就绝对不可用一个方套定一个病、一个病固定一个方，而应该认识并掌握住它的规律。中医学的基本理论，就是对各种疾病的普遍规律的总结。掌握了它，就能很好地在临床上辨证施治，就能正确地认识疾病，从而战胜疾病。

我们知道，每种疾病在其发展过程的每一阶段，都有自己一定的特点；而许多互不相同的疾病在其发展的过程中，又可有相同的病理机制。因此，在临床工作中，往往一个治疗方法，不能适用于一个疾病发展的全部过程，如麻黄汤方只能适用于伤寒病的太阳表证，不能适用于伤寒病的少阴里证；而一个治疗方法，却又可能适用于许多疾病发展过程中在病理机制上相同的某一过程，例如真武汤方既能适用于伤寒病中的肾阳虚弱不能制水，又能适用于水气病中的肾阳虚弱不能制水。这就是中医学"同病异治""异病同治"的客观基础。

《金匮要略·血痹虚劳病脉证并治》说："虚劳腰痛，少腹拘急，小便不利者，八味肾气丸主之。"《金匮要略·消渴小便不利淋病脉证并治》说："男子消渴，小便反多，以饮一斗，小便一斗，肾气丸主之。"这二者虽是两种疾病，且小便症状一是"不利"，一是"反多"，但它们的本质却是一个，在发病原因上都是房劳伤肾，在病理机制上都是肾气虚弱，所以都可以用肾气丸滋阴补阳以蒸化肾气。应该指出，病人的临床症状，只是疾病的现象，而非疾病的本质，一个临床工作者，在医疗活动中，只触及到疾病的外部现象，不深入到疾病内部，不抓住疾病的本质，是不能认识疾病、掌握疾病的。但是，另一方面，研究疾病的本质，又得从疾病的现象入手，现象也是本质的反映。

中医学在长期的医疗实践中，根据各种疾病发展的规律，创立了不同的辨证方法，如八纲辨证、藏府辨证、六经辨证、卫气营血辨证和三焦辨证等，分别适用于治疗各类不同的疾病。

八纲辨证是概括性的辨证纲领，用以说明疾病的大体性质和总趋向，而藏府辨证、六经辨证、卫气营血辨证和三焦辨证，是杂病、伤寒和温病的具体辨证方法，各有其特点和应用范围。它们都是以藏象学说为其理论基础的，并在医疗实践中充实和发展了藏象学说。

## 1. 藏府辩证

一般用于杂病。它是以疾病过程中，正邪斗争和藏府机能失常所反映出的证侯作为辨证依据，来判断疾病的病因、病位和性质。它是直接受藏象学说指导的一种辨证方法。例如肾阴虚、肾阳虚，就是研究肾机能失调的一系列表现而得出的结论。

## 2. 六经辨证

它是《伤寒论》所用的辨证方法。《伤寒论》是一部阐述由六淫之邪引起外感疾病的书籍。《伤寒论》中以"太阳""阳明""少阳""太阴""少阴""厥阴"等六经的名称分别概括各种不同类型的病证，反映藏府及其所属经络在受病邪侵袭时所出现不同类型的病理变化和临床征象。太阴病主要反映脾的病变，少阴病主要反映心或肾的病变，厥阴病主要反映肝或心包的病变，少阳病主要反映胆或三焦的病变，阳明病主要反映胃或大肠的病变，太阳病主要反映膀胱或小肠的病变，但也有部分太阳表证是反映肺的病变的。由于六经辨证紧密联系藏府，所以它也可应用于杂病。

## 3. 卫气营血辨证和三焦辨证

二者同是温病的辨证方法。温病学主要是研究温热之邪侵犯人体后引起的疾病的科学。卫气营血辨证，根据温病过程中病变深浅及其传变情况而分卫分、气分、营分、血分。三焦辨证，是根据温病的不同阶段藏府病变的重心所在及其传变关系而划为上焦、中焦、下焦。二者是温病过程中脏腑机能失常及正邪斗争情况的概括。如叶香岩《外感温热篇》中就指出："温邪上受，首先犯肺，逆传心包，肺主气属卫，心主血属营"；"若斑出热不解者，胃津亡也"，"热邪不燥胃津，必耗肾液"等。卫分病，一般指肺及所主皮毛的病变；气分病，主要指胃府的病变，但也包括其他五府和肺、脾两藏的病变；营分病，主要指心与心包络的病变；血分病，主要指心及所主血脉的病变。叶氏察舌、验齿方法也是以齿龈、舌与藏府之关系为其理论根据的。吴瑭在《温病条辨·中焦篇》第一节自注说："温病由口鼻而入，鼻气通于肺，口气通于胃，肺病逆传则为心包，上焦病不治则传中焦，胃与脾也，中焦病不治即传下焦，肝与肾也。始上焦，终下焦。"明确地指出上、中、下三焦证侯与心肺脾胃肝肾的关系及传变过程。总的说来，卫气营血辨证详于从病变深浅、病情轻重来论述藏府机能变化的总的情况，而三焦辨证则详于各阶段藏府病变的重心所在，它在一定程度上补充了卫气营血辨证的不足。因此，二者纵横联系，相辅相成，相得益彰。

### 4. 八纲辨证

八纲即阴、阳、表、里、寒、热、虚、实。其中阴、阳二纲为总纲。八纲是概括性的辨证纲领，用以概括疾病的大体性质和发展的总趋向，它是应用"四诊"和各个具体辨证进行调查研究之后得出的，适用于分析归纳一切病证。八纲辨证概括了六经辨证、藏府辨证、卫气营血辨证和三焦辨证等具体辨证方法所反映疾病的基本性质。但临床应用八纲辨证，又不能代替各种具体辨证方法。八纲辨证必须与这些具体辨证方法中任何一个相结合，才有实际意义。例如：八纲辨证属里、热、实（阳证），可以在六经辨证中的阳明府实证出现，可以在卫气营血辨证中的逆传心包（营分）和三焦辨证中的上焦病出现，也可以在藏府辨证中的膀胱湿热证出现。所以说，光凭八纲辨证，尚不能确定疾病的具体部位和具体性质，当然也就不能拟定出具体的治疗方法。八纲与这些辨证中的任何一种结合，就能更深入地认识疾病的性质、部位、正邪斗争情况与疾病发展趋势，从而指导治则的确立和方药的选择。这说明

医论医话

八纲辨证和各种具体辨证方法的关系是共性和个性的关系，且这种关系是建立在藏象学说的基础之上的。

综上所述，我们可以看出，藏象学说是辨证施治的理论基础，而辨证施治则是中医学基本理论在临床工作中的具体运用，是辨证法"具体问题具体分析"的原则在医学领域中的体现。我们必须在中医学的基本理论指导下，利用现代科学的方法，积累新的资料，找出新的规律，为发展中医学的辨证施治而努力。

## "辨病""辨证"的结合

所谓"辨病"，就是在中医学或西医学的基本理论指导下，辨别各种不同性质的疾病；所谓"辨证"，则是在中医学的基本理论指导下，辨别各种疾病发展过程中，不同阶段的（包括各种不同性质的病理变化）各种不同的证候。依据人类认识发展史的规律，人们对于客观外界事物的认识，总是由简单到复杂，由粗略到细致具体。我们祖先在古代社会历史条件下，通过对自然的长期斗争，逐渐认识了疾病的本质，始而认识到危害人体健康的疾病是多种多样的，产生了"辨病"思想，如《周礼·天官冢宰下·疾医》"春时有痟首疾，夏时有痒疥疾，秋时有疟寒疾，冬时有嗽上气疾"；《金匮要略》"辨疟病""辨水气病"等都是。后来又认识到任何疾病的存在，都不是静止的、固定的、不变的，而是在不断发展、不断变化的，是经常处在"变动不居"的状态中，各个疾病发展过程中的各个不同阶段，都具有自己的证候特点，都具有自己的特殊的本质。对于不同病证，只能用不同的治疗方法，从而产生了"辨证施治"的观点。《吕氏春秋·慎大览·察今》中所载"病万变药亦万变"的名言，充分表明了这一点。

汉代医著《伤寒论》，在分别论述了"伤寒""温病""中风"等疾病之后，进而辨别了这些疾病发展过程中的"结胸证""桂枝汤证""柴胡汤证"等，体现了中医学辨证和辨病的相结合。但是，"中医所谓的'病'，实质上是以突出的临床症状和体征为依据，作为临床纵的归类联系的一种方法，像崩漏、黄疸等都是病，而'证'是在病的基础上，结合周围的环境、时令气候、个性特征，全面考虑和概括了病因、病机、发病部位，有关藏府的生理、病理状态，全面而又具体地反映了疾病某一阶段的特殊性质和主要矛盾，为临床治疗提供了充分的依据。因而中医治疗所重视的是'证'而不是'病'"（见《人民日报》：《从藏府学说来看祖国医学的理论体系》，1962 年 5 月 29 日）。辨证施治是中医学的特点，它完全符合对具体问题作具体分析的辩证思想，而富有东方医学的特色。

中医辨证和西医辨病相结合，必然使二者发生内部的联系。如果只是在西医病名、病理、治疗的下面规定几个中医的证型和方药的做法，是没有多大意义的，甚至还是有害处的。国外有些学者也曾试图这样做过，结果没有也不可能有多大成就。因为这样做丢掉了中医的学理，只剩下几个中药方，没有也不可能使中西医的理论达到真正融合而产生质的飞跃。

中医辨证和西医辨病相结合，既然是中西医结合的一个重要方面，也就必须要做到理论上的结合，形成一个理论体系。把中西医两个不同理论体系的东西毫无内在联系地硬凑在一起，只是一种表面的"结合"，不是真正的本质的中西医结合。中西医结合的医学，应该是中西医学的有机结合，在理论上产生了质的飞跃的一种新型医学，它既不是中医学也不是西医，同时，又既是中医也是西医，取中西医之长，去中西医之短，源于中西医而高于中西医。

## "六淫" 实为 "五淫"

在中医学里，导致人体发病生病的因素，以前一般认为有三类：①风、寒、暑、湿、燥、火等邪气，叫做"六淫"，自人体外而入，为"外因"；②喜、怒、忧、思、悲、恐、惊等邪气，叫做"七情"，自人体而生，为"内因"；③房室、金刃、虫兽、饮食、劳倦所伤，既不类于六淫，也不类于七情，为"不内外因"（这种分类方法，现在看来不太科学，这里为了叙述方便，故仍沿用了这种分类）。这里打算简单地探讨一下"六淫学说"的形成过程，这对于整理中医学的基本理论，也许还是有些益处的。

六淫学说，在中医学里是有一个形成过程的。根据现在文献资料记载，在我国历史上的春秋时期，出现了"六气病因说"。

《春秋·左昭元年传》说："天有六气，降生五味，发为五色，微为五声，淫生六疾。六气，曰'阴阳风雨晦明'也，分为四时，序为五节，过则为菑，阴淫寒疾，阳淫热疾，风淫末疾，雨淫腹疾，晦淫惑疾，明淫心疾。"所谓"阴淫寒疾"，乃"寒邪"为病；所谓"阳淫热疾"，乃"热邪"为病；所谓"风淫末疾"，乃"风邪"为病；所谓"雨淫腹疾"，乃"湿邪"为病。其"风""雨""寒""热"四者自外伤人，为引起疾病发生的外来邪气，属"外因范畴"；所谓"明淫心疾"，是体内产生的情志为病，邪自内生，属"内因范畴"；所谓"晦淫惑疾"，是房劳为病，不属内外因，而属"不内外因范畴"。这就说明了"六气病因说"，并不是前人一般所说的"六淫学说"。之后《管子·水地》（据学者考证，为战国作品）说："大寒、大暑、大风、大雨，其至不时者，此谓'四刑'，或遇以死，或遇以生（眚），君子避之，是亦伤人"，也只提出了风、雨、寒、暑四种外邪。在战国后半期，吕不韦的门客写成的《吕氏春秋·季春纪·尽数》说："大寒、大热、大燥、大湿、大风、大霖、大雾，七者动精则生害矣。"提出了寒、热、燥、湿、风、霖、雾七种外邪。在医学领域里，这时出现了伟大的医学著作《黄帝内经》一书，形成了比较完整的中医学理论体系，也发展了中医学的病因理论。《灵枢·口问》说："夫百病之始生也，皆生于风雨寒暑，阴阳喜怒，饮食居处，大惊卒恐。"《灵枢·顺气一日分为四时》说："夫百病之始生者，必起于燥湿寒暑风雨，阴阳喜怒，饮食居处。"《灵枢·五变》说："余闻百病之始期也，必生于风雨寒暑，循毫毛而入腠理。"《灵枢·百病始生》说："夫百病之始生也，皆生于风雨寒暑清湿喜怒。""风雨寒暑，不得虚，邪不能独伤人。"这里谓自外伤人的邪气，或曰"风雨寒暑"，或曰"燥湿寒暑风雨"，或曰"风雨寒暑燥湿"，并没有成为"风"，"寒"，"暑"，"湿"，"燥"，"火"的所谓"六淫学说"。在《素问·阴阳应象大论》里，提出了"天有四时五行，以生长收藏，以生寒暑燥湿风"，而且原则地论述了"寒""暑""燥""湿""风"，这五者为病的临床表现："风胜则动，热胜则肿，燥胜则干，寒胜则浮，湿胜则濡写（泻）"。这里虽然形成了较成熟的外邪病因理论，但它仍然没有成为"风""寒""暑""湿""燥""火"的所谓"六淫学说"。事实上，六淫学说只是到了东汉以后才形成，现在《素问》所载的《天元纪大论》《五运行大论》《六微旨大论》《气交变大论》《五常政大论》《六元正纪大论》《至真要大论》等所谓"运气七篇"中才出现的。《素问·至真要大论》说："夫百病之始生也，皆生于风寒暑湿燥火以之化之变也。"这里才具有了"风""寒""暑""湿""燥""火"六种外邪的病因理论，也只有在这个"运气七篇"里才具有"风""寒""暑""湿""燥""火"六种外邪。根据我的近年考证，《素问》中的"运气七篇"是在东汉殇帝刘隆的延平以后成书的。

　　本来，《素问·阴阳应象大论》提出的"寒、暑、燥、湿、风"，已完备了中医学理论中从肤表侵害人体的外邪病因，《素问》"运气七篇"也完全继承了这个病因理论，如《素问·天元纪大论》中所载"天有五行御五位，以生寒暑燥湿风"之文就是明证。但《素问》"运气七篇"是专论"运气学说"的，它为了符合天道"六六之节"的"六数"需要，把"寒、暑、燥、湿、风"中又加了一个"火"成为"六气"而配"三阴三阳"，以应一岁之中的"初之气"到"终之气"的所谓"六节之气"。它对"寒、暑、燥、湿、风、火"这六者的各个特性和作用也均作了原则性的阐述："燥以干之，暑以蒸之，风以动之，湿以润之，寒以坚之，火以温之。"（见《素问·五运行大论》）它还在《素问·至真要大论》中论述了"寒、暑、燥、湿、风、火"六气淫胜所发生的各种变化。于是，六淫之说，即从此产生了。其实，这"寒、暑、燥、湿、火、风六者之中，"暑"与"火"是同一性质，属同一类的东西，只是暑无形而火可见而已，所以《素问·天元纪大论》说

"在天为热（暑），在地为火"，《素问·五运行大论》说"其在天为热，在地为火……其性为暑"。暑、热、火三字的概念，在中医学病因理论里，从其实质来说，基本上是一个东西，其为病则均用寒凉之药以治之。现在有些人在叙述六淫病因的时候，把一个"热"分之为三，而成"暑""热""火"，说什么暑必来湿，什么"热为火之渐，火为热之极"，这是不恰当的，是望文生义，脱离临床实际的想当然之谈。《说文·日部》云："暑，热也。"《玉篇·日部》云："暑，热也。"《广韵·上声·八语》云："暑，舒吕切，热也。"《素问·五运行大论》云："其性为暑。"王冰柱："暑，热也。"《难经·四十九难》云："有伤暑。"虞庶注："暑，热也。"《诸病源候论·妇人妊娠病诸候下·妊娠热病候》更说："暑病即热病也。"是暑邪何必夹湿？热入心包则神昏谵语，心火上炎见口糜舌烂，何必热为渐而火为极？"

《素问·天元纪大论》说："寒暑燥湿风火，天之阴阳也，三阴三阳上奉之；木火土金水火，地之阴阳也，生长化收藏下应之。"说明了运气学说为了配合阴阳，配合六节，不仅把"寒、暑、燥、湿、风"五气中加上一个"火"而成"六"数，而且还把"木、火、土、金、水"五行中的火分之为二，分为君火和相火而成六数。从病因学上讲，这明明是寒、暑、燥、湿、风中的"五淫"，被运气学说加上一个火变成了六淫，而现在有人说五行学说"把自然界万事万物根据'五'这个间架统统填进去"，"在病因方面"将"六淫改为五淫"，这种说法是对五行学说和六淫学说缺乏科学态度的表现。

## 论"七情"致病的基本规律

在中医学里，喜、怒、忧、思、悲、恐、惊这些精神活动，都叫作"情志"，由于其数有七，所以又称为"七情"。它是中医学理论体系中的一个重要组成部分。几千年来，它在指导中医学的临床实践，保障我国劳动人民的身体健康方面，和中医学的其他理论部分一样，起到过巨大作用。

　　情志在中医学里很早就有记载，在我国现存的最早的古典医籍——《黄帝内经》（包括《素问》《灵枢》两个部分）里就比较详细地论述了有关情志的产生与疾病的关系。《黄帝内经》说："人有五藏（同'脏'）化五气，以生喜、怒、悲、忧、恐。"根据中医学的观点，脑是从属于五藏的，五藏的功能活动，实包括脑的功能活动在内。心志喜，肾志恐，肺志悲，肝志怒、惊，脾志忧、思，而五藏又都统主于心。是心藏更集中地包括了脑喜、怒、忧、思、悲、恐、惊等一切情志表现，都是心藏活动的反映。毛泽东主席说孟子所谓的"心之官则思"是"对脑的作用下了正确的定义"，有力地证明了这一点。

　　"人心之动，物使之然也。"情志是大脑对于客观外界事物的反映。客观外界的不同事物作用于大脑产生出不同的情志。当然，对于不同立场的人说来，客观外界的不同事物作用于大脑，可以产生出同一的情志；客观外界的同一事物作用于大脑，又可以产生出不同的情志。然而，不管怎样，在不同情志的产生过程中，人体的正气总有不同情况的改变，《黄帝内经》说："怒则气上，喜则气缓，悲则气消，恐则气下……惊则气乱……思则气结。"我们知道，人体情志的产生，是人体对客观事物变化的适应。因此，在一般情况下，它不足以引起人体发生疾病，而且在某些特定情况下，它还有助于人体战胜疾病，成为治愈疾病的条件。只有七情的急剧发生和持久存在，超过了人体适应客观事物变化需要的范围，才成为致病因素而导致人体发病，所以《黄帝内经》里说："暴怒伤阴，暴喜伤阳。"又说："心以忧惕思虑则伤神，神伤则恐惧自失，破䐃脱肉。""脾忧愁而不解则伤意，意伤则悗乱，四肢不举。""肝悲哀动中则伤魂，魂伤则狂妄不精，令人阴缩而挛筋，两胁骨不举。""肺喜乐无极则伤魄，魄伤则狂，狂者意不存，其人皮革焦。""肾盛怒而不止则伤志，志伤则喜忘其前言，腰脊不可以俛仰屈伸。""恐惧而不解则伤精，精伤则骨酸痿厥，精时自下。"

　　七情在中医学的病因学上过去占有很重要的地位，宋代陈言把它列为病因的三大类之一。风寒暑湿燥火等六淫为外因，喜怒忧思悲恐惊等七情为内因，饮食饥饱，叫呼伤气，疲极筋力，阴阳违理以及虎狼、毒虫、压溺等为不内外因。这种病因的分类，一直沿用了 800 年至今。列宁指出："唯物主义认为自然界是第一性的，精神是第二性的。"七情是大脑对客观世界的反映，是在物质的基础上产生的，是物质派生出来的东西。因此，就七情本身的发生过程而言，七情就只是事物变化的"结果"，而不是事物变化的"原因"。没有客观事物作用于人体的大脑，是不会有七情产生的。

恩格斯说："原因和结果经常交换位置；在此时或此地是结果，在彼时或彼地就成了原因……"七情固然是客观事物作用于人体大脑的"结果"，但它在作为人体致病因素、引起人体发病说来，它就转化成为了事物变化的"原因"；并且由于古人认为七情为病是从人体内部发生的，与六淫外邪侵袭人体引起发病不同，把它列为了"内因"。然而，它在人体发病过程中对人体正气而言，它就应当是一种"外因"，因为第一它是客观世界的反映，第二它是通过人体内部的正气发生作用才导致人体发病的。

毛泽东主席说："我们承认总的历史发展中是物质的东西决定精神的东西，是社会的存在决定社会的意识；但是同时又承认而且必须承认精神的东西的反作用，社会意识对于社会存在的反作用……"七情是在客观物质的基础上产生的，它又可以转过来作用于客观物质，影响客观物质发生变化，它在一定条件下可以造成人体发生病变，在另外的一定条件下又可以成为治疗方法，帮助人体战胜疾病，恢复健康。这就是中医学"七情说"的全部内容。至于《黄帝内经》里所载关于以"五行相胜"的思想论述利用七情相互关系治病的内容，如"悲胜怒""恐胜喜""怒胜思""喜胜忧（悲）""思胜恐"等，完全是脱离实际、脱离社会的唯心论观点。

近来有人根据哲学上事物变化的内外因学说，把七情作为人体发病这个事物变化的内因，这是值得商榷的。我认为，这种人体发病学上的七情内因论，是一种错误的观点。它把七情这些精神活动看成了人体主观自生的东西，是一种荒诞无稽的唯心主义的谬论，是对唯物辩证法的严重歪曲！

众所周知，客观世界一切事物的变化，都有内、外两个方面的因素在活动。人体发病这个事物的变化也不例外。毛泽东主席说："唯物辩证法认为外因是变化的条件，内因是变化的根据，外因通过内因而起作用。"在人体发病过程中，首先都是由于人体内在的正气失常，外在的致病因素才有可能侵入人体导致发病，只有人体的"血气不和"，才"百病乃变化而生"。如果人体内在的正气旺盛，血气运行正常，一般说来，外在的邪气都是无法侵袭人体的。据此，我们可以明了人体正气才是人体发病过程中起着主导的决定作用的内因。《黄帝内经》中说"邪之所凑，其气必虚"，又说"正气存内，邪不可干"，都清楚地阐明了这一问题。

既然人体发病，具有内、外两个方面的因素在活动，而且内因起着主导的决定的作用，那么，如果把七情作为人体发病这个事物变化的内因，那就势必是六淫伤人也要通过七情才能发生作用。然而事实上并不如此。中医学几千年的医疗实践证明，六淫伤人不需要通过七情，只要在人体正气失常情况下，它就会发生作用引起疾病，有七情存在它也使人发病，无七情存在它仍然使人发病。这难道能说七情是人体发病这个事物变化的内因吗？

我们认为，七情在某种情况下，可以导致人体正气减弱，从而使人容易遭受六淫外邪的侵袭，但是在六淫外邪侵袭人体的过程中，并不需要七情本身在里面起什么作用。

所以"人体发病的七情内因论"可以休矣！

# 再论"七情"致病

七情学说，是中医学理论体系的一个重要组成部分。它是我国古代劳动人民长期与疾病作斗争的经验积累，是我国古代劳动人民在整体观念指导下的长期实践经验的总结。它有着牢靠的实践基础和宝贵的辩证法思想。由于古代社会历史条件的限制，古代七情学说没有也不可能将它所要阐述的问题阐述得十分清楚明确，甚或它还带有一些错误的东西，但是我们决不能就因此用粗暴的态度武断地把它加以否定或者别有用心地把它加以歪曲，只能用马克思主义的立场、观点和方法作指导，来把它加以继承、整理和发扬，使它更好地为广大劳动人民的健康服务。

这里首先值得提出的是，中医学在几千年前就认识到：每一个生活着的人，不仅和自然是一个统一的整体，而且和社会也是一个统一的整体。《黄帝内经》一书里首先比较详细地记载的，后来又在几千年的医疗实践中充实和发展起来的有关七情学说的理论，正表明了这种观点。

我们知道，人的情志，是意识形态方面的东西，是客观世界在人体内的反映，是客观外界事物作用于人体，作用于人体内部五神藏，通过人体正气发生作用产生的。古人说："喜怒哀乐……发而皆中节，谓之和。""和"也者，言其无害于人也，是谓"正气"。本来，在一般情况下，人体七情的产生，是无害于人体的，而且有助于人体对客观外界事物变化的适应，对人体是有益的。只有"喜怒不节"，七情超过了人体五神藏所能控制的程度，它就转化为邪气，成为致病因素，导致人体发病。七情中的任何一种情志，都只有在一定的条件下，才有可能转化为邪气而致人于病。不过，七情中的各个情志为病是不等同的，有的情志为病于人的机会较多，有的情志为病于人的机会较少。但总起来说，七情的任何一种情志都是可以为病于人的。至于说七情活动到什么程度叫作过节，这是不能以升斗来计算的，也不能以尺寸斤两来计算的，就是说不能机械地以固定数字来说明，而是根据每个人的具体情况决定的。

客观外界的不同事物作用于人体内部的不同神藏，使正气发生不同的改变，产生出不同的情志。因而，七情的每一情志都和一定的神藏有着密切的联系。换句话说，五神藏的每一藏器都主司着一定的情志。当七情过度转化为邪气伤人的时候，它多"反伤本藏"，使人发病而出现该藏的病证。心主喜，暴喜过度则伤心；肝主怒、惊，大怒不止，暴惊不已则伤肝；脾主忧、思，忧思过度则伤脾；肺主悲，悲哀太甚则伤肺；肾主恐，恐惧不解则伤肾。然而，病邪伤人的规律总是"虚者受邪"，因而亦有本藏不虚，而七情的邪气不伤本藏而伤及他藏的。另外，还有两种或两种以上的情志交互伤人，导致人体发病，而七情的邪气又可以与其他邪气一起狼狈为奸，共同致人于病的。

在七情的邪气通过人体正气发生作用，导致人体发生疾病以后，人体可以出现神志方面的病证，如癫狂、善怒、失眠、多梦、惊悸、健忘、喜笑不休、喜怒无常、善恐多畏、悲伤欲哭、眩晕、昏厥、太息、欠伸、颤栗鼓颔、烦躁不安以及百合病等；也可以出现非神志方面的病证，如头痛、目疾、吐血、月经不调、胸胁胀闷、食欲减退、肌肉消瘦、少气懒言、大便溏泄、头发脱落、疝瘕、白淫等，而这两方面的病证又可以交互并见。

在中医学里，七情为病，可以概括为三个方面：一是七情过节导致人体的发病，二是发病后七情促进人体的疾病恶化，三是在疾病发展过程中，气血失常，产生七情而表现为疾病的临床证候。这三个方面，有病因，有病证，古人是把它既区别又不区别地当作同一的东西看待的，这是因为：病因的七情和病证的七情在性质上是一样的，"怒则气上，喜则气缓，悲则气消，恐则气下……惊则气乱……思则气结"；在疾病发展过程中，病因的七情和病证的七情又常是互相联系、互相影响，不可绝然分开的。说具体一点，就是前二者病因的七情在导致人体疾病发生发展后常可产生出七情证候，后者证候的七情又可转过来成为病邪促进人体疾病的发展。

中医学在治疗七情疾病的时候，首先就利用七情的作用，把七情作为治疗疾病的方法，应用于治疗病人七情所致的疾病。由于七情为病，是七情的邪气通过人体正气发生作用引起藏府功能活动发生紊乱的结果，所以在运用七情治疗的同时，采用必要的其他治疗方法如药物、针灸等以调整藏府的功能活动，就有助于消除七情的邪气，治愈人体的疾病，所以唐代杨上善说："喜怒忧思伤神为病者，先须以理清神明性，去喜怒忧思，然后以针药神而助之。"当然，在具体临床医疗工作中，有的病人要以情志疗法为主，有的病人则要以药物、针灸等其他疗法为主。

中医学认为，七情中的各个情志的性质不同，作用于人体后引起人体气血的变化不同，因而导致人体发生的疾病也不同，治疗时必须根据不同的情志为病采取不同的治疗方法："盛者泻之，虚者补之"，"寒者热之，热者寒之"，"高者抑之，下者举之"，"坚者削之，客者除之，劳者温之，结者散之……燥者濡之，急者缓之，散者收之，损者温之，逸者行之，惊者平之"，千篇一律地笼而统之的治疗方法，是不能很好治疗七情伤人的各种疾病的。

中医学的七情学说，把人和社会连成一个统一的整体，在阐述七情为病的时候，又对具体的情况作具体的分析。这种在长期的医疗实践中产生，后又在几千年的医疗实践中证明了行之有效的辩证法思想，在医学领域里，有力地排斥着形而上学的错误观点，坚如磐石地傲视着形而上学的攻击。

## 藏府升降与临床病证

毛泽东主《矛盾论》一文中指出："辩证法的宇宙观，不论在中国，在欧洲，在古代就产生了。"毛主席又说："中国古人讲，'一阴一阳之谓道'。不能只有阴没有阳，或者只有阳没有阴。这是古代的两点论"（见《毛泽东选集》第五卷第 320 页）阴阳学说，是我国古代朴素的辩证法思想。《素问·阴阳应象大论》说："阴阳者，天地之道也，万物之纲纪，变化之父母，生杀之本始，神明之府也。"阴阳普遍存在于一切事物中，并贯穿于一切事物发展过程的始终。它概括了一切事物的对立的两个方面，如天地、上下、浮沉、升降、消长、出入、进退、前后、左右、迟速、去来、明暗、寒热、虚实、动静、刚柔、生死等。

《素问·五运行大论》中，载有"阴阳之升降"，说明了"升降"是阴阳学说的一个内容，是阴阳学说中的一个组成部分，是阴阳学说在一个方面的具体应用。

升，谓"上升"；降，谓"下降"。《素问·六微旨大论篇》说："气之升降，天地之更用也。……升已而降，降者谓天；降已而升，升者谓地。天气下降，气流于地；地气上升，气腾于天。故高下相召，升降相因，而变作矣。"阴阳的升降运动，推动着事物的不断变化和发展。

升降，存在于一切有生命的物体中，"升降出入，无器不有"，任何有生命物体之气，都是"无不出入，无不升降"的。它们在生命过程中，"非出入则无以生长壮老已，非升降则无以生长化收藏"（均引自《素问·六微旨大论》），没有阴阳的升降运动，就没有生命物体的发展，也就没有生命。

升降，也存在于人体十二藏府中，保证着人体藏府的一定功能活动的正常，维持着人体的健康和生命。

《灵枢·逆顺肥瘦》说："手之三阴，从藏走手；手之三阳，从手走头；足之三阳，从头走足；足之三阴，从足走腹。"这就是《灵枢·经脉》所载十二经脉循行规律的总结。这里所谓十二经脉循行的规律，实际是营气运行的规律。观《灵枢·营气》所载之文，就可清楚地看到这一点。

那么，营气的运行规律为什么是如此而不是相反呢？有人以"举起双手而经脉循行成为阴升阳降"为释，这是想当然而不恰当的。因为：第一，它不合乎《灵枢》所载手阴阳经脉循行所用的上、下字眼；第二，双手常举，不合乎自然；第三，阴升阳降，不合乎阴阳学说的基本规律。所以这种解释，是完全站不住脚的。事实上，所谓十二经脉的循行规律，即营气运行规律，营气运行规律是古人长期临床实践经验的总结，是针刺手法迎随补泻的理论基础，是十二藏府升降机能的正常表现。

根据上述所谓十二经脉循行的规律，表明十二藏府的升降规律是：凡藏气是上升的，它所相表里的府气就是下降的，如足三阴经所属的藏气上升，它所相表里的足三阳所属的府气就下降；凡藏气是下降的，它所相表里的府气就上升；如手三阴经所属的藏气下降，它所相表里的手三阳经所属的府气就上升；反之，凡府气是上升的，它所相表里的藏气就是下降的，如手三阳所属的府气上升，它所相表里的手三阴经所属的藏气就下降；凡府气是下降的，它所相表里的藏气就是上升的，如足三阳经所属的府气下降，它所相表里的足三阴经所属的藏气就上升，这是一个方面。另一个方面，凡手经所属藏府之气是上升的，它同名的足经所属藏府之气就是下降的，如手三阳经所属的府气上升，它同名的足三阳经所属的府气就下降；凡手经所属藏府之气是下降的，它同名的足经所属藏府之气就是上升的，如手三阴经所属的藏气下降，它同名的足三阴经所属的藏气就上升；反之，凡足经所属藏府之气是下降的，它同名的手经所属藏府之气就是上升的，如足三阳经所属的府气下降，它同名的手三阳经所属的府气就上升；凡足经所属藏府之气是上升的，它同名的手经所属藏府之气就是下降的，如足三阴经所属的藏气上升，它同名的手三阴经所属的藏气就下降。

十二藏府的升降机能，也是"恶者可见，善者不可得见"的，在正常生理情况下，看不见，摸不着，只有在病变情况下，才能见到它的反常现象。

"手之三阴，从藏走手。"手三阴经所属藏气均下降，如手太阴肺气不降而上逆则为喘咳，手少阴心气不降而上逆则为口糜舌烂或心烦，手厥阴心包络气不降而上逆则与心病同证。

"手之三阳，从手走头。"手三阳经所属府气均上升，如手阳明大肠气不升而下陷则为脱肛，手太阳小肠气不升而下陷则为疝气，手少阳三焦气不升而下陷则为遗尿。

"足之三阳，从头走足。"足三阳经所属府气均下降，如足阳明胃气不降而上逆则为呕吐，足太阳膀胱气不降而上逆则为闭癃，足少阳胆气不降而上逆则为呕苦。

"足之三阴，从足走腹。"足三阴经所属藏气均上升，如足太阴脾气不升而下陷则为大便稀溏，足少阴肾气不升而下陷则为失精，足厥阴肝气不升而下陷则为胁腹急痛。

十二藏府的升降失常则为病，治疗时，必须根据"具体问题具体分析"的原则，针对导致各个藏府失常的不同因素，给以不同的方法解除，从而恢复藏府升降机能的正常。例如，胃气上逆而呕吐，有因热邪犯胃者，有因痰饮停胃者，有因食滞上脘者，有因胃虚气逆者，还有肝气犯胃者等，必须分别以清热和胃、化饮降逆、吐越积滞、补中和胃以及平肝和胃等法来治疗；又例如，肾气下陷而失精，有因肾虚不固者，有因神虚不摄者，有因肝经湿热者等，必须分别以补肾固精、补心宁神、清泻肝经湿热等法来治疗。

《素问·六微旨大论》说："出入废则神机化灭，升降息则气立孤危。"人体藏府的升降机能失常，犹可以法调治使其恢复正常，如果升降机能已绝灭，则虽卢扁在世，亦莫如之何也已矣，所以《素问·气交变大论》说："用之升降，不能相无也。"

## 卫气理论在临床医疗中的运用

《素问·生气通天论》说："阳者，卫外而为固也。"卫气属阳，运行于人身藏府经脉之外固护人身而不休止者也。《素问·五藏生成》说："人有大谷十二分，小溪三百五十四名，少十二俞，此皆卫气之所留止，邪气之所客也，针石缘而去之。"

《黄帝内经》一书记载的卫气在人身中有两种运行方式。其一是：与营气偕行而在十二经脉之外、肉分之间，每日寅时，从肺手太阴经脉起始，依次行至太阳手阳明经脉，至胃足阳明经脉，至脾足太阴经脉，至心手少阴经脉，至小肠手太阳经脉，至膀胱足太阳经脉，至肾足少阴经脉，至心包络手厥阴经脉，至三焦手少阳经脉，至胆足少阳经脉，至肝足厥阴经脉，再至肺手太阴经脉，于三百六十五穴与营交会后，按一定时间，沿一定方向，循一定次序，一日夜循环运行阴阳十二经脉五十周。

1. 体现人身十二藏府的升降规律。

2. 决定针刺治病的"迎随补泻法"。《灵枢·卫气行》说："刺实者，刺其来也；刺虚者，刺其去也。"《灵枢·九针十二原》说："逆而夺之，恶得无虚；追而济之，恶得无实。"

3. 风伤卫，不能与营气和谐，而为太阳中风表虚的"桂枝汤证"。

4. 卫气不能循环运行于肌肤，致其不知寒热痛痒而顽痹不仁。《灵枢·刺节真邪》说："卫气不行，则为不仁。"

卫气运行的另一种方式，为《灵枢·卫气行》所述："故卫气之行，一日一夜五十周于身，昼日行于阳二十五周，夜行于阴二十五周，周于五藏（原作'岁'，误，今改），是故平旦阴尽，阳气出于目，目张则气上行于头，循项下足太阳，循背下至小指之端，其散者，别于目锐眦，下手太阳，下至手小指之间外侧；其散者，别于目锐眦，下足少阳，注小指次指之间；以上循手少阳之分侧，下至小指之间；别者，以上至耳前合于颔脉，注足阳明以下行，至跗上，入五（次）指之间；其散者，从耳下手阳明，入大指（次指）之间，入掌中。其至于足也，入足心，出内踝下，循阴分上合于目，故为一周。""阳尽于阴，阴受气矣，其始入于阴，常从足少阴注于肾，肾注于心，心注于肺，肺注于肝，肝注于脾，脾复注于肾，为周……亦如阳行之二十五周，而复合于目。"卫气日行六阳经脉外间二十五周，夜行五藏外间二十五周，一日夜合为五十周于身。

1. 卫气夜行阴分而目瞑入眠，日行阳分而卫外御邪，不受寒袭。

2. 卫气不入于阴则目瞑而不眠，有因邪滞于内者，有因藏气不足者。

（1）邪滞于内

①邪实内滞：邪实内滞，今厥气客于五藏六府，则卫气独卫其外，行于阳，不得入于阴。行于阳则阳气盛，阳气盛则阳跷陷（满）；不得入于阴，阴虚，故目不瞑。黄帝曰：善。治之奈何？伯高曰：补其不足，泻其有余，调其虚实，以通其道而去其邪，饮以半夏汤一剂，阴阳已通，其卧立至。黄帝曰：善。此所谓决渎壅塞，经络大通，阴阳和得者也。愿闻其方。伯高曰：其汤方以流水千里以外者八升，扬之万遍，取其清五升煮之，炊以苇薪火，沸，置秫米一升，治半夏五合，徐炊，令竭为一升半，去其滓，饮汁一小杯，日三，稍益，以知为度。故其病新发者，复杯则卧，汗出则已矣。久者，三饮而已也。此《灵枢·邪客》文，首出半夏汤以治失眠之证，揭示饮邪内滞而致卫气不能入阴，去其饮邪则目眠矣。后世多有宗其法者，《备急千金要方》之用"温胆汤""千里流水汤"，《外台秘要》引《肘后》之用"半夏茯苓汤"等。

治例：

患者某男，40岁，湖北咸宁供销社干部。1967年6月就诊。

严重失眠已有数年，经常彻夜不能入寐，每晚必赖安眠药方能入睡。形容消瘦，心悸，胸闷短气，咳嗽，唾白色泡沫，脉结。此证乃水饮内结，阻遏卫阳，阳不交阴所致。治宜温阳祛饮，拟二陈汤合苓桂术甘汤加味：

茯苓15克，炒白术10克，桂枝10克，炙甘草10克，制半夏10克，陈皮10克，牡蛎15克（先煎）。

以水煎，日服2次。嘱停服其他安眠药。

第4天复诊，服上方1剂后，当晚停服安眠药即能入睡。连服3剂，感觉稍舒，要求加大药力，遂于原方以甘遂易甘草，拟方：

茯苓15克，炒白术10克，桂枝10克，制半夏10克，陈皮10克，牡蛎15克（先煎），甘遂1．6克（研末，分二次冲服）。

以水煎汁，冲服甘遂末，日2服。

**按：**《金匮要略·痰饮咳嗽病脉证并治》说："凡食少饮多，水停心下，甚者则悸，微者短气。"水饮内结，阻遏胸阳则胸闷，滞碍息道则短气，水气凌心则心悸，饮邪犯肺则咳嗽唾白色泡沫。津液内聚为饮，无以充养肌肤，故形容消瘦。饮邪结聚于内，卫气行于阳不得入阴，以致无法成寐而失眠。方用白术、甘草、茯苓健脾行水，半夏、陈皮燥湿祛饮，桂枝温阳化饮，《金匮要略》所谓"温药和之"也。加牡蛎潜阳以交阴，故服药即能入睡。药服3剂又加大药力，原方中去甘草加甘遂末冲服，每服则大便泻水数次，使水饮从大便而去，故诸症皆退，脉之结象仍在，乃饮邪所结之窠囊未除，病将复发，后果然。

②瘀血内停：瘀血内停，卫气不得入内，独留于外而致不眠，宜活血化瘀，治用血府逐瘀汤。

治例：

患者某男，62岁，退休干部，住湖北省武汉市武昌区。1997年4月某日就诊。其人患"心脏病""高血压"已多年，1997年3月又突发

"中风"，经中西医药治疗未效。现经常感觉心慌心悸，头目昏暗，右侧上下肢无力而活动不灵，右脚踏地如履棉花之上而无实感，长期失眠，惟赖吞"安眠药"以为睡，舌苔薄白，脉结甚，数至一止，或十数至一止。病乃血气瘀滞，心神不宁，肝风内动，肢体失养，治宜活血破瘀，疏肝利气，方用血府逐瘀汤加味：

生地黄15克，当归12克，川芎10克，赤芍10克，红花10克，桔梗10克，柴胡10克，（炒）枳实10克，川牛膝10克，（炙）甘草10克，桃仁（去皮尖，炒，打）10克，制香附10克。

上药12味，以水适量，煎药，汤成，去滓，分温再服，日服2次，每日服1剂。药服10余剂后，即渐能入睡，坚持服药数十剂，失眠虽时有反复，但诸症好转，坚持服药近200剂，则诸症消失。遂将原方改汤为丸，以其为病日久，特加党参助正而促其体质之康复。

生地黄150克，当归100克，川芎100克，赤芍100克，红花100克，桔梗100克，炒枳实100克，柴胡100克，炙甘草100克，川牛膝100克，制香附100克，党参100克，桃仁（去皮尖炒打）100克。

上药13味，共研细末，过筛，炼蜜为丸，每服10克，一日服3次，开水送下。

上方药丸，患者服用至2000年12月，睡眠恢复正常，诸症减退，身体康复，嘱其将早锻炼持之以恒，希勿间断，停止服药，至今未复发。

③宿食积滞于内：宿食积滞于内，致卫气不能入阴而独留于阳，阳跷盛满，故目张而不眠。

（2）藏气不足

①肝——酸枣仁汤。

②脾——归脾汤。

③肾——地黄汤。

④心——天王补心丹。

⑤肺——百合地黄汤。

上述五藏治方为举例，临证当据其所因而辨证施治。

# 胆腑理论的临床意义

胆，原作"膽"，《说文·肉部》说："膽，连肝之府，从肉詹声。"胆府居于肝之短叶间，其形如悬瓠，有经脉起于目外眦、绕耳前后、行身之侧而与肝相连，构成肝胆的藏府表里关系，同主疏泄而筋为其应，咽为其使，而成为"化水谷而行津液"（《灵枢·本藏》）的"六府"之一。

《灵枢·本输》说："胆者，中精之府。"胆内"盛精汁三合"，因其精汁藏于胆府之内，又叫"胆汁"，其味至苦，此"地气之所生也，皆藏于阴而象于地，故藏而不泻"（《素问·五藏别论》），从而使胆有别于"传化物而不藏"的其他五府，所以又被称为"奇恒之府"。

《素问·金匮真言论》说："夫精者，身之本也。"《灵枢·经脉》说："人始生，先成精。"精为有形之本，是构成人体的基本物质，也是促进人体生命活动的物质基础。精之为用大矣哉！

物至精粹必有神。精气充而神自生。五藏是"藏精气而不泻"的，内舍神、魂、魄、意、志等五神，故称为"五神藏"。六府之中，惟胆存精汁，藏而不泻，亦主"神志"，为"中正之官"而出"决断"，胆气顺，则五藏六府之气皆顺，胆气逆，则五藏六府之气皆逆，故《素问·六节藏象论》说："凡十一藏，皆取决于胆也。"

胆为肝之合，属木而为少阳，生于水而胎有火，其气后通于肾而主骨髓，前通于心而司神志，所以《灵枢·经脉》谓胆"主骨所生病"，而《备急千金要方》卷十二把髓脑附于胆府之后，《医学入门·藏府总论》注引《五脏穿凿论》谓"心与胆相通"而强调"胆病战栗颠狂，宜补心为主"。

正因为如此，所以在临床上胆府有病，除可表现出口苦、呕吐、目眩、咽干、耳聋、胁痛等经、气为病之证外，还常出现神魂不安和情志失常，如失眠、多睡、善恐、易怒、惊悸、太息以及善欠等，所以《华氏中藏经·论胆虚实寒热生死逆顺脉证之法》说："胆热则多睡，胆冷则无眠。"《素问·宣明五气》说："胆为怒。"《灵枢·邪气藏府病形》说："胆病者，善太息，口苦，呕宿汁，心下澹澹，恐人将捕之。"

中医学里的这个"胆府理论"，长期指导着中医学的医疗实践，证明它是符合临床实际的。

## （一）胆实善怒

某男，20岁，农民，湖北人。数年前曾发癫狂一次，1968年11月其病复发，失眠，多梦，狂走妄行，善怒，甚则欲持刀杀人，哭笑无常，时发呆痴，头昏，耳鸣，两鬓有掣动感，心下悸动，两手振颤，四肢发冷，身体渐然畏寒，面部发烧，口渴喜饮，大便秘结，唇红，舌淡，苔白，脉弦细数。至12月来武汉就医，治以柴胡加龙骨牡蛎汤去铅丹4剂而狂止证退，又以温胆汤加龙骨、牡蛎、炒枣仁、石菖蒲、龟甲等数剂而病愈，至今未复发。

## （二）胆怯善恐

某女，40岁，职工，住重庆市。原有胃下垂之病。1976年4月24日突然发病，头顶昏闷而掣痛且目痛欲脱、失眠、易惊、心慌、心悸、惕惕善恐、性急躁而易悲哭、善太息、小便黄、月经量少而色黑，苔薄、脉弦而重按少力。曾在重庆某医院住院治疗数1个月而无效，至1977年6月18日在武汉就医，治以温胆汤加党参、石菖蒲为主，其他则据证候变化以炒枣仁、龙齿、当归、白术、胆南星、远志、合欢皮、夜交藤、白芍、朱砂、防风等药加减出入，服40余剂而病基本告愈回重庆。

## （三）胆寒不眠

《备急千金要方·胆府·胆虚实》说："治大病后，虚烦不得眠，此胆寒故也，宜服温胆汤。"《张氏医通·不得卧附多卧》载张石顽曰："一少年因恐虑两月不卧，服安神补心药无算，余用温胆汤倍半夏

（加）柴胡一剂，顿卧两昼夜，竟尔霍然。"临床上，每用温胆汤加炒枣仁治疗失眠证而收到较好效果。

### （四）胆热多睡

《太平圣惠方·治胆热多睡诸方》载："治胆热，神思不爽，昏闷如睡（醉），多睡少起，宜服茯神散方……"《张氏医通·不得卧附多卧》说："胆实多卧，热也，酸枣仁一两，生为末，茶清调服。"

### （五）胆寒骨节疼痛

《备急千金要方·胆府·髓虚实》载有"治髓虚，脑痛不安，胆府中寒，羌活补髓丸方……"

### （六）胆寒齿痛

某女，约45岁，住武汉市。1975年4月发病，右侧牙齿上连头角下及右颈剧痛不可忍，身体渐然畏寒，面黄而无华，苔白，脉弦，以针刺止痛1天而复发，服二乌豆腐方无效，用温胆汤加白术服之痛减而右半身微麻如虫行，遂于原方再加党参、防风服之痛止而病愈，至今未复发。

### （七）胆郁善欠

某女，50岁，湖北省人。1951年春，大病后形容消瘦，频频呵欠，苔薄而前部偏左后方有一蚕豆大斜方形正红色苔，脉弦细数。乃邪热内蕴，胆气被遏，甲木郁陷于阴分，少阳生气欲升而不能，治以小柴胡汤加黄连，1剂而病已。

从上所述可以看出，中医学的"胆府理论"是我国古代长期医疗实践经验的总结，是中医学理论体系的一个组成部分，同中医学里的其他藏府一样，是对人体生理功能和病理变化的概括，与现代医学解剖学上的实质藏器的胆囊是不一样的，不能用现代医学里的胆汁注入肠中，帮助消化的理论来解释和取代中医学里的"胆主疏泄，帮助消化"，因为中医学里的胆府尚有"内存精汁，藏而不泻，气与心通，出决断，主骨所生病"的理论，所以临床上的"胆实善怒""胆虚善恐""胆寒不眠""胆热多睡""胆寒骨、齿疼痛"以及"胆郁善欠"等是有其理论基础的。

# 补法、泻法的临床运用

在中医学里，古人认为："物得一气之偏，人得天地之全，药物治病，就是利用物之偏"，以"矫正人体"因某种原因所造成的疾病的"一气之偏"。古人在长期医疗实践的活动中，创造了各种不同的治疗方法，运用各种不同性质的药物，以治疗各种不同原因的疾病。几千年来，它有力地保障了我国民族的绵延和发展。然而，其各种治疗方法，虽然有多种多样的形式和各种不同的内容，但总起来讲，实不外乎"补"和"泻"的两大方法。这个补和泻的两大方法中，具有着很高价值的内容，即宝贵的辩证法思想。

## 一、什么是补、泻

"补"和"泻"，是中医学治疗方法的两个方面，这两个方面是相反的，是互相对立的。它们各自的具体含义是：补法，是对正气用的，有增益的意义，扶植的意义，匡助的意义，是运用补养药物或一定针刺手法，以增强和补益人体气血阴阳，从而达到恢复正气，战胜疾病的目的，用于治疗虚证；泄法，是对邪气用的，有倾泻的意义，消除的意义，削损的意义，是运用攻邪药物或一定针刺手法以排除邪气，从而达到驱逐疾病，维护正气的目的，用于治疗实证。所以《黄帝内经》中说："补则实，写（同泻，下同）则虚。"又说："气盛则泻之，虚则补之。"

所谓"正气"，是促进人体生长发育、维护人体生命活动的东西。所谓"邪气"，正气失常就是邪气，是和正气完全相反的东西，而无益于人体，甚至是有害于人体。然而，什么是虚、实呢？《黄帝内经》说："邪气盛则实，精气夺则虚。"又说："虚者不足，实则有余。"阐明了这个问题。

根据中医学发病学的观点，任何疾病的过程，都是正、邪斗争的过程，没有正、邪的任何一方，都不可能构成人体的疾病。因此，治疗疾病，就是扶助正气，消除邪气，恢复人体的健康。为了达到这一目的，在医疗实践活动中，必须了解和根据正邪虚实的不同情况，采用或补或泻的不同方法对疾病进行治疗。

## 二、补泻法的运用

唯物辩证法认为："无论什么矛盾，矛盾的诸方面，其发展是不平衡的，有时候似乎势均力敌，然而这只是暂时的和相对的情形，基本的形态则是不平衡。矛盾着的两方面中，必有一方面是主要的，其他方面是次要的。其主要的方面，即所谓矛盾起主导作用的方面。事物的性质，主要是由取得支配地位的矛盾的主要方面所规定的。"既然人体的疾病，是一个正邪斗争的过程，在这个过程中，其正邪这对矛盾里面必定只有一方面是主要的，另一方面是次要的。换句话说，在任何疾病发展的任何过程中，疾病的性质不是偏重于正气虚，就是偏重于邪气实。治疗时，偏重于正虚的就用补法扶正以驱邪，即寓泻法于补法之中；偏重于邪实的就用泻法攻邪以安正，即寓补法于泻法之中。由于疾病的性质不同，采取的治疗方法虽然也有不同，但达到治愈疾病、恢复健康这一结果则是相同的。清代陈念祖说："邪去则正自复（指偏于邪盛的病），正复则邪自去（指偏于正虚的病），攻也（指疾病偏于邪盛的治法），补也（指疾偏于正虚的治法），一而二（指疾病的治疗有补泻两种方法），二而一（指补泻的两种方法，运用于治疗偏于邪盛和偏于正虚的两类疾病，达到消灭疾病、恢复健康的一个目的）也。"是有一定的认识的。

## 三、补泻法的相互关系

根据上面所述，我们可以看出：中医学中治疗方法的补泻两个方面，虽然是互相对立的，但并不是绝对分离互不相关，而是有着一定的联系，互相依赖着、联结着，即泻中有补，补中有泻。张仲景治"心气不足，吐血"，用"泻心汤"泻火止血以益心气不足，是"泻中有补"；治妇人年五十所，病下利，数十日不止，暮即发热，少腹里急，腹满，手掌烦热，唇口干燥……此病属带下……曾经半产，瘀血在少腹不去"，用"温经汤"温经补虚以行少腹之瘀血，是"补中有泻"。所以《神农本草经》对蒲黄"治心腹膀胱寒热，利小便，止血，消瘀血"的作用，不说是泄病邪而说是"益气力"；对人参"补五藏，安精神，定魂魄，止惊悸"的作用，不说是补虚羸而说是"除邪气"；《金匮要略》用"攻血破瘀"的"大黄䗪虫丸"方治疗"五劳虚极羸瘦，腹满不欲饮食……内有干血，肌肤甲错，两目黯黑"的"瘀血"病证，不说是泻而说是"缓中补虚"；用"生津益气"的"麦门冬汤"方治疗"大逆上气，咽喉不利"的"肺痿"病证，不说是补而说是"止逆下气"，都是有道理的。喻昌用"理中汤少加附子"以散袁聚东之"痞块拒按"（以补为泻），陈医用"导痰汤加入硝、黄"以愈己身之"暮热形瘦"，更证明了这个道理。

依据辩证唯物论的观点："一切矛盾着的东西，互相联系着，不但在一定条件之下共处于一个统一体中，而且在一定条件之下互相转化。""矛盾着的对立的双方互相斗争的结果，无不在一定的条件下互相转化。"在中医学里，治疗方法中的补泻双方的作用，在一定的条件下，可以互易其位置，即都可以向自己的对立方面转化。补法：本来是补益正气的，但在某种情况下用之不当就会助长邪气损伤正气；泻法，本来是消除邪气的，但在某种情况下用之不当就会耗伤正气产生邪气。它们对于人体正气的损益都是相对的，不是绝对的，所以中医学特别强调：在治疗工作中，只能"补不足，损有余"，而不能"实实虚虚，损不足而益有余"。并且具体指出，治疗疾病要做到"大毒治病，十去其六，常毒治病，十去其七，小毒治病，十去其八，无毒治病，十去其九，谷肉果菜，食尽养之，无使过之，伤其正也"，治疗疾病必须按照"毒药攻邪，五谷为养……"的原则进行。这正是根据事物的相对常住性和绝对变动性而提出对临床医疗工作的告诫。

中医学在长期医疗实践的活动中，通过长期观察和反复实践，还认定一切药物（包括食物，下同）的性质，不仅在一定条件下，在补正、助邪或驱邪、耗正的作用方面相互转化，而且在一定条件下，在补、泻方面也相互转化，即某些药物对这一藏器是补，对另一脏器则是泻；某些药物对这一藏器是泻，对另一藏器则是补，所以《黄帝内经》说："肝欲散，急食辛以散之，用辛补之，酸写之……心欲软，急食咸以软之，用咸补之，甘写之……；脾欲缓，急食甘以缓之，用苦写之，甘补之……肺欲收，急食酸以收之，用酸补之，辛写之……肾欲坚，急食苦以坚之，用苦补之，咸写之……"这说明酸味对肺是补，对肝则是泻；苦味对肾是补，对脾则是泻；甘味对脾是补，对心则是泻；辛味对肝是补，对肺则是泻；咸味对心是补，对肾则是泻。同时，五味对本藏——即酸对肝，苦对心，甘对脾，辛对肺，咸对肾的补泻，也是可以在一定的条件下发生转化的，如上面说"肝欲散，急食辛以散之，用辛补之，酸泻之"，《金匮要略》"夫肝之病，补用酸"，就是一例。从这里可以了解，如孤立地把一切药物绝对地分为补药和泻药，并从而推论出所谓补药只有益于人体而对所谓泻药畏如蛇蝎，是不正确的，是一种形而上学的非科学的观点。它蒙蔽了事物的真正面貌，掩盖了事物的本质，因而它是一种非常错误的观点。应该指出：在绝对的总的宇宙发展过程中，各个具体过程的发展都是相对的，世界上没有绝对不变的东西。

## 四、怎样认识和对待补药

补药，在中医学里，对人体正气有补益和扶助的作用，用于治疗各种虚惫羸极的病证，可以收到驱除疾病、恢复正气、保障健康的效果。各种不同的补药，可以治疗各种不同的虚损病证，而且各种虚损病证的治疗，非利用各种补药不能为功。因此，补药是中医学宝库中一个不可分割的重要组成部分，它和中医学其他组成部分一样，曾对我国民族的发展起过很大作用，今后还将为祖国社会主义建设事业发挥更大的作用。但是，补药只是补药，补药只是用于治疗虚损病证，而且一定的补药还只是用于一定的虚损病证。它们任何一种补药都不能包治各种不同的虚损病证，都不是包治百病的万能补药。它们对人体正气的匡辅是有条件的，没有一定的条件，都不可能有益于人体。甚至在另外一些条件下即不适当的情况下，转化为对人体有害的东西。葛稚川说："五味入口，不欲偏多，故酸多伤脾，苦多伤肺，辛多伤肝，咸多则伤心，甘多则伤肾，此五行自然之理也。凡言伤者，亦不便觉也，谓久则损寿耳。"张仲景说："人体平和，惟须好将养，勿妄服药，药势偏有所助，令人藏气不平，易受外患。"孙思邈更叙述他自己亲身遭遇说："余生平数病痈疽，得效者，皆即记之，考其病源，多是药气所作。"由此可见，用药贵在得当，失当则即会发生无穷的病害。所以《黄帝内经》曾经说过："夫五味入胃，各归所喜，故酸先入肝，苦先入心，甘先入脾，辛先入肺，咸先入肾，久而增气，物化之常也，气增而久，夭之由也。"

唯物辩证法揭示："一切过程都有始有终，一切过程都转化为它们的对立物。一切过程的常住性是相对的，但是一种过程转化为他种过程的这种变动性则是绝对的。"因而在中医学里，长期久服对人绝对有益而无弊害的补药是不存在的，没有也不可能有能够使人延年长生、不病不死的万灵药物。在我国古代，曾经有人千方百计地寻觅过"长生不死"的"仙药"，下海求药，入山炼丹，并长期服用所谓"多服久服不伤人"的"轻身益气，不老延年"的"上药"，企图通过这些"上药"的长期服用，求得"身安命延，飞行长生"，但是，客观事物发展的结果，却与他们的主观愿望完全相反，他们的身体不是健壮了而是多病了，他们的寿命不是延长了，而是缩短了。根据魏晋南北朝以及隋唐时代服食养性法的观点，石药（矿物药）的补养作用，是大大超过了草木药（植物药）的补养作用的，他们说："善摄生者……先将服草木以救亏缺，后服金丹以定无穷。""然金丹之下者，犹自远胜草木之上者也。""虽呼吸道（同导字）引及服草木之药，可得延年，不免于死也，服神丹令人寿无穷已，与天地相毕。""人……常须服石，令人手足温暖，骨髓充实，能消生冷，举措便轻，复耐寒暑，不著诸病，是以大须服。"据此，说明他们认为石药是大补之药，既能免病强身，又能却老增年，所以他们总是要"常须服石"。然而，客观的事实，却无情地破灭了他们的幻想，魏道武皇帝拓拔珪，曾因服用寒食散（即五石散）短寿了，只活了39岁；他的儿子魏明元皇帝拓拔嗣，也因服食寒食散送命，只活了32岁；当时很多"朝野仕人"都因"进饵""寒食五石更生散"遭受了毒害而"发背解体"以"颠覆"，皇甫谧的"族弟长互舌缩入喉，东海王良夫痈疽陷背，陇西辛长绪脊肉烂溃，蜀郡赵公烈中表六丧……"等等，还有服食"诸食"蒙受了药害的人尚不知凡几！自宋元以降，有些人曾由服食诸石转而服食"诸草木"。然而，他们得到的，也是服食诸石的同样的终局，轻则加病，重则殒命。苏州府治东首杨某子、淮安巨商程某母、吴吉长乃室及王氏妇等服用人参或人参、白术而病增，吴郡陆某、蒋奕兰等服用人参、白术或人参、附子而死于非命。陈念祖创立的"久服地黄暴脱证"，更是不知几许之人服食地黄等药致害的强烈反应。这说明一些过于保养的人们，不当服用补药而服用补药，常使扶助正气的补药变为戕伐正气、产生邪气的东西而危害自己。由此可见，我们在使用补药的时候，是应该审慎从事的。

## 五、小结

我国古代劳动人民在长期与疾病作斗争的实践中，创造了补、泻的治疗方法。补法对人体有匡正驱邪的作用，泻法对人体有攻邪辅正的作用。但并不是绝对的，在一定的条件下，补法可转化为助邪害正的东西，泻法可转化为伤正生邪的东西。

补药，是祖国伟大医学宝库的重要组成部分，是临床医疗工作中战胜疾病、保持健康不可缺少的东西，但它不能包治百病，也不是绝对有益无害，必须以辨证论治的观点加以运用。

# "中医"与"中药"的关系

　　中医药学是伟大中华民族的一份宝贵财富,它有着悠久的历史。现在它正以自己的医疗效果和科学价值走向世界,它具有无限生命力,我们必须把它发扬光大!

　　依据辩证唯物主义和历史唯物主义的观点,中医药早在原始社会里就被我们的祖先发明出来了。在我国古代传说中的"神农尝百草而医药兴",正表明了中医药的发现与我国古代农业的发明有着密切的关系,且肇始于上古时代。《白虎汤·号》说:"古之人民皆食禽兽肉。至于神农,人民众多,禽兽不足,于是神农因天之时,分地之利,制末耜,教民农作。"《淮南子·修务训》说:"……食蠃蚘之肉,时多疾病毒伤之害,于是神农乃如教民播种五谷,相土地宜燥湿肥高下,尝百草之滋味,水泉之甘苦,令民知所避就。当此之时,一日而遇七十毒。"远古时代,我们祖先在生活变革中,饥不择食,遇到什么吃什么,吃到了稻、麦、粱、黍、稷、粟、菽等植物而饥饿消除,并通过了无数次地反复实践,就逐步认识到了这些植物有消除饥饿、充养人体的作用,于是有意识地把它用于充饥养体,这就发明了谷物;另一方面,吃到了藜芦而呕吐,吃到了大黄而泻下,吃到了车前而尿多,吃到了麻黄而汗出,吃到了乌头而闷冒,所谓"一日而遇七十毒"也。然有些身患疾病的人,却吃到藜芦呕吐而胸闷欲吐遂解,吃到大黄泻下而腹满便结消失,吃到车前尿多而小便涩痛转愈,吃到麻黄汗出而寒热头痛告已,吃乌头闷冒而肢节疼痛蠲除等,并经过无数次的反复实践,逐渐认识到了这些现象,于是就有意识地利用藜芦催吐以治疗胸闷欲吐,利用大黄通下以治疗腹满便结,利用车前利尿以治疗小便涩痛,利用麻黄发汗以治疗寒热头痛,利用乌头大毒以治疗肢节疼痛,等等。此《素问·藏气法时论》所谓"毒药攻邪"者也。从而发明了我国古代医药。

　　药字本作"藥"。《说文·草部》说:"藥,治病草。"一些草木,本是先于人们发现其治病作用而存在,但只有当人们发现其治病作用并利用其治病作用而为人体治疗疾病时，它才是药物，否则，它仍然只是草木。俗所谓"认得它，是个宝，不认得它，是个草"。在人们运用它为人体治疗疾病时，也就是在进行"医"的活动。而"医"也就在其中，故其"医"（不含非药物疗法的医疗活动）与"药"是一对孪生兄弟，同时出生。医，原作"醫"，《说文·酉部》说："醫，治病工也。""药"为"治病草"，"医"为"治病工"，二者在"治病"活动的基础上紧密地联结在一起。没有"医"，就无所谓"药"；没有"药"，也就不成其为"医"，只有医术高明，才能发挥药物的更大效能；只有药物质优，才能保证医疗的更高水平。"医"与"药"两者一出生就互相联结，互相依赖，互相促进，同呼吸，共命运，存则俱存，伤则俱伤。在我国社会发展的长期过程中，医疗的发展，促进了药物的丰富和发展；药物的丰富和发展，促进了医疗范围的扩展和医疗水平的提高。它们互相促进，共同提高。两者分工不分家，总是在相互合作，同步发展。中医中药都代有发展，代有著述，就是一个很好的说明。

## 中药"十八反"

中医药学的本草书中，多记载有中药配伍中的所谓"十八反"，即：甘遂、大戟、芫花、海藻与甘草相反，半夏、贝母、瓜蒌籽、白及、白蔹皮与乌头相反，党参、沙参、玄参、苦参、细辛、白芍与藜芦相反。此"十八反"药中，凡相反者，不能配伍同用，为避免人们临床误用，遂歌之曰："本草明言十八反，半蒌贝蔹及攻乌，藻戟遂芫俱战草，诸参辛芍叛藜芦。"歌诀便于背诵，可熟记勿忘。此"十八反"之药，虽云"相反"，不能同方使用，然古人亦有同方配伍使用者，如《金匮要略》之"赤丸"方中，"半夏""乌头"同用。"甘遂半夏汤"方中，则"甘遂""甘草"同用，今人犹有"甘遂""甘草"同用组成"二反散"方内服，以吐痰涎而治癫疾者。《备急千金要方》中相反之药配伍同用之方尤多。从而表明中药"十八反"理论有待进一步研究。几年前，中国中医研究院药物所联合全国有关专家，对中药配伍禁忌的

"十八反"，进行了大量卓有成效的研究工作，通过文献资料整理、临床观察、实验研究等方面工作，对中药"十八反"理论的历史现状、科学意义进行了较系统、较完整的研究和探讨，证明"十八反不是绝对的配伍禁忌，只有个别十八反组对经口给药，对健康动物和病理模型动物都显示一定程度的毒性增强，大多数十八反组对只在特定的病理条件下显示不同程度的毒性增强或不利于治疗的效应"，提出了"十八反是古人临床用药中发现的问题"，是"见于生理病理状态中的反应"，因而"十八反的表现应该有一定条件性，限定于专属的病理生理条件"。并指出："几乎没有一个十八反组对经综合分析可以认为是'绝对安全'的。大多数十八反组对在特定的病理生理条件下应用，都可能发生不利于治疗或不利于恢复生理状态的各种效应，或者是并存于某些疗效的不良反应乃至病情加重。"这就阐明了中药"十八反"理论的实际意义，为临床运用"十八反"药物的配伍禁忌和配合使用，提供了科学研究的依据。

## 论"毒药"

医药之"药"字，原作"藥"。《说文解字·草部》说："藥，治病草。"古人以治病之物常以草类为多，故藥字从"艸"，然实概诸草木金石鸟兽虫豸等一切治病之物在内。其记述治病诸物的性味功用的书籍称之曰"本草"即是其证。

《神农本草经》说："上药一百二十种，为君，主养命以应天，无毒，多服久服不伤人，欲轻身益气，不老延年者，本上经；中药一百二十种，为臣，主养性以应人，无毒有毒，斟酌其宜，欲遏病补虚羸者，本中经；下药一百二十五种，为佐使，主治病以应地，多毒，不可久服，欲除寒热邪气，破积聚愈疾者，本下经。"《素问·五常政大论》说："病有久新，方有大小，有毒无毒，固宜常制矣，大毒治病，十去其六；常毒治病，十去其七；小毒治病，十去其八；无毒治病，十去其九……"是治病之物，自古即分为"无毒药物"和"有毒药物"两类。

其"无毒药物"固亦可以"益气""遏病"而治疗一些疾患，但真正的"起沉疴，疗痼疾"则惟有赖于"有毒药物"，逐邪救危，舍却"有毒药物"是不能为功的。只有"有毒药物"，才能真正治病愈疾。所以古人每以"毒药"为言，《鹖冠子·环流》说："聚毒成药，工以为医。"《周礼·天官冢宰·医师》说："聚毒药以共医事。"《素问·异法方宜论》说："其治宜毒药。"《灵枢·九针十二原》说："余欲勿使被毒药。"这些莫不以毒药论医事。然所谓"毒药"者，乃谓药物之有毒者也。毒，古文作"𡲢"，从刀，所以害人也（见《说文解字·屮部》"毒"字条下段注），故《鹖冠子·环流》说："味之害人者谓之毒。"郑注《周礼·天官冢宰·医师》说："毒药，药之辛苦者。"辛苦，亦"伤害"之义。这说明毒药之为物，对人体固有其杀伤毒害之作用。根据文献记载，在我国历史上，人被毒药伤害的事情是屡见不鲜的，《淮南子》中就有"古者茹草饮水，采树木之实，食嬴蛖之肉，时多疾病毒伤之害，于是神农乃如教民播种五谷，相土地宜燥湿肥高下，尝百草之滋味，水泉之甘苦，令民之所避就，当此之时，一日而遇七十毒"的记载。这个记载向我们表明：在神农之前，"民茹草饮水，采树木之实，食嬴蛖之肉"，时多"毒伤之害"，迨至神农之世，民则"尝百草之滋味，水泉之甘苦"，也曾"一日而遇七十毒"。所谓"一日而遇七十毒，"就是在一天之中有七十个人发生了中毒事故。这些"遇毒"而受"毒伤之害"的现象，都是人们在与大自然的斗争中，在生活实践中误食毒物使然。人们经过无数次的毒伤之后，逐渐积累了经验，产生了对毒药的认识，认识了毒药可以伤害人体这样一个特性，于是就在社会生活中有意识地利用毒药杀人而达到自己的目的。秦国的李斯遣药杀韩非子，就是利用毒药作孽杀人而残害生命的。

　　人们在被毒药伤害的过程中，在和毒药以及疾病斗争的过程中，由于大量经验的积累，逐步认识和掌握了各种毒药的各个特点，认识和掌握了各种毒药对人体发生作用的规律。因而发明了各种毒药伤人后的解救方法，同时发现了各种毒药在一定条件下可以发生对人体有益的作用。

　　毛泽东主席在《矛盾论》一文中说："一切事物中包含的矛盾方面的相互依赖和相互斗争，决定一切事物的生命，推动一切事物的发展，没有什么事物是不包含矛盾着的，没有矛盾就没有世界，""客观事物中矛盾的诸方面的统一或同一性，本来不是死的、凝固的，而是生动的、有条件的、可变动的、暂时的、相对的东西，一切矛盾都依一定条件向它们的反面转化着。"毒药是可以伤害人体的，这已被无数事实所证明，这是毫无疑问了的。但是世界上的一切事物都是要在一定条件下向它自己的对立方面转化的。具有害人作用的毒药也是如此，它也是要在一定条件下向它自己的对立方面转化的，向有益于人体的方面转化的，转化成为有益于人体的东西，成为挽救人类生命的灵丹妙药。所以"毒"字之为义，一方面有"伤害"之训，即所谓"所以害人也"，另一方面又可训为"治"。《素问·六元正纪大论》说："妇人重身，毒之何如？"这里的"毒"，即训为"治"，所谓"毒之何如"者，是问"治之何如"或者叫作是问"怎样治之？"《庄子·人间世》说："无门无毒。"郭象注说："毒，治也。"更是"毒"训为"治"的明证。毒字有"治"之义即毒药也是可以治病的。我们知道，毒药固然可以害人，但并没有什么可怕，人们可以利用对毒药的认识，根据毒药的毒性和特点，加以改造，把毒药置之于一定条件之下，用以治疗人体的疾病，使其转化为济危救困的东西而为人类服务。《淮南子·缪称训》说："天雄乌喙，药之凶毒也，良医以活人。"这正是说害人的毒药经过医生之手加以正确运用可以转化为活人的东西。关于毒药疗病的内容，在中医学典籍里有着非常丰富的记载。这些记载，清楚地论述了各种毒药分别治疗各种不同的病证，论述了怎样改造和使用毒药，论述了某些病证应用各种毒药治疗的方法。在我国广大人民群众中间也蕴藏有许多关于使用毒药治病的活的经验知识。所有这些都给我们留下和保存了宝贵财富，给我们继承发扬祖国医学遗产奠定了良好基础，提供了有利条件。我们应当很好地加以利用，充分发挥毒药的有益作用，使之为我们的社会、为人民、为医学科学的发展做出应有的贡献。

　　毒药毕竟是会害人的。我们使用毒药，必须正确地掌握各种毒药的特性和功能，必须正确地辨别各种病证的过程和性质，做到下药务必对证，才能准确地发挥各种毒药的有益作用，收到攻邪祛病的积极效果。否则，以药试病，以病试药，把病人当试验，滥用毒药是错误的，是会很容易产生不良恶果的。

　　诚然，毒药是不应该滥加施用的，但是这决不就等于说在医疗活动中，不能使用毒药。相反，我们在实际治疗过程中，应该根据医疗需要积极地使用毒药，积极地正确使用毒药，让毒药在维护人体健康、保障人的生命方面放出异彩。中医学的毒药里面是蕴藏有很宝贵的医学内容的，水银之绝肓，蝮蛇之疗疠，乌头之止痛，莨菪之愈狂，大戟之逐水，砒石之取齿，蔓陀罗之作麻醉剂等，都说明了这一点。我们对于毒药必须很好地给予继承、整理和发扬。然而数百年来，由于形而上学观点的影响，有些人对于毒药缺乏"一分为二"的态度，没有看到毒药具有益人作用的积极方面，只是看到毒药害人的消极方面，把毒药的毒性害人绝对化，视毒药如蛇蝎，见而生畏，从而弃置毒药于不用；尤其近百年来，加上帝国主义的文化侵略，中医学惨遭摧残，更有一些人视毒药为洪水猛兽，不敢使用，甚至听到毒药名字即咋舌三寸，把毒药当成纯消极的东西而打入了冷宫，几陷毒药于湮没的境地。他们对于病人，无论是轻病或重病，无论是易病或难病，一年四季地总是在那里茯苓、山药、山药、茯苓地开处方，轻描淡写，不痛不痒，四平八稳，敷衍了事，虽遇垂危重笃的病人也不例外，他们宁肯宣布病人为"不治"，为"死刑"，放弃治疗，以等待病人死亡的到来，也不肯"冒险"使用一下毒药，也不肯认真地考虑一下使用毒药的作用或可挽回病人的生命。事实上有些疾病，不用毒药也是死，用毒药治疗还可能不死，那为什么不可以用毒药争取一线希望呢？

　　毒药是中医药学的一个组成部分，只有研究和使用毒药，才能全面地发掘中医药学。在中医学里，那种很多毒药不被人用、而很多人又不使用毒药的现象，再也不能继续下去了。我们每一个医务工作者，都应该用辩证唯物主义的立场、观点和方法，正确地对待中医学遗产中的毒药部分，把毒药加以研究，加以分析，加以使用，加以发掘，使之在我

医论医话

国医疗卫生事业中发挥其应有的作用，在医学科学领域里放出耀眼的光彩。

# 天然药、食物疗法

中医防治疾病的方法丰富多彩，如针灸疗法、推拿按摩疗法、刮痧疗法、熨浴疗法、重蒸疗法等。而利用纯天然药物、食物治疗疾病，强身健体，则是中医防治疾病的主要手段之一，是中医治疗学的重要组成部分。所谓纯天然药物、食物，绝大多数是指取之于自然，不破坏或损失其中任何成分，只经过简单地加工，就可以应用的药物、食物，包括植物、动物和矿物。他们均具有纯天然特性，其中含有极丰富人体所必须的各种元素，具有很好的防病疗疾、强身壮体的作用。其中有部分药物、食物是相互交叉的，它们之间没有严格的界线。因此，既可以将它们作为药物使用，同时也可以作为食物使用。这是中药学的特色之一，具有很好的开发和利用前景。

中药学从开始的口传耳受，发展到今天的品种繁多，使用经验丰富可靠，且具有完备独特的理论体系，并非一朝一夕的功夫，而是经历了数千年实践的逐渐积累，发展完善起来的。

药食同源，我们的祖先在寻找食物的同时，往往是饥不择食，不可避免地常常会出现中毒，但同时也使身上原有的其他不适而得到缓解。通过无数次的不断实践，人们初步掌握了哪些植物可供药用，哪些植物可供食用，所谓神农尝百草，日遇七十毒，就是对这一过程的生动写照。随着实践知识的积累，人们便有意识地收集一些药物，以供医疗之用。如《周礼·天官·冢宰》云："医师掌医之政令，聚毒药以供医事。"这大概是有意识地运用天然药物治疗疾病的最早文字记载。

成书于东汉末年（一说是魏晋时期）的《神农本草经》，是迄今可知最早的药物学专著，全书收录药物365中，根据药物作用将其分为上、中、下三品，它总结了在此以前的药物学知识，并首先提出了四气

140

五味及有毒无毒等概念，从而奠定了中药学的理论基础。

南北朝时期，医药学家们不仅注重总结民间用药经验，而且还注重吸收我国西域少数民族及外国的药物学知识，如檀香、沉香、苏合香等香药，就是那个时期输入到中国的，从而使天然药物的品种有了较大的增加。

唐代是我国封建社会的鼎盛时期，中药学也有了较大的发展。显庆四年，由李勣、苏敬等人主持编写的《新修本草》刊行问世，全书收药844种，并增加了药物图谱。这是首次由国家组织力量编写的药物学巨著，可以说是世界上最早的药典。唐代首先开创了运用动物的组织器官治疗某些疾病，如用羊肝治疗夜盲，用羊或鹿的甲状腺治疗甲状腺疾病。

唐及五代时期，在向国外输出中医药学知识的同时，也从未间断地吸收总结外国的药物学知识，五代人李珣收集整理五代以前的进口药物，编写成《海药本草》，这是我国最早的进口药专著。

宋元时期，不仅是用药品种有了较大的扩充，而且还注重道地药材的运用，以及药物制剂规范及药方的配伍禁忌等。如有名的"十八反""十九畏"就是在那个时期总结成文的。在本草书籍修定方面，仿照唐代由国家组织编写的先例，先后刊行了《开宝本草》《嘉祐补注本草》，以及《本草图经》。由个人编写的本草书籍中，以唐慎微编写的《经史证类备急本草》，为当时本草书籍之集大成者。他收集整理了经史文献中有关药物学的资料，以及宋以前本草书籍中的相关内容编著而成。内容宏富，很多已经散失了的宋以前的本草资料，亦赖此书得以保存下来。元代人忽思慧，在收集整理一些少数民族食疗药知识的前提下，编写出《饮膳正要》一书。书中记载了蒸馏制酒法，从而提高了酒的浓度，为制备高效药酒提供了必要条件。

明清时期，对天然药物、食物的研究有了更大的发展，明代医学家李时珍，耗费27年心血，编著了划时代的药物学巨著《本草纲目》。全书收药达1892种，分为十六纲、六十类。刊行后很快传播到海外。继李时珍之后，清代医药学家赵学敏，广收博采，编写了《本草纲目拾遗》一书，大大地丰富了本草学内容。

食物疗病，更是经历了悠久的历史实践检验。所谓"药食同源"，反映了药、食物之间的密切关系，从古代的伊尹创汤液，就说明了药物汤剂与食物烹饪是紧密相关的。西周时期，宫廷内就专门设立了食医一职，主管帝王的饮食营养。历代的本草学著作在收录药物的同时，也注意收载了不少的食物，包括有谷、米、果、木、草、鱼、禽兽等等。唐代孙恩邈撰写的《千金要方》中就有"食治"章，其中收载的食物有154种，分为四大类。唐代的孟诜撰写了《补养方》，后又在此基础上著成《食疗本草》一书，这本书较为全面论述了食物的营养与治疗，是有关食物治病的专门著作，为后世的食疗学发展奠定了基础。如宋代《养老奉亲书》，元代《饮食须知》、《饮膳正要》，以及明代的《本草纲目》等，都收载了大量的食物，并论述了它们的性能、功用、治疗等各方面问题。据文献载，从古至今，有关食疗的著作，约有上百部之多（但现在可以看到的仅有16部著作）。

饮食疗法也是中医治疗学的一部分，正确地运用食疗，可以起到药物治疗所不能及的作用。食疗可以辅佐药物治疗，使药物治疗发挥更好的作用。如《素问·藏气法时论》说："毒药攻邪，五谷为养，五果为助，五畜为益，五菜为充。气味合而服之，以补精益气。"不仅如此，在某些疾病后期，余邪未尽，而又不适宜于继续用药物治疗时，也可以借助饮食治疗，养护正气以驱逐余邪。如《素问·五常政大论》说："大毒治病，十去其六；常毒治病，十去其七；小毒治病，十去其八；无毒治病，十去其九。谷肉果菜，食养尽之。"除此之外，食疗还可用于大病新瘥，邪气虽尽，然正气已虚，以及素体虚弱之人的调养。但也必须依据具体病人的具体情况，采用不同的调摄方法，方为适宜。

综上所述，数千年来，我国劳动人民在同疾病作斗争的过程中，不断地发现了自然界各种天然植物、动物、矿物的医疗、食疗作用。又经历代医家的整理提高，创立了灿烂的本草学文化。这不仅是为我们中华民族的繁衍昌盛，作出了不可磨灭的贡献，而且为世界人民的保健事业，也起到了一定的作用。与此同时，我们也从未间断吸收各国的药物学知识，进行加工改造，使之成为我国本草学的组成部分。不难发现，我国的药物学知识是丰富多彩的，它们来源于实践，又经受了数千年实践的严格考验，从而表明了它的科学性和实用价值。这是先人们给我们留下的一份宝贵财富，我们应当很好地继承下来，传播下去。

## 伤　寒

《素问·热论》说："今夫热病者，皆伤寒之类也。"其"伤寒"之名，首先于此。《难经·五十八难》说："伤寒有五：有中风，有伤寒，有湿温，有热病，有温病。"从广义角度讲，则中风、湿温、热病、温病等，亦可称之曰"伤寒"，然真正独立的"伤寒"一病，则是人们所说的"狭义伤寒"，乃触冒隆冬严寒之气而即时发病者。《伤寒论·伤寒例篇》说："冬时严寒，万类深藏，君子固密，则不伤于寒。触冒之者，乃名伤寒耳……以伤寒为毒者，以其最成杀厉之气也。中而即病者，名曰伤寒。"又说："从霜降以后，至春分以前，凡有触冒霜露，体中寒即病者，谓之伤寒也。"是伤寒之为病，具有特定之时令界限，以其时值隆冬严寒，气最猛烈，伤人则重，故伤寒病发病甚猛，变化尤速，俗有所谓"走马看伤寒"之语者，正谓此也。

伤寒的传变，《素问·热论》提出了"太阳""阳明""少阳""太阴""少阴""厥阴"的"六经传变规律"，《伤寒论》则在此基础上大大发展了这一理论，阐发了疾病六经传变的具体过程、证候和方治，成为中医药学辨证施治最系统的一部典籍。尽管其中尚有不足和错简脱误，它仍然长期有效地指导了人们的临床医疗实践，促进了中医药学的发展与提高。

前几年，有人见到《伤寒论》中"麻黄汤""麻杏石甘汤""小青龙汤"等方证在《太阳篇》，就误认为这是张仲景搞"错"了，说应改成"病在肺"。殊不知《伤寒论》论述的是"传经疾病"，而不是说的"止在肺，始终不传"的"感冒"。如把《伤寒论》中"病在太阳"，改为"病在肺",试问其病怎样"传到阳明"?又怎样"传到少阳"?再怎样"传到太阴"?麻黄汤方证等在肺,李时珍早就说过,如能改,何待今日?中医学术界可悲的是,一些中医药报刊竟将这一说法当作"最新见解"转载去转载来。可见中医药知识水平在一些人的头脑中低下到何等地步!

另外,中医药学的"伤寒病",与西医学上"伤寒病"是不一样的。西医学的伤寒病,多发生于夏秋之交,是苍蝇传播的一种传染性疾病,日人叫作"肠窒扶斯"。上海伍连德等人,留学日本回国后,要把日文译成中文,见"肠窒扶斯"的临床证候在《伤寒论》中有记载,又误认为《伤寒论》一书是专论"伤寒病"的,于是,遂将日文"肠窒扶斯"一病翻译成了中文"伤寒病",至今已有好几十年,大半个世纪了。后来人们又多说《伤寒论》一书是论述"流行性感冒"之病了。

## 咳嗽 喘证 哮证

咳嗽、喘证、哮证,这三者的临床表现是不一样的。咳者,是气奔至喉咙出入不平调若刻物然;喘者,乃气出入湍疾快速,《说文》所谓"疾息"者是;哮者,指呼吸快速、喘鸣迫塞、咽喉不利,其气逆于喉嗌之间而感息道狭窄、气息堵塞不通,以致喉嗌之间发出哮鸣之声是也。三者的临床症状虽异,然皆为"肺气失调使然"则一,因此,其咳嗽、喘证、哮证三者可以单独发病,也可以相兼并见,故今人每以"喘咳"或者"咳喘"统称之。

咳嗽、喘证、哮证三者的病机皆为"肺气失调",而导致肺气失调的原因则有实有虚,因寒、因热、因燥、因痰、因饮、因瘀、因津少、因血虚、因气耗、因津亏。致病因素既多,临床证候必不一致,且随疾病发展过程的变化而证候亦为之发生变化。治疗其病,必当"随证治之",如以套方为治,则收效必微,故俗有所谓"咳嗽难医"之说也。然辨证以施治,则自会左右逢其源,唯吐血后虚火刑金的咳嗽甚不易治。

咳嗽有痰者，余每用自拟之"款冬二陈汤"加减为治，其效颇佳。方用款冬花 12 克，紫菀 12 克，法半夏 10 克，陈皮 10 克，茯苓 10 克，炙甘草 10 克，干姜 10 克，细辛 6 克，五味子 8 克，以上九味，以水煎服。如喘，加厚朴 10 克，炒杏仁 10 克；如喘脉浮，则以麻黄 10 克易厚朴。如痰咳不出而感气结在胸者，加紫苏梗 10 克，前胡 10 克。痰咳不出而感气结在喉间者，加桔梗 10 克。如咽喉发痒，加黄芩 10 克，天门冬 10 克，而去干姜、细辛、五味子。脉虚少气，肢体乏力者，则加党参 10 克，白术 10 克。咳嗽无痰，咽喉痒而干咳者，常用自拟之"枇杷款菀汤"为治，方用枇杷叶去毛炙 12 克，款冬花 12 克，紫菀 12 克，胡桃肉 10 克，炙甘草 10 克，天门冬 10 克，沙参 10 克，麦门冬 10 克，桔梗 10 克，霜桑叶 10 克。以上 10 味，以水煎服。

喘证的治疗，书中论之详矣，然所当注意辨别者，唯"动则气喘"或"动则喘咳加甚"者，人们多谓之为"肾虚气喘"，主以都气丸治之，殊不知肺实亦有"动则气喘"之证，以肺为贮痰之器，痰贮肺中，动则肺叶欲布而受碍，故亦为之喘，法宜祛痰调肺，以"三子养亲汤"合"皂荚子"为治。如久病突发喘气，兼见额上汗出者，为生气将脱之兆，为危险证候，宜本"急者治其标"原则，用"黑锡丹"镇纳浮阳以救之。

哮证发生时，患者呼吸困难，极为难受。其病则多因寒饮内结，而外又感受风寒邪气侵袭，激动内饮暴发而病作，治疗"外散寒邪，内降寒饮"颇易奏效，如射干麻黄汤、厚朴麻黄汤、小青龙汤、小青龙加石膏汤、越婢加半夏汤等分寒热用之，都是很有疗效的药方。如无外邪，其脉不浮而见沉者，止宜用泽漆汤以逐在里所结之饮邪。哮证本易治，惟其感寒受凉则复发，是故其病喜于冬季发作也。然夏季天热，其病亦有发作者，乃因患者贪凉，或汗出当风，或汗出洗浴，或汗出淋雨，受寒凉之邪侵袭，以致其病复发。哮证反复发作，迁延日久，邪深正伤，则病不易治矣。故哮证治之得时，预防复发，至关重要。

本处所论之咳喘，当与"肺痿""肺痈"之"咳喘"区别之。

# 卒厥、卒中与偏枯的关系（文献例录）

《素问·大奇论》："脉至如喘，则为暴厥。暴厥者，不知与人言。"

《素问·调经论》："血之与气，并逆于上，则为大厥，厥者暴死，气复反则生，不反则死。"

《金匮要略·藏府经络先后病脉证》："问曰：寸脉沉大而滑，沉则为实，滑则为气，实气相搏，血气入藏即死，入府即愈，此为卒厥，何谓也？师曰：唇口青，身冷，为入藏即死；如身和，汗自出，为入府即愈"。

《备急千金要方》卷二十八第六："寸口脉沉大而滑，沉即为血实，滑即为气实，血气相搏，入藏即死，入府即愈。"

《素问·厥论》："厥，或令人腹满，或令人暴不知人，或至半日远至一日乃知人着何也？岐伯曰：阴气盛于上则下虚，下虚则腹胀满；阳气盛于上则下气重上而邪气逆，逆则阳气乱，阳气乱则不知人也。"王冰注："暴，犹卒也。言卒然冒闷不醒觉也。不知人，谓闷甚不知识人也，或谓尸厥。"

《素问·缪刺论》："邪客于手足少阴太阴足阳明之络，此五络皆会于耳中，上络左角。五络俱竭，令人身脉皆动，而行无知也，其状若尸，或曰尸厥，刺其足大指内侧爪甲上去端如韭菜，后刺足心，后刺足中指爪甲上各一痏，后刺手大指内侧去端如韭叶，后刺手心主、少阴锐骨之端各一痏，立已；不已，以竹管吹其两耳；惊其左角之发方一寸，燔治，饮以美酒一杯，不能饮者，灌之，立也。"

《备急千金要方》卷二十八第四："人病尸厥，呼之不应，脉绝者死。脉当大，反小者死。"

《灵枢·九宫八风》：其有三虚而偏中于邪风，则为击仆偏枯矣。"

《素问·通评虚实论》："仆击偏枯……肥贵人则高梁之疾也。"

《素问·风论》："风中五藏六府之俞，亦为藏府之风，各入其门户所中，则为偏风。"王冰注："随俞左右而偏中之，则为偏风。"

《诸病源候论·风病诸候下·偏风候》："偏风者，风邪偏客于身一边也。人体有偏虚者，风邪乘虚而伤之，故为偏风也。其壮或不知痛痒，或缓纵，或痹痛是也。"

《素问·大奇论》："胃脉沉鼓涩，胃外鼓大，心脉小坚急，皆鬲（为）偏枯，男子发左，女子发右，不喑舌转可治；其从者喑，三岁起，年不满二十者，三岁死。"

《灵枢·热病》："偏枯，身偏不用而痛，言不变，志不乱，病在分腠之间，巨针取之，益其不足，损其有余，乃可复也。"

《素问·生气通天论》："汗出偏沮，使人偏枯。"

《灵枢·刺节真邪》："虚邪偏客于身半，其内深，内居荣卫，荣卫稍衰，则真气去，邪气独留，发为偏枯。"

《诸病源候论·风病诸候下·风偏枯候》：风偏枯者，由血气偏虚，则腠理开，受于风湿，风湿客于身半，在分腠之间，使血气凝涩，不能润养。久不瘥，真气去，邪气独留，则成偏枯。其状半身不随，肌肉偏枯小而痛，言不变，智不乱，邪初在分腠之间，宜温卧取汗，益其不足，损其有余，乃可复也。"

《素问·阴阳别论》："三阳三阴发病，为偏枯痿易，四支不。"

## 偏　枯

偏枯，乃人身或左或右半身不随即身体一侧上下肢不能随意运动也。其病之发生，大致有两类，一是病痿痹逐渐发展而成，由风寒湿邪杂合而至伤于人体分腠形成痹证疼痛，久之则其患部一侧经络阻滞痹闭不通而阳气不运，以致其失去血气之濡养，遂成为其偏枯之疾，《庄子·齐物论》所谓"民湿寝则腰疾偏死"，《灵枢·热病》所谓"偏枯，身偏不用而痛，言不变，志不乱，病在分腠之间"是也；一是人之血气不和，营卫有衰，忽遇虚邪偏客其身半，血气凝涩而无以濡养其身半之形体，遂导致骤发偏枯之证，然偏枯之骤发者，多伴有口眼㖞斜，语言蹇涩，神识不清等证出现，殆即所谓"中风"，《素问·大奇论》所谓

"胃脉沉鼓涩，胃外鼓大，心脉小坚急，皆为（原作"鬲"，误，今改）偏枯，男子发（废）左，女子发（废）右……"《灵枢·九宫八风》所谓"真有三虚，而偏中于风邪，则为击仆偏枯矣"是也。此两类原因所致之偏枯证，皆不易消失，治疗上收功缓慢，少则数月，多则数年始能恢复。针、药并用，比单法治疗效果好。中风偏枯严重者，迅即死亡之例亦时有所见。

考"偏枯"之证，在我国文献里记述较早，至少已有2500年以上之历史。《管子·入国篇》首先记述了"偏枯"这一病证名词，《尸子》卷下亦有"偏枯"之记载，《庄子·盗跖篇》亦有"偏枯"字样，而《齐物论》又称之曰"偏死"，《荀子·非相篇》则称之曰"跳"，称之曰"偏"，《春秋繁露·三代改制质文》则称之曰"扁"，《说文·疒部》则称之曰"瘺"，称之曰"半枯"。诸书所称，文虽不同，其义则一，皆谓人身或左或右一侧之不能随意运动也。古者夏禹有此疾而偏枯在右侧，商汤有此疾而偏枯在左侧，皇甫谧亦有此疾，其偏枯亦在身之右侧。诸病此疾者，肢体多委废而无能劳事以为食，人多哀怜之。根据《管子·入国篇》记载之国都"养疾"者，对"偏枯"患者，并"聋""盲""暗哑""跛躄""握遞"等不能自以为生者，官家办起"疗养院"加以收容，给饭吃，给衣穿，还给治病。病不愈，则收养一辈子，到死为止，所谓"殊死而后止"也。《黄帝内经》则对"偏枯"一证的发病原因、病理机制、临床证候及证候分类、治疗方法以及预后等，做了较全面的原则论述，为后世认识和治疗此证奠定了基础。后世学者正是在这个基础上，通过长期的医疗实践，对治疗偏枯一证积累了丰富的经验。

## 痹　证

痹，字俗作"痹"。其病在我国文献里记述较早，如《管子》《墨子》《庄子》《尸子》《荀子》以及《吕氏春秋》等，都有记载。在《黄帝内经》里则有专篇论述，而《汉书·艺文志·方伎略》中则记载有"《五藏六府痹十二病方》三十卷",从而表明我国在西汉时期就有一部"痹证专著"流传于世了。今《五藏六府痹十二病方》已亡佚,《黄帝内经》则评论了痹证的病因、病机、证候、分类和治疗。

《说文·疒部》说:"痹,湿病也,从疒,畀声。"《仓颉篇》卷中说:"痹,手足不仁也。"《广韵·去声·六至》说:"痹,脚冷湿病。"《急就篇》卷四说:"痈疽瘿疣瘘痹。"颜师古注:"痹,风湿不仁也。"《荀子·解蔽篇》说:"故伤于湿而击鼓,鼓痹则必有敝鼓丧豚之费矣。"杨倞注:"痹,冷疾也,伤于湿则患痹……"《庄子·齐物论》说:"民湿寝则腰疾偏死。"陆德明音义:"偏死,司马云:'偏枯死也'。"《素问·痹论》说:"风寒湿三气杂至,合而为痹也。其风气胜者为行痹,寒气胜者为痛痹,湿气胜者为著痹也。"是痹证之发生,虽有因"湿"、因"风湿"、因"风寒湿"之异,然皆谓有"湿"则一也。其为病则证见"体痛",见"腰疾偏死",见"手足不仁"。

《墨子·辞过》说:"下润湿伤民。"《孟子·滕文公上》说:"当尧之时,天下犹未平,洪水横流,氾滥于中国。"故《吕氏春秋·仲夏纪·古乐》中记载,昔在"陶唐氏之始,阴多滞伏而湛积,水道壅塞,不行其原,民气封阏而滞著,筋骨瑟缩不达。"因水患人们不仅饮食难以为继,且遭水湿侵害而又多病痹。于是帝尧用鲧治水,而"鲧湮洪水","绩用弗成",水患不除,乃"殛鲧于羽山",启用夏禹为司空以治水患,"禹疏九河,瀹济漯而注诸海,决汝汉、排淮泗而注之江"(见《孟子·滕文公上》),使"水由地中行"(见《孟子·滕文公下》),地上洪水得到治理,中国人民从此"可得而食也",然禹治水在外,"十年不窥其家",长年累月以水为事,常渐于湿,肌肉久久濡渍。遂患痹证而"一身偏枯"。右半身枯弱痿易,行步失常而两足不能相过,后世有所谓"禹步"者,盖本于此而称之也。另据《晋书·皇甫谧列传》载,《针灸甲乙经》作者,皇甫谧亦曾得痹证而病偏枯。

治理痹证,主要是"温阳通经,除湿蠲痹"。然亦有用单方"豨莶草"一味煎水内服者,亦有用单方"威灵仙"一味泡酒内服者。其病如有风气胜者,即加祛风药;如有寒气胜者,即加散寒药,亦可用药熨法从外以治之（见《灵枢·寿夭刚柔》中）。其有阳郁化热而为热痹者，则当燥湿清热以为治。痹久邪入络脉导致血气郁滞而见肌肤麻木不仁者，则于方中加入活血通络之品。惟形似热痹而发则大小关节红、肿、热、痛剧烈者，为"历节病"，与痹证有异，不得相混。

治疗痹证，针灸有其独特的效果。在《黄帝内经》一书里对此有着丰富的论述，且贯串了人与天地日月相参应的思想。在临床实践中，以天气晴朗的日中施针治痹为优。对于久痹肢体见有结络色黑者，当先用三棱针刺之出血，再据其病情或针灸或药物辨证而治之。

# 历节病

"历节病"这一病名，首先见之于张仲景的《金匮要略》一书，而未见于《黄帝内经》和《难经》中。惟《灵枢·寒热病》所载"骨痹，举节不用而痛，汗注、烦心，取三阴之经补之"之文，颇似论述历节之病，然他篇所述骨痹则又与此历节病不相涉矣。

《金匮要略·中风历节病脉证并治》谓"历节病"的"发病原因"，乃"肝肾先虚"而又"饮酒汗出当风"或"汗出入水中，如水伤心"所致。其"病历节疼痛不可屈伸"而为寒盛者，治以乌头汤；其"诸肢节疼痛，身体魁羸，脚肿如脱，头眩，短气，温温欲吐"而为关节肿热黄汗者，治以桂枝芍药知母汤，用知母，正以清热清肿也。此《金匮要略》赵开美本"身体魁羸"一句，同元刊本《金匮要略》之文，而及《脉经》卷八第五作"身体魁瘰"。身体，指上"诸肢节疼痛"的"诸肢节"，即肢体疼痛的大小关节。魁羸、魁瘰，叠韵字，谓高大不平。身体魁羸：则谓人体发病时肢体各关节肿大高起而不与其上下部位相平也。魁瘰、魁羸，字异而义同。徐镕本作"身体尪羸"，尪乃"魁"之读文。俞桥本作"身体尫羸"，尫，义训，"瘦弱"，不体现历节病的临床证候特征，当为浅人妄改，不足为据。

在隋代，历节病的成因，《诸病源候论》补充了"血气虚而受风邪""风历关节与血气相搏交攻"说。《备急千金要方》卷八第三说：

"夫历节风著人，久不治者，令人骨节蹉跌，变成癫病，不可不知，古今已来，无问贵贱，往往苦之。此是风之毒害者也。"提出了历节发病的"风毒说"。骨节蹉跌，谓骨节参差不齐，高低不平，今之所谓"骨节变形"也。

《备急千金要方》卷七第一说："夫风毒之气，皆起于地。地之寒暑风湿皆作蒸气，足当履之，所以风毒之中人也，必先中脚，久而不差，遍及四肢、腹、背、头、项也，微时不觉，痼滞乃知"。又说："风毒中人，或先中手足十指……"进一步论述了历节病是由外邪风毒先中于脚或先中手足十指而延及身体"诸肢节疼痛肿大"而成的。故治疗历节病，古人创立了多个解毒药方，例如：

（1）《备急千金要方》卷八第三载："犀角汤，治热毒流入四肢，历节肿痛方：犀角二两、羚羊角一两、前胡、栀子仁、黄芩、射干各三两，大黄、升麻各四两，豉一升。右九味，咀，以水九升，煮取三升，去滓，分三服。"

（2）《备急千金要方》卷八第三载："排风汤，主诸毒风邪中所中，口噤，闷绝不识人，及身体疼烦，面目暴肿，手足肿者。方：犀角、羚羊角、贝子、升麻各一两。上四味，治，下筛为麄散，以水二升半，内四方寸匕，煮取一升，去滓，服五合。杀药者，以意增之。若肿，和鸡子傅上，日三。老小以意加减之，神良。亦可多合用之。"

（3）《外台秘要·历节风方一十首》载："延年……又疗历节风流入腰脚，方：独活六两、玄参四两、犀角屑、升麻各三两，生地黄切三升暴乾，豉三合煎，鼠粘根切三升。上七味，筛为散，服方寸匕，饮汁下，日二服，加至二三匕。忌生姜、蒜、面。"

《备急千金要方》卷七第五中，还载有"衡侯青膏"。一方，亦治"历节疼肿，关节尽痛"。方中有"莽草"、"野葛"、"巴豆"、"藜蘆"等大毒之品，还有"乌头与半夏"、"藜蘆与细辛、人参"相反之药同用，正取其"以毒攻毒"也。

历节病与痹证相似而有异。痹证之病于关节者，多在肢体之大关节，而历节病则痛在肢体诸小关节。人们多谓此"历节病"为今之

"类风湿性关节炎"也。

# 疟　疾

疟，小篆作"瘧"，《说文·疒部》说："瘧"，寒热休作，从疒，从虐，虐亦声"。而"虐"字，小篆则作"虐"。《说文·虍部》说："虐，残也，从虍爪人，虎足反爪人也"。虎足反爪人而残暴酷虐，其病作则寒甚热猛似之，是故曰"疟"。疟疾，在我国古代文献里记述颇早，《尚书·周书·金滕》篇中，就有"进厉虐疾"之句，虐，即为"疟"字之借，是周武王姬发曾病过疟疾。《春秋·左昭十九年传》说："许悼公疟"，被其犬子误进药服之而死亡。《周礼·天官家宰下·疾医》记载："秋时有疟疾。"《礼记·月令》亦谓："孟秋……民病疟疾。"战国时人已认识到疟疾多发于秋季也。他如《诗》《墨子》《孟了》等书也皆提到过疟疾。《山海经》一书还记载了治疗疟病的药物，尤其《黄帝内经》则用《疟论》专篇，详论了疟疾的发病原因、病理机制、证候特征、发作时间、针治原则，不能刺其疟病发作方盛之时，必待其病势之衰而刺之。并把疟疾分为"寒疟""温疟""瘅疟"三种。继之又以《刺疟论》专篇论述"足太阳疟""足少阳疟""足阳明疟""足太阴疟""足少阴疟""足厥阴疟"和"肺疟""心疟""脾疟""肾疟""胃疟"等十二疟的针刺治疗，体现了针刺疟病的辨证施治思想，并指出"凡治疟，先发如食顷，乃可以治，过之则失时也"。强调了把握治疗时机的重要性。针刺治疗如此，药物治疗亦如此。药物治疟，亦必于疟发前一小时服药，待疟发服药则药与病相逆矣，病必不愈。

有趣的是，近世针灸医家治疟，多取"大椎""陶道"等穴以刺之，刺前查血有疟原虫活跃，刺后疟病愈而查血亦无疟原虫之踪影了，岂不神哉！另外，又用现代科技手段在一千五六百年前的晋代《肘后备急方方》里挖掘出了"青蒿治疟"，制成治疟新药"青蒿素"，进入了美国医药市场。这足见中国医药学，确是一个"伟大的宝库"！

# 痢　疾

"痢"者，人病于"利"，大便欲利而又不能利也。其证"里急后重，泄利脓血"。

脾居中州，属土，时司长夏。农历六七月之交的长夏，湿热蕴积于脾土，腐败气血，脾气下陷，失其升清之用，其血气之腐败者，随脾气之下陷而下出于后阴之窍，泻出红白冻子而为"便脓血"。人身气血，气主于肺而肺司收敛，血藏于肝而肝司疏泄。血郁气滞，则肝失其疏泄之用，而肺失其收敛之能，肺欲收敛而不能收敛，肝欲疏泄而不能疏泄，以致大便频频欲利而又不能利，即肛门时发坠胀欲便而又难以便出，证见所谓"后重"也。《素问·六元正纪大论》说："厥阴，至为里急。"厥阴之经为肝脉，肝脉不和，则腹里拘急。故每次欲行泄利，则先见小腹急痛旋即肛门坠胀而泄利脓血难出。病人痛苦不堪，常致困惫。然其病初起易于治愈，常言说：痢疾"活血则便脓自愈，调气则后重自除"。发病在三日内者，严禁用收涩药止泄，宜取"通因通用"法，速选"芍药汤"，以木香、槟榔、干姜调气，当归、芍药活血，桂枝通经助血行，黄连、黄芩之寒以清热，苦以燥湿，病在三日之内则邪盛而正未伤，用大黄攻结而荡涤其偏盛之邪。唐宗海治疗痢疾，则主张加"枳壳""桔梗"以疏利气机，增强药效。三日后，正衰邪亦微者，可用"地榆"一味，炒炭研末，醋调服下。如痢疾已止，余邪未尽，积结于内，"至其年月日时"与天气相应而"复发者"，当通下以去积结，仲景主以大承气汤，余则以为其病日久，更多的当属寒陈固结，用"三物备急丸"温下尤为合适也。

# 痰　饮

《黄帝内经》一百六十二篇无"痰"字，只有"饮"，其病机归于脾。《金匮要略》中"痰饮"之"痰"，《脉经》《诸病源候论》《备急千金要方》《千金翼方》《外台秘要》等引之多作"淡"。《小学钩沉》载《文字集略》说："淡，谓胃中液也。"是"淡"为人体内"水液"之病，与"饮"同义。淡饮连用，为"叠词同义"，今之所谓"相同联合词"也。

淡，加"疒"旁成"痰"，而"痰"字省"氵"则为"淡"矣。《广韵·下平声·二十三淡》："淡，胃上水病。"《类篇·疒部》："淡，徒甘反，病液。"故"痰"之本字为"淡"，义与"饮"同，为水液停聚体内之病，与后世"稠者为痰，稀者为饮"之"痰"字义别。

"痰"之为字，始于六朝。故仲景之前无"痰"字，今本《金匮要略》中"痰饮"之"痰"乃唐宋间人删节《伤寒杂病论》时改作使然。

《诸病源候论·妊娠病诸候下·妊娠痰候》说："水饮停积，结聚成痰，人皆有之，少者不能为害，若多则成病。"水液是人体生活中不可缺少的物质，人从饮食中摄入于胃后，"脾为胃行其津液"，通过脾的转输作用，输送至于人体藏府经络，五官九窍，四肢百骸，以濡养人体各部组织，是谓"津液"。如水液停积，不能流布，结聚于体内，则转化为水湿之邪而成痰饮之病。随痰饮结聚的部位不同而病候各异，其停聚胸膈，又妨于肺，则为"支饮"而见"欬逆倚息不得卧，其形如肿"；停聚胁下，则为"悬饮"而见"欬唾引痛"；流于肠间，则为"痰饮"而见"沥沥有声"；流归四肢，则为"溢饮"而见"手足肿满"；满于肺中，则为"肺胀"而见"欬嗽上气，喘鸣迫塞"。

痰饮病，是水液在人体内结聚为病，治疗原则"当以温药和之"。如水液浸渍于肌肤为病，则为"浮肿"，是另一疾病，治疗原则又当是"开鬼门""洁净府"和"去菀陈"也。然二者又皆是水液为病，故又常相互影响，痰饮病常并发浮肿，浮肿病亦每并发痰饮而欬嗽短气也。

# 浮　肿

浮肿，乃一种水邪浸渍于人体肌肤，致肌肤浮起之病。其病因于水，故古人称之曰"水病"或曰"水气病"。在古代就是一种常见病，春秋时代齐景公就曾病"水"。我国古代对其病已经有了较深刻的认识，《山海经》记载有多种治疗浮肿的药物，而《黄帝内经》则较详细的论述了浮肿的发病原因、病理机制、临床证候及其分类、治疗原则、针刺部位、病期护理、死亡预兆以及浮肿病发展过程中的并发症。针刺"水病五十七穴"和"去菀陈"即"取皮肤之血者"的"络脉放血"已不见用于今之临床，惟《素问·汤液醪醴论》所谓"开鬼门""洁净府"之法，仲景继承了下来并加以阐发，提出"诸有水者，腰以下肿，当利其小便；腰以上肿，当发汗乃愈"，至今犹为临床治疗浮肿病必须遵循的基本原则。仲景还创立了峻下逐水法，以取代《灵枢·四时气》用"导管穿入腹内以放水"之法，今之民间犹有"用牵牛子炒研为末，以开水冲服"，下水邪而治浮肿病者。

《脉经》卷五第四所载水病人之诸死证中，亦有不死而病愈者，余幼年见一患者身体浮肿发亮，阴中、阴茎俱肿，肚脐外突，久治不愈，自以为必死而坐以待其毙，讵料其肿甚而皮肤裂破，致水流出而肿尽消也。又见酒浸苦瓠陈久外壳煎水内服，治愈久病水肿者。

浮肿病人，不得食盐，无已，则当以"秋石"代之。亦不得食猪肉、鸡肉、鲫鱼等，当严禁之。可食些乌鱼为佳。

十好多年前，余在北京见一浮肿患者，年二十余岁，大学生。经医院化验检查，尿中有管型（＋＋＋＋），脉象濡数，诊断为"慢性肾炎"，就诊于某老中医肾炎专家，连续服用"黄耆""党参"等温补脾胃药数百剂，未见稍效，尿中管型（＋＋＋＋）未变。后家中自买中成药河南"胜金丹"（方以"西瓜"为主药）给服，并以茅根、石韦二物煎水代茶饮，外以薏苡仁、黄耆、糯米煮稀饭日三餐吃。终于尿中管型清除，获得痊愈。可见中医药治疗肾炎，不能只注意尿中蛋白的有无而不管病人的具体情况，必须保持和发扬中医药学的特色辨证施治。

## 臌　胀

臌胀，又称"臌证"。此"臌胀"之"臌"，或作"鼓"，或作"蛊"，或作"痼"。臌证中之"血臌""水臌"常并合发生，而证见"腹大如鼓，小便短少，肤色苍黄，腹部青筋暴露，时或吐血，时或大便下血"，甚或出见神识昏糊而死亡。南方江河湖泊之域尤多见此证，殆即西医学之"肝硬化腹水"也。治之当以解毒活血为主，犀角（用代用品）、茜根、升麻、荠苨、蓝实、白囊荷等为其首选药物。

"臌胀"或曰"蛊胀"，不同于"水胀"。蛊胀但腹部胀大而四肢不肿，水胀则腹部胀大而四肢亦肿，且小便较少。二者病证有异，治法亦别，如"治蛊以水药，治水以蛊药，或但见胀满皆以水药"（见《千金要方》卷二十一第四），未有不偾事者也。遇临床证候不典型，一时难以识别为何者，则当以法验之，令病人唾水中，沉者是蛊，浮者不是蛊而为水胀之病也。此则为"蛲虫之臌"，芫华治之可愈。《神农本草经》卷三明谓"芫华，味辛温"，主"杀虫鱼"，惜今人惟因其去水，鲜有用之以杀蛲虫者，此尚有待吾辈挖掘之。

## 虫　臌

虫臌，早见于《黄帝内经》。其《灵枢·厥病》说："心痛不可刺者，中有盛聚，不可取以腧，肠中有虫痼。"此文"心痛"者，乃谓"腹痛"也。《金匮要略·趺蹶手指臂肿转筋阴狐疝蛔虫病脉证治》中"蛔虫之为病，令人吐涎心痛，发作有时"之文，亦作"心痛"。古人每有以"心"字指"腹"者，如仲景于"鳖甲煎丸"下曰"空心服"，而于"薯蓣丸"下则曰"空腹酒服"是其例。此文"肠中有虫痼"之"痼"，当读若"蛊"，郝懿行义疏《尔雅·释诂下》说："蛊，假音同，古读'假'如'蛊'也"，而假、痼二字俱谐"叚"声，例亦得通假，故《说文解字通论·关于医疗学》谓"痼病即蛊症"。是"虫瘕"即"虫蛊"或"虫臌"也，此则乃"蛲虫之臌"。《史记·扁鹊仓公列传》载太仓公淳于意，给"饮以芫华一撮"治愈"临菑氾里女子薄吾"之"蛲积瘕"。

# 黄　疸

《素问·阴阳应象大论》说："中央生湿，湿生土，土生甘，甘生脾……在色为黄。"《素问·金匮真言论》说："中央黄色，入通于脾。"《灵枢·九针论》说："脾恶湿。"湿热邪气郁蒸于脾土，致中阳不运，脾色外露，周身皮肤色黄且鲜明如橘色，而两目之白睛亦为之黄者，是谓"黄疸病"，多伴有"腹满""小便不利"也。治之当清热利湿退黄，以"茵陈蒿汤""茵陈五苓散"等为其常用药方，其身黄而晦黯，则为寒湿在里，当用"茵陈四逆汤"温里退黄为治。如脾土滞积敦阜，致肝木郁陷于土中，成为《周易·蛊·象文》所谓"山下有风·蛊者，削土则恐伤其郁陷之肝木，扶木又恐助其敦阜之脾土。泻、补两相妨碍，则不易为治矣。俗有所谓"风劳臌膈无药医"者之"臌"，即指此。臌、蛊字通也。今人见黄疸，则多根据西医学理论称之曰"黄疸性肝炎"，谓是病毒引起肝藏炎症、胆汁流入血液之中而致皮肤色黄"。用西医学理论取代了中医学理论。在临床治疗上，又把中、西医学两个绝然不同的理论体系混之不分，用中医药学理论体系中的入肝胆药与清热解毒药，治疗西医学理论体系中的"病毒性肝炎"，岂不是在"南其辕而北其辙"，牛头不对马嘴也哉？从中医药学角度看，西医所谓的许多"肝炎"病人，其病位并不在中医药学的肝胆上，而是在"脾胃"。西医学上所谓"病毒"，是一种生物，又何尝有中医药学"毒"的概念？这种中西不分，理论混淆，牵强附会，诛罚无过，无怪乎其病久治而收效仍微！

# 失　眠

失眠，不是一个独立的疾病，而是许多因素皆可导致的一个临床证候，轻者令人难以入睡，重者则使人彻夜不眠，甚至一连多日不能获得暂短的安然一睡，患者极为痛苦，颇有不顾药害而长期依赖"安眠药"为睡者。

《灵枢·卫气行》说："阳主昼，阴主夜，故卫气之行，一日一夜五十周于身，昼日行于阳二十五周，夜行于阴二十五周，周于五藏。是故平旦阴尽，阳气出于目，目张则气上行于头，循项下足太阳。循背下至小指之端；其散者，别于目锐眦，下手太阳，下至手小指之间外侧；其散者，别于目锐眦，下足少阳，注小指次指之间；以上循手少阳之分侧，下至小指之间；别者，以上至耳前，合于颔脉，注足阳明以下行至跗上，入五指之间；其散者，从耳下下手阳明，入大指之间，入掌中。其至于足也，入足心，出内踝，下行阴分，复合于目，故为一周"。如是行二十五周，"阳尽于阴，阴受气矣。其始入于阴，常从足少阴注于肾，肾注于心，心注于肺，肺注于肝，肝注于脾，脾复注于肾，为周"，如是行亦二十五周，"而复合于目"。卫气日行于阳二十五周则人寤，夜行于阴二十五周则人寐。如人之五藏血气衰弱，则阴阳不相和调，卫阳不入于阴而独盛满于阳则目张而不合矣，是谓"不寐"，今则谓之"失眠"也。五藏血气未衰而体内停有邪气如痰饮、瘀血、宿食等阻滞，致卫阳不得入于阴分，独留于阳而阳盛满，目张而不合，发为"失眠"之证。是故治疗"失眠"证，除补虚安神外，举凡"化痰逐饮""活血破瘀""消积导滞"等法，皆所以治疗"失眠"之证也。

# 消　渴

我国在汉唐以前，消渴作为一个病证名词的临床特征，是"善消而大渴"，即"口渴多饮"，而不涉于小便之多少。其小便多为病者，称曰"小便利"；小便少为病者，称曰"小便不利"，称曰"癃"，称曰"淋"；其小便不通、点滴全无者，则曰"癃闭"，曰"淋"，曰"淋秘"。口渴多饮且又小便利多者，是所谓"随饮小便"也，隋唐称之曰"渴利"，仲景则谓之"男子消渴"也。说"男子消渴，小便反多，以饮一斗，小便亦一斗，肾气丸主之"。今人则多据之以为消渴证，谓"消渴证"必"口渴、尿多"也。更有甚者，竟将中医学上之"消渴证"，对号入座地套成西医学上之"糖尿病"。殊不知其"糖尿病"是以化验检查"血糖""尿糖"为标准。而消渴则不必然。依赖性糖尿病之临床症状有"口渴、多尿"，颇似中医学上之消渴证，然西医学上"尿崩证"之临床症状亦"口渴、尿多"，自亦属于中医学之"消渴证"。中医学之"消渴证"实包括"糖尿病"和"尿崩证"二者在。依赖性糖尿病有口渴多尿，属中医学上消渴证内，而老年性糖尿病则多无口渴多尿，与中医学消渴证则不相涉矣。1999年，余曾治一例老年性糖尿病患者。女，约60岁，发病已二年余，经常头昏肢软，尿糖检查（＋＋）至（＋＋＋），拟"六君子汤加山药"，服药二月余痊愈。中医药学治病，不得拘于现代科技手段检查结果，而应把其检查结果纳入患者的总体病情内，作全面而具体的分析，有是证，用是药，病万变药亦万变，充分发挥中医药学特色的作用，提高治疗效果。

中医药学认为，消渴证易于并发痈疽、目失明和手足偏废。消渴证患者，必须严禁：第一，饮酒；第二，色欲；第三，咸食及面。

我国西汉时期的文学家司马相如，曾经患过消渴之证。宋代方勺之《泊宅编》，明代赵献可之《医贯》，皆谓张仲景用金匮肾气丸为汉武帝刘彻治疗消渴症。考刘彻为西汉包括吕后在内为第六个皇帝，而张仲景乃生于东汉末年，何能在未出生前的近三百年就去为刘彻治病？且从未闻刘彻患过消渴证。

## 出　血

出血，包括吐血、咳血、鼻衄、齿衄、下血、尿血、汗出、血淋、妇女崩漏以及肌肤出血，一般都是某种原因导致血不循经，由体内循窍而出于体外，治之则自当根据病情的寒热虚实而辨证施治，寒者热之，热者寒之，虚者补之，实者泻之，高者抑之，下者举之，活血行血，引血归经，则血自止。其因瘀血而导致血出者，必破血攻瘀以求止血则得矣，否则，血必不止。故治出血之证，一般不能用收敛固涩药以强行止血。强止其血，则已离经之血，既不能外出于体外，又不能返回于经络，必留于体内而成为害，或变天疼痛，或再次出血，或变生痈疽。《素问·阴阳应象大论》说："阴在内，阳之守也；阳在外，阴之使也。"血为阴，气为阳，血气阴阳相互为用，血出多则气将为之脱，气将为之脱则失其外固其血之用，而血失去气之固护则亦出甚而不守矣。血生难而气易补，用大剂"独参汤"补气以固血，此所谓"血脱者固气"是也。如出血太甚，不立即止血而势有生命危险者，自当以止血为要务，可用葛可久之"甲字十灰散"先行止血，以血逢黑则止也。所止之血，必留为瘀，为免去后患，再用其"乙字花蕊石散"以化除瘀血。患者始而出血，继而化瘀，其血自当虚少而不足矣，于法则又当用葛可久之"丙字独参汤"以补血。然唐宗海谓，血既不循经，徒补血则血仍将外出而失去，此必当调和血脉以宁血，使血循经脉流行，再从事补血，而血始无外出之虑矣。

血证患者每天早起第一次尿，去头尾，用杯子接住中间尿，趁热喝下，确对自己有益无害。

## 血　淋

《诸病源候论·淋病诸候·热淋候》说："热淋者，三焦有热，气搏于肾，流入于胞，而成淋也。其状小便赤涩。亦有宿病淋，今得热而发者，其热甚则变尿血。"《血淋候》说："血淋者，是热淋之甚者，则尿血，谓之血淋。"是三焦之热，流入于胞，而致小便赤涩，淋沥而痛，成为热淋；《金匮要略·藏府经络先后病脉证》说："极热伤络"，三焦热甚，则络脉伤，络伤则血溢渗入胞，随尿下出于尿窍，淋沥涩痛而有血，则为血淋。血淋为实证，小便则滴沥涩痛而有血，治宜清热制水凉血，与尿血证有别。尿血证则小便出血而无痛，排尿顺利而无滴沥涩滞之感觉。

# 淋　证

淋，字本作"痳"，《释名·释疾病》说："痳，懔也，小便难懔懔然也。"乃指中医药学上传统病证名词的淋病，以小便难，点滴涩痛、淋沥不宣为主要特征。非谓西医学里属于性病范围内的淋病。二者风马牛不相及，名同而实异。

此"淋病"之"淋"，《黄帝内经》和马王堆汉墓出土医书《五十二病方》皆用"癃"。今本《素问》中王冰增补进去的所谓"七篇大论"始用"淋"字而"癃""淋"并用，一如《神农本草经》中之并用"癃""淋"也。然张仲景之《伤寒论》和《金匮要略》二书则止用"淋"而不用"癃"者，以张氏生活在后汉末年，必避后汉殇帝刘隆讳也。

《金匮要略·消渴小便利淋病脉证并治》说："淋之为病，小便如粟状，小腹弦急，痛引脐中。"这正简述了"石淋"的临床症状，"小便如粟状"，正是石淋患者尿中排出之细沙石物也。《诸病源候论·淋病诸候·石淋候》论之尤详。彼说："石淋者，淋而出石也。肾主水，水结则化为石，故肾客沙石。肾虚为热所乘，热则成淋。其病之状，小便则茎里痛，尿不能卒出，痛引少腹，膀胱里急，沙石从小便道出，甚者塞痛令闷绝。"如此，则知沙石结在膀胱及其以下部位，其沙石结在输尿管及其以上，甚或在肾盂而沙石不下移者，则不必见"小便则茎里痛，尿不得卒出"之证，当依其病发作时之患侧腰部及少腹部绞痛或胀痛以为诊，采用现代检查手段"彩色 B 超"和"爱克斯光"以见之，则尤为准确。至于石淋之治疗，中医药学无论其沙石结于西医学上泌尿系统之何部，则总以"利水排石"为主，惟须根据患者各自的虚实寒热，以挑选对证方药。中医药学于此有着丰富的内容和宝贵的经验。

# 浊　证

　　"浊证"这一病证名词，未见于汉代以前的中医古典医籍里。但其小便"溲出白液"之临床症状，则早在战国时代就有记述。《庄子·则阳篇》载有"内热溲膏"之语，陆德明释文引司马云"谓虚劳人尿上生肥白沫也"。《素问·玉机真藏论》说："脾传之肾，病名曰疝瘕，少腹冤热而痛，出白。"王冰注："溲出白液也。"《素问·痿论》又说："思想无穷，所愿不得，意淫于外，入房太甚，宗筋弛纵，发为筋痿，及为白淫。"王冰注："白淫，谓白物淫衍如精之状，男子因溲而下，女子阴器中绵绵而下也。"《素问·至真要大论》始有"水液浑浊"句，王冰注"水液"为"小便"，是则谓"小便浑浊"也。至《诸病源候论·虚劳病诸候下·虚劳小便白浊候》说："劳伤于肾，肾气虚冷故也。肾主水而开窍在阴，阴为溲便之道，胞令肾损，故小便白而浊也。"而《圣济总录·虚劳门·虚劳小便白浊》载其文末句，则作"故令小便白浊如米脂而下"。

　　以上皆为古代医籍所载有关"浊证"资料，表明其病性质有寒有热，有虚有实，自当辨别以治之。然浊证多由过劳伤肾所致，故应禁忌房事和防止过劳。

　　马王堆汉墓出土医书《五十二病方》载有"膏溺"一证，它说："膏弱（溺），是胃（谓），内复。以水与弱（溺）煮陈葵种而饮之，有（又）鍪（鏊）阳□而羹之。"其"陈葵种"，即"陈久的葵子"。葵子，又叫"冬葵子"，利小便之功甚宏，为治"淋证"常用药。其前文已出"膏癃"即"膏淋"及其治法，不当再出"膏淋"，是"膏溺"之病当为"浊证"也。

　　然"浊证"乃"过劳伤肾，肾伤则失其藏精之职，而精遂渗漏于尿窍"所致，无"小便淋沥涩滞"之苦，何以要用"滑窍利水"之"冬葵子"？岂以"冬葵子"用"溺"煎汁而功能有改变？

# 遗　精

人身"精血"之"精"，字本作"尽"，后借"精"作"尽"，"精"行而"尽"废矣。《素问·金匮真言论》说："夫精者，身之本也。"《灵枢·本神》说："故生之来谓之精。"精气为构成人体的基本物质，流布全身而藏于肾中，故《素问·金匮真言论》说："藏精于肾。"《素问·上古天真论》说："肾者，主水，受五藏六府之精而藏之。"人身精气总是在不断地进行新陈代谢，"用其新，弃其陈，精气日新"（《吕氏春秋》语），以保持人身的精气旺盛和精力充沛。

人之"前阴"，为"阴精之候"，乃"宗筋之所聚"。精藏于"肾"而筋主于"肝"，肝、肾同居下焦，一有所伤，则精关不固，前阴失司，精循前阴之窍而遗失于体外矣。是故肾虚则滑精，肝有邪则亦梦失精，以肾虚则不能藏精，肝有邪则疏泄太过而精亦不能藏也。精气因病走失而衰少，则不足以滋养五藏六府，五官九窍，四肢百骸，而百病即会因之萌生矣。是故患者于此病不得讳疾忌医，迁延不治，更要严禁房事和犯手淫，而医者不得以此病为无伤，漠然视之而谓其可治可不治也。——当然，人遇多日梦失精一次而醒后无疲劳感者，为"精满自溢"，非病也，自当勿须治疗。

# 狂　证

《韩非子·解老》说："心不能审得失之地则谓之狂。"高诱注《吕氏春秋·孟夏纪·尊师》说："闇行妄发谓之狂。"狂之为言恍也，神志恍然不慧，性理颠倒，遇事无审，失其常性者也。故其病发，则证见"少卧不饥，自高贤也，自辩智也，自尊贵也"，或"登高而歌，弃衣而走，骂詈不避亲疏"，或"发怒欲持刀杀人"，或"善笑而不发于外"，或"日夜妄行，独语不休，喃喃自语，不避秽污"。惟后者今已从"狂证"中分离出来而为"癫证"也。

《论衡·率性篇》说："有痴狂之疾，歌啼于路，不晓东西，不睹燥湿，不觉疾病，不知饥饱，性已毁伤，不可如何，前无所观，后无所畏也。"亦谓狂证患者神志不慧，性理失常而不审得失之地也。

《素问·阴阳类论》说："巅疾为狂。"巅，乃"颠"之借字，谓人之"头"。巅疾，指"头中之疾"。头中，为"脑"之所居。巅疾为狂，是《黄帝内经》作者已认识到"狂证"之发，病在"脑"也。

## 癫 证

癫，字或作"瘨"。今之"癫证"，是从古之"狂证"中分离出来的，以其妄行独语，日夜不休，不避秽污，性理颠倒，故称之曰"癫证"。古之"癫证"，多属今之"痫证"。《诸病源候论·小儿杂病诸候·痫候》说："痫者，小儿病也，十岁已上为癫，十岁已下为痫。其发之状，或口眼上引而目睛上摇，或手足掣纵，或背脊强直，或颈项反折……"《备急千金要方》卷十四第四说："大人曰癫，小儿则为痫，其实是一。"足证"癫""痫"古为一病，止以其病"大人""小儿"或"十岁已上""十岁已下"为别耳。据此，则今之"癫证"当和古之"癫证"相区别，不得望文生义将二者混淆不分而误事。

## 痫 证

《小学钩沉》卷十一引《声类》说："今谓小儿癫为痫（瘨）。痫，小儿癫也。"是"癫""痫"二者为一病也。惟"大人曰癫，小儿曰痫"，以其病在"大人""小儿"而异名。考"癫"者，"颠"也；"颠"者，"倒"也，以其病发则"仆倒于地"，故谓之"癫"也。而"痫"者，"间"也；"间"者，"隙"也，以其病发有"间隙"，故谓之"痫"也。其病间断发作而发作则仆倒，故又将"癫""痫"连用而称其病为"癫痫"。《金匮要略·中风历节病脉证并治》"风引汤"之"除热癫（原误为"瘫"，今改）痫"、《备急千金要方》卷十四第五

"煮散"之"治百二十种风，癫痫……"是其例。

癫痫不是容易治疗的病，然临床上治愈者亦复不少，惟其病之发作，有一年多一发者，有数月一发者，有一月数发者，必耐心治疗，坚持吃药，直至一两年后不复发作者，始可停药。在三五年内，每年最好仍服一料"癫痫验方"的药丸，以善其后。

20 世纪 50 年代，余见一女性癫痫患者，少年游戏时发病，继之数月一发作，或一月一发，或一月四五发，甚至一日发作两次。其病发作时密时稀，久久不愈，直至长大结婚，生一孩子，病仍时有发作，一年突然变而发狂，不久即死去。可见《灵枢·癫狂》所说"癫疾者，疾发如狂者，死不治"之话，乃是经验之谈也。

# 肺痈

肺痈，乃肺热壅遏，郁蒸气血，畜结痈脓也。证见咳引胸痛，唾浓痰腥臭或脓血腥臭，口燥不欲饮，脉象数实，甚则胸部甲错。余曾用"千金苇茎汤"加贝母、桔梗、生甘草、蕺菜（即鱼腥草）等治愈多例，至今尚未见有一失败者。民间有用新鲜鱼腥草一味单方以治肺痈病。

黄豆，有解毒作用，磨浆煮熟，为肺痈患者之最好饮料，如能坚持长期服用，每早喝一碗新鲜黄豆浆，则对患者大有裨益，既有治疗其病的作用，又可巩固疗效，防止复发，并增强体质。

肺痈、肺痿，皆有"咳唾脓血"，皆见"口干""脉数"，当于相同之处区别之。《脉经》卷八第十五说："咳唾脓血，脉数虚者为肺痿，脉数实者为肺痈。"肺痈为实热，咳唾脓血腥臭，脉数实，咳则引胸痛；肺痿为虚热，咳唾脓血不腥臭，脉数虚，无胸痛。尚可令患者嚼生黄豆以验之，嚼之不感有豆腥气者，即为肺痈病。亦可嚼新鲜鱼腥草以验之。

《素问·大奇论》说："肺之雍，喘而两胠满。"《难经·五十六难》说："肺之积，名曰息贲，在右胁下，覆大如杯，久不已，令人洒淅恶寒，喘咳发肺壅。"《金匮要略·肺痿肺痈咳嗽上气病脉证并治》说："若口中辟辟燥，咳即胸中隐隐痛，脉反滑数，此为肺痈。"又说："肺痈，喘不得卧，葶苈大枣泻肺汤主之。"考：雍、壅、痈，三者在古代，字本可通，字形虽异而字义则同，皆训为"壅塞"也。然其在不同之处而为病则不相同，甚至在《金匮要略》同一篇中之同一字形，在不同条文中含义也有异。《素问》字之"雍"，为"肺气壅塞"，证见"喘而两胠满"；《难经》字之"壅"，为"肺血气壅塞"，证见"肺积息贲，在右胁下，覆大如杯"；《金匮要略》字之"痈"，前者为"肺血气壅塞，畜结痈脓"，证见"肺痈咳引胸痛，唾脓血腥臭，口燥，脉数实"，后者为"饮邪壅闭于肺"，证见"咳嗽上气，喘鸣迫塞，咽喉不利，但坐倚物布息而不得平卧"。故读书要认真研究，不得望文生训也。

## 胃府及胃病治疗

《素问·平人气象论》说："人以水谷为本"。人在其整个生命活动过程中，都仰赖于人体对饮食水谷的摄纳，借以促进人体的新陈代谢，使人体不断地保持着"用其新，弃其陈，腠理遂通，精气日新"的状态。《灵枢·胀论》说："胃者，太仓也。"《难经·三十五难》说："胃者，水谷之府也。"《灵枢·五味》说："胃者，五藏六府之海也，水谷皆入于胃，五藏六府皆禀气于胃，五味各走其所喜……"人之胃府，主受纳饮食水谷和消化饮食水谷，在脾之消磨作用下，化生水谷精微，以营养人体藏府经络、五官九窍和四肢百骸，保证人体各部组织的正常功能活动，维持人体健康，故《华氏中藏经》说："胃者，人之根本也。胃气壮，则五藏六府皆壮。"由于胃主受纳水谷和消化水谷，故饮食不节、不洁或不时，皆可损伤胃气，也就是说饮食的过饥、过饱、过硬、过冷等和饮食不洁净以及饮食的不以时食等，皆可损伤胃气，导致胃病。然胃之为病，有寒有热，有虚有实，不可用一方而统治之，必须辨证施治，其属胃阳不足者，治当温补胃阳；属胃阴虚弱者，治当滋养胃阴；属热者，当清其热；属寒者，当散其寒；属血瘀者，当活血行瘀；属气滞者，当宽中利气；属食积者，当消积导滞；属痰饮者，当化痰逐饮；胆胃气逆者，当和胃降逆；肝气犯胃者，则当扶土抑木等。然皆须根据具体病情，调其饮食以复胃气，不得专靠药物为治，当药、食并重为宜，则胃病自可治愈。

## 肠　痈

肠痈，乃血气凝瘀，结于小肠，肠气受遏而化热，郁蒸血气，腐败而为痈脓。大黄牡丹皮汤破血攻瘀，排脓凉血而通下之，使瘀血脓浊从大便而去。用是方以治肠痈者，千万勿忽视"冬瓜仁"在方中之重要作用。

肠痈，现代一般认为是西医学的"阑尾炎"。西医认为阑尾发炎，禁止用药泄下，以泄下则必引起肠蠕动加剧，肠蠕动加剧会导致阑尾穿孔，而并发腹膜炎。然大黄牡丹皮汤中大黄、芒消皆为有名之泄下通便药，《金匮要略·疮痈肠痈浸淫病脉证并治》在其方之后注说："……顿服之，有脓当下；如无脓，当下血。"大黄牡丹皮汤确为通泄大便之方无疑。近些年来，临床医疗上用大黄牡丹皮汤，治疗急性阑尾炎，不仅未见其阑尾穿孔，而且收到了较为满意的治疗效果，以致某些医院的中药房，把大黄牡丹皮汤当作协作处方，平时将一包一包地配好，遇有阑尾炎病人，医生就在处方上开出几包。是大黄牡丹皮汤之方，治阑尾炎一病之疗效确实，已为人们所公认。可见中医药学的破瘀通便法，在治疗阑尾炎的临床医疗中，与西医学上单纯通便是不一样的。

中医药学治疗肠痈，用大黄牡丹皮汤已有1700多年的历史。表明其病的治疗，是不忌破瘀通便的，惟年老体弱、不耐攻下的肠痈患者，则改为"清肠饮"凉血解毒以治疗之。

## 痔　疮

《素问·生气通天论》说："因而饱食，筋脉横解，肠澼为痔。"痔疮之发生，固是肛门或内或外之筋充满缓懈，但其不必因于饱食，而较多是因于人之"久坐"所致。

痔疮生于肛内者，今谓之"内痔"；生于肛外者，今谓之"外痔"；肛内外皆生有者，今谓之"混合痔"。其有出血者，有未出血者。今人有谓《金匮要略》中赤小豆当归散所治"先血后便"之"近血"为"痔疮下血"，以当归活血，赤小豆芽疏利以决壅滞。唐代孙思邈治疗痔疮，则以"槐"为主药，包括槐花、槐角、槐树白皮。五倍子外用治疗痔疮也有较好效果。民间有用"蛇莓"一把，洗净、煎汁，外以熏洗、内以口服而治愈者。古今所吃菜蔬中，萹蓄、鱼腥草，皆有治痔之功效，按其常法做菜，供痔疮患者经常食用，成为药膳，以治其痔。上述各方，皆无用药痛苦。

至于痔疮之手术治疗，在我国至少已有约 2500 年历史了，据《尸子》卷下记载，秦惠王的痔疮，就是善于外科手术的医竘给治愈的。

《金匮要略·五藏风寒积聚病脉证并治》说："小肠……有热者必痔。"是故痔疮患者当忌食辣椒、大蒜、酒等辛辣温热之物。《备急千金要方》卷二十三第三谓"痔痛通忌尊菜"。尊，今作"莼"。莼菜，是一种水菜，生南方，湖南省利川市福宝山之莼菜，已开发成商品，外销日本。

# 疔 疮

《素问·生气通天论》说："高粱之变，足生大丁。"此文"高"读若"膏"，"粱"读若"粱"，"丁"读若"疔"，皆用假借字也。谓膏粱厚味之人，内有滞热，引起血气变动，则足以发生疔疮。疔疮，乃热毒郁结所致，喜生于口唇周围，西医学上称之为"危险三角区"，初起时以"麝香当门子"治法及早治疗，原本易愈，惟其初起，木而不痛，每使人忽略而不介意，且喜以手触摸之，不予及时治疗，致其热毒扩散，充斥于头面经络，满面肿大，呈现所谓"疔疮走黄"者，则有生命之危险矣，必以大剂黄连解毒汤内服清其热，解其毒，或可挽救于垂危之中也。

余早年曾见有医生用艾灸法治疗疔疮。艾灸乃温热之性，适足以增强疔疮之火毒，岂有治愈疔疮之效哉！这正如战国时孟轲所说之"齐人揠苗助长"一样，是"非徒无益，而又害之"也。

## 带状疱疹

带状疱疹，患部常有火辣样疼痛，异常难受，愈后又每留有程度不同的或痛或痒之后遗症。余十数年前曾见一例女性患者，年约 40 岁左右，病带状疱疹愈后，凡患过带状疱疹之部位即身体右侧胸胁连及腰部日夜瘙痒不已，其皮肤亦变黑变硬。而中医药治疗此病，则有较好之效果，治疗得时可以大大缩短病程，且少有后遗症，即有也较轻而为时亦短。中医药方法多样，简便易行，颇适宜于广大农村。方用新鲜"蕺菜"全草俗保"鱼腥草"一把洗净，捣烂，遍敷疮上，用纱布条固定，其疼痛就会立即消失，一日换一次药，三五日内可以痊愈。或用喜生长在下湿地之新鲜"繁蒌"全草即俗称"鸡肠草"者一把，洗净捣烂敷之，一如蕺菜外敷法亦可。如蕺菜、繁蒌等鲜草一时难觅者，可用熟石膏研末，加少许梅花冰片研匀，冰开水调敷患部。热毒甚者，内服"龙胆泻肝汤"。根据湖北省应山县（现改为广水市）三里河按摩研究所经验，用按摩方法治疗带状疱疹，一日按摩二次，亦可在一周（七天）内痊愈。

## 月　经

《素问·上古天真论》说："女子……二七而天癸至，任脉通，太冲脉盛，月事以时下……"妇女行经之事每月一次潮见，故称其曰"月事"，又称"月经"，又称"经水"，或单称曰"经"，《金匮要略·妇人杂病脉证并治》"土瓜根散证"所谓"经一月再见者"之"经"是其例；或单称曰"月"，《素问·阴阳别论》所谓"二阳之病发心脾

（痹），有不得隐曲，女子不月"之"月"是其例。《灵枢·岁露论》说："人与天地相参也，与日月相应也。"大多数妇女月经来潮之事，约为一月一次者，当与月之运行规律有关。中医药学文献记载，妇女月经来潮，有三月一见者，名曰"居经"；有一年一见者，名曰"避年"；有终身不潮而怀孕生子者，名曰"暗经"。然余四十五年前，在随州某镇遇一中年妇女，月经四年来潮一次，即受孕一次，其时已生育四胎。也算奇事，然确是事实。可见大千世界，无奇不有，不得以常情揣之。

## 妇女热冲

这是余创立的妇科学中的新病种"妇女热冲病证"。《灵枢经·五音五味》说："冲脉任脉，皆起于胞中，上循背里，为经络之海，其浮而外者，循腹右（"右"字衍）上行，会于咽喉，别而络唇口，血气盛则光肤热肉，血独盛则澹渗皮肤生毫毛。"今妇人子宫手术切除，则冲任遂无基矣，冲任无基，其性上逆，则冲任上逆于颧面，而发生颧面发热、颧面发红、颧面出汗，烦躁，旋而遂已。移时又发作颧面发热、颧面发红、颧面出汗，烦躁。如此反复循环发作，病乃冲气上冲于颧面，故余特命之曰"热冲病"。治之平冲止逆，以地骨皮饮加减：地骨皮、丹皮、当归、生地、白芍、麦冬、蛤粉、青黛、法半夏、玄参、牡蛎，煎服。地骨皮饮以凉补之，麦冬、半夏以降冲逆，青黛、玄参清热，蛤粉、牡蛎味咸以潜阳气。余特命之曰"平冲汤"也。

## 代　脉

代脉者，脉代也，脉至而有定数歇止停跳者谓之"代"。《素问·脉要精微论》说："代则气衰。"乃血气虚少不能连续于脉也，今本《伤寒论》主以"炙甘草汤"治之。《灵枢·根结》谓："五十动而不一代者，五藏皆受气；四十动一代者，一藏无气；三十动一代者，二藏无气；二十动一代者，三藏无气；十动一代者，四藏无气；不荡十动一代者，五藏无气。"《脉经》卷一第一说："脉……代者死。"然则其脉之"代"必见于"虚弱脉象"之中也。否则，脉代则为病在络脉。《史记·扁鹊仓公列传》引《脉法》所谓"代则络脉有过"是也。络脉受邪，则经脉滞否，故其脉见代止。《灵枢·禁服》说："代则乍甚乍间"，络脉有病，其脉见代，则其为病必时重时轻，当取血络刺出其血，即以三棱针于皮肤络脉之盛血者刺之放血也，然后饮药以调之，《灵枢·禁服》所谓"代则取血络，且饮药"是也。余 1991 年治一女教师，怔忡，经前腹痛，脉凡三至而一止，西医谓之"三联率"也，处以活血破瘀方：当归、川芎、赤芍、红花、桃仁、香附、乳香、没药、丹参、茯苓、五灵脂，以水煎服。药服十余剂而奏效。是脉见代象不必皆死也。

## "脉诊"提示

1. 脉诊是中医不可缺少的一种诊断方法，但不是唯一的诊断方法。
2. 中医有形病脉不病，脉病形不病。
3. 中医治疗中有舍证从脉、舍脉从证。
4. 寸口脉分阴阳和分配藏府。
5. 脉象是全身证候之一，有时在辨证中处次要地位，不重要；有时在辨证中占主导地位，是关键，是决定治疗，决定生死的关键，非常重要。

## 《金匮要略》"藏府经络先后病脉证第一"的临床意义

《藏府经络先后病脉证》冠于《金匮要略》篇首，共有一十七节。篇中首先扼要地承用了《内经》《难经》等古典医经的医学理论，内容相当广泛，包括有疾病的预防、预后、病因、病理、诊断，以及疾病治

医论医话

疗的一些基本原则，指导着临床工作的具体实践，实具有全书纲领的意义。

此篇根据人体与天地相参、阴阳平秘、五行生克的整体观念，认为四时气候对于人体的影响很大，人体内藏与内藏之间更有不可分割的联系。因此，首先昭示了气候的变化有助于万物的生长，但在另一情况下，又是引起人体发病的重要因素，"夫人禀无常，因风气而生长，风气虽能生万物，亦能害万物。"并且以肝病传脾举例，说明内藏互相影响的必然性和规律性。

此篇在整体观的思想指导下，认为邪气之所以能害人，首先是由于正气的失调，若五藏元真通畅，则人即安和无病，与《内经》里"邪之所凑，其气必虚""正气存内，邪不可干"的理论完全一致，说明正邪之间，正气的强弱是极为关键的，因而教人内养正气，外慎邪风，使病邪无由入其腠理。这种预防医学思想，在中医学中有其重要意义。

此篇基于宇宙间皆"物从其类"的精神，说明邪气中人，是各有其一定的法度，即各有其一定的规律，总是阳邪亲上，阴邪亲下，热邪归阳，寒邪归阴。且又本于经络藏府的内外表里，说明病邪的进展，一般都是从外而内，从表而里，从经络而藏府的。

人类疾病的来源和发展，本来是千头万绪和变化多端的。本篇根据内外虚实及其他，把许多疾病的起因，归纳而分为三条，并且论及治疗疾病应当防微杜渐、治此应当顾彼，如知肝传脾当先实脾，从而构成了本篇在治疗学上的"治未病"的防治医学思想。

此篇对于望、闻、问、切，即所谓"四诊"的诊断方法，扼要地作了讨论。在望诊方面，主要以面部的色泽配以其他特征，来诊断疾病的病因、病情和预测疾病的后果；在闻诊方面，根据声音、呼吸以测知疾病情况和病势所在；在问诊方面，注意到病人的疾病历史、治疗经过和饮食习惯，以诊断其疾病的起因，从而决定其治疗步骤和方法；在切诊方面，重点地提出了"脉浮在前，其病在表；脉浮在后，其病在里"，以诊知疾病的在表、在里、外感、内伤，同时又认为色脉时令如不相应，即所谓"非其时色脉"，皆能发病。并以卒厥的脉候结合症状以判断其病为入府、入藏。此外，又提出病邪从内出外者可治，从外入内者不可治；入府的即愈，入脏的即死。可启发学者从表面现象探讨疾病的本质，做出客观的诊断，以知病情吉凶的预后。

此篇对于疾病的治疗方法，也本着辨证论治的精神进行了讨论。其根据病邪在人体内的传变规律，首先提出了治未病，继而则分疾病的新久、在表在里、属实属虚和五藏常性，以及五藏所合，提出：①分缓急施治；②分先后施治；③随五脏常性施治；④随疾病所得施治等治疗原则。

此篇在《金匮要略》全书中，具有纲领性，富有指导临床实践意义。要想学好《金匮要略》全书内容，必须首先学好此篇作为基础。

附例：

1.《藏府经络先后病脉证》："上工治未病，何也？……余藏准此。"

临床意义：继《黄帝内经》而提出了"治未病"的原则，其义有二：第一，指出未病之前的预防性治疗，即未病先防；第二，阐明已病之后，要争取早期诊断，积极治疗，可以防止疾病的发生与传变。"见肝之病，知肝传脾，当先实脾"，是已病防变的一个实例。对于其他病证，也都要根据其疾病传变的规律，治其已病之藏府，安其未病而又可能受病之藏府。

"虚虚实实，补不足，损有余。"临床上要辨别疾病的虚实性质，治疗中不能虚其虚，实其实，要虚者补其不足，实者泻其有余，这是治疗疾病的两大原则，亦即临床治病要能正确运用补泻原则。

2.《藏府经络先后病脉证》第2条文："夫人禀五常……病则无由入其腠理。"

临床意思：条文中其一强调了"防重于治""未病先防""已病早治"之义，这是基于《黄帝内经》的基本思想。用调节饮食、起居、房事等养生法以内养正气，用导引、吐纳、针灸、膏摩等手法用以祛邪，这对当代正在开展的预防医学、临床医学和非药物治疗法的研究均具有指导意义和实用价值。其二，将疾病病因归纳为三：①为内所因，是经络受邪以后，又传之于藏府；②为外所中，是皮肤受邪以后，又传注于四肢、九窍、血脉之中；③为房室、金刃、虫兽所引起。这对后世的病因学说有很大的启发作用。后世陈无择的三因学说就是本于此条文基础之上，根据自己的见识，提出了外感六淫邪气为外因；内伤五藏情志为内因；饮食房室跌仆金刃所伤为不内外因的病因学说。至今指导着临床医疗诊断。

## 《金匮要略》"痉病"

《金匮要略·痉湿暍病脉证治》论述了痉病的主要脉证、方治及预后等。痉病是以"身热足寒，颈项强急、恶寒，时头热，面赤，目赤，独头动摇，卒口噤，背反张"等为主要证候，脉象沉紧弦直。如表实无汗者为刚痉，治以葛根汤；表虚有汗者为柔痉，治以栝蒌桂枝汤。如表证已罢，风燥盛极，则以人承气汤急下存阴为治。后世辨痉病是指以项背强急，口噤不开，四肢抽搐为特征的病证。引起的原因为外邪和里虚，发病的机制是邪气伤筋，正气不养，病变的部位在于筋脉。后世根据临床，把它细分为邪壅经络、热甚发痉、气血亏损和瘀血内阻四种。邪壅经络：是风寒湿邪壅阻络，致使气血运行不利，筋脉受病，拘急而成痉。临床表现有寒热头痛，项背强直，肢体酸重，舌淡苔白，脉象浮紧等症。热甚发痉：是邪热内盛，灼伤津液，津液不濡，筋脉燥而成痉。临床表现有身热烦闷，口渴汗出，口噤齿，手足挛急，甚则角弓反张，腹满便秘，苔黄而燥，脉实而数等症。气血亏损：是体虚气血不足，气虚则不温，血虚则不养，筋脉失于温养而成痉。临床表现有神疲乏力，短气自汗，头目眩晕，肢体筋挛，手足蠕动，语言不利，舌淡苔红，脉象弦细等症。瘀血内阻：是由于病久入络，血瘀而阻，气血不畅，筋脉失养而成痉。临床表现有体瘦神疲，项背强直，肢体屈伸不利，舌紫而暗，脉象细涩等症。其治疗，根据不同的类型，分别采取祛风胜湿、散寒通络，泻热通下、养阴润燥，益气补血、温经养脉，活血化瘀、经络解痉等治疗方法。

需要指出的是，还有一种破伤风病证，也有发痉的表现，但它不同于一般的痉病，它是由金属利器创伤以后，导致创口不合，感受风毒邪气，侵入皮腠经脉，伤及营卫引起的。所以临床上应给予鉴别而分清，不可混淆。

## 《金匮要略》中的"痰饮病"

《金匮要略·痰饮咳嗽病脉证并治》之篇论述"痰饮病而兼咳嗽"。痰饮病的发病原因，一般是由于脾胃阳气失于运化，饮邪停聚而成。

痰饮病在发病过程中，有些症状诸如咳嗽、喘满、心悸、头眩、气短、胁痛以及肠间有声等，并不是全部都出现。而是因痰饮所在之部位不同，其所反映出之症状就有所差别，所以在《金匮要略》本篇中就把广义的痰饮分为了痰饮、悬饮、溢饮、支饮等四种病名。

至于痰饮病的治疗，总以温阳化饮为其正治方法。其兼有表证或流溢四肢者，则宜温而发汗，使痰饮水邪从外而泄，用大、小青龙汤等；没有表证而痰饮水邪只停聚在里分者，则宜温化或利水便，使其化津四布，或从小便排去，用苓桂术甘汤、肾气丸、五苓散、泽泻汤、小半夏加茯苓汤、木防己汤等；若属痰饮水邪内结，深痼难化，其发汗利小便方法之力均感不足者，则宜温而攻逐，使其痰饮水邪从大、小便排除，用十枣汤、己椒苈黄丸、甘遂半夏汤、木防己去石膏加茯苓芒硝汤等。

痰饮病有在上、在下、在内、在外之不同，治法也有发汗、攻下、利小便之区别。但总起来说，痰饮病之发生，一般是由于阳气不运，治法则多以温养阳气为主，纵使是攻下逐痰去饮，其目的也是为了使痰饮去而阳气通行，因为阳气如不恢复正常功能，则痰饮之邪气就终难以化除。

## 论《金匮要略》"水气病"的继承和发展

浮肿，在临床上是一种常见疾病，在我国古代很早就有记载，在

《黄帝内经》一书里，就比较详细地记载了它的发病原因、形成机制、临床证候和治疗原则以及治疗其病的具体针刺穴位。它在《黄帝内经》中名称也很多，曰"水"，曰"浮"。曰"腑"，曰"腑肿"；曰"浮肿"，曰"风水"，曰"肾风"；曰"肤胀"，曰"水胀"，曰"鼓胀"；曰"石水"，曰"大腹水肿"，等等。药物治疗浮肿病，虽然在此以前就已发现，并载入了文献，如《山海经》中《中山经》所载"羊桃"之"为皮张"、《西山经》所载"黄藿"之"已腑"等，《素问·汤液醪醴论篇》所谓"开鬼门""洁净府"之法，可能为"药物""针刺"二者的共有治疗原则，但是《黄帝内经》毕竟是在详于"针治"而略于"药治"，故未见其有记述治疗浮肿病的具体药物，而《伤寒杂病论》在这方面则是大大发展了，给治疗浮肿病证提供了可贵的经验和比较丰富的资料。

张仲景所撰《伤寒杂病论》一书，在长期流传过程中，逐渐地被分成《伤寒论》和《金匮要略》两书。现在流传的《金匮要略》，是北宋时期王洙在馆阁日于蠹简中发现的《金匮玉函要略方》三卷，乃《伤寒杂病论》的删节本，又经林亿等整理而成的。

《金匮要略》将浮肿分为"肿病"和"肿症"。肿病是一种独立疾病，分为"风水"、"皮水"、"正水"、"石水"、"黄汗"，概称之为"水气病"，立专篇以论述之；肿病则是多种疾病在发展过程中所出现的一个症状，则于各篇有关疾病中分别论述。

《金匮要略·水气病脉证并治》文只三十三条，而篇幅却大于其他诸篇。篇中条文颇有脱简。在语法上，有对文，有变文，有省文，有互文见义，且某些文字保留了古训，又每以脉象阐述病机，故较难读懂，还有些内容散见于其他各篇之中，因而必须联系其他各篇有关条文内容阅读之。

水气病的发生，有因汗出逢风，水湿不能外出体表，留滞于肌肤之内而成者，其肿先见于头面而后及于身半以上或至全身；有因小便不利，水液无下出之路，浸渍于肌肤之内而成者。其肿先见于两脚，而后及与身半以下或至全身。是水气病总以水湿之邪浸渍留于皮肤肌腠，致身体庞然肿胀，肤色光亮浮泽为特征。

水气病虽是水湿邪气留滞于肌肤为患，但也时有波及内藏者，故或有"心水"的"身重、少气、不得卧、烦躁、阴肿"、或有"肝水"的"腹大、不能自转侧，胁下腹痛、时时津液微生、小便续通"、或有"肺水"的"身肿、小便难、时时鸭溏"、或有"脾水"的腹大、四肢重、津液不生、少气、小便难"、或有"肾水"的"腹大、脐肿、腰痛、不得溺、阴下湿如牛鼻上汗、足冷、面瘦"等兼证出现。

在治疗上，《水气病》篇本《素问》"开鬼门"、"洁净府"之法，明确提出"诸有水者，腰以下肿，当利小便；腰以上肿，当发汗乃愈"的治疗原则，并提出对"大腹水肿"者，"可下之"以峻攻其水，从而改变了《灵枢经·四时气》治疗此病采用"先取环谷下三寸，以铍针针之，已刺而筩之而内之，入而复之，以尽其疢，必坚来（束）缓则烦悗，来（束）急则安静，间日一刺之，疢尽乃止"的"腹部放水"治标不治本的方法，补充了《黄帝内经》对水肿病治疗的一大原则。

由于水气病有夹寒夹热即后世所谓"阴水"、"阳水"之不同，《水气病》篇又根据《素问·至真要大论篇》"寒者热之，热者寒之"原则，在发汗、利小便时分别采用药物的凉或温，对身半以上肿或先身半以上肿而后延及于全身肿者，如风水有热，证见"一身悉肿、骨节疼痛、脉浮（大）或（数）、恶风、自汗出、身微热"者，治以"辛凉发汗"，方用"越婢汤"：麻黄去节18克，石膏24克，生姜10克切，大枣5枚擘，甘草炙6克，以水先煮麻黄，去上沫，内诸药，再煮，去滓，分温三服；如风水无热，证见"浮肿、骨节疼痛，脉浮、汗出，恶风"者，治以"辛温发汗"，方用"杏子汤"：麻黄去节10克，杏仁10克去皮尖炒，甘草炙6克，以水先煮麻黄，去上沫，内诸药，再煮，去滓，分温三服；如风水阴盛，里阳郁阻，证见"浮肿，骨节疼痛，脉沉，汗出，恶风"者，治以"温阳发汗"，方用"麻黄附子汤"：麻黄去节10克，甘草炙6克，制附片10克，以水先煮麻黄，去上沫，内诸药，再煮，去滓，分温三服；如皮水有热，证见"一身面目黄肿，口渴而不恶寒，脉沉，小便不利"者，治以"辛凉发汗，健脾补土"，方用

"越婢加术汤"：麻黄去节18克，石膏24克，生姜10克切，大枣5枚擘，甘草炙6克，白术12克，以水先煮麻黄，去上沫，内诸药，再煮，去滓，分温三服，对身半以下肿或先身半以下肿而后延及于全身肿者。篇中论其方证较简，当于其他篇中求之。如皮水有热，血气瘀滞不利，证见"浮肿，口渴，小便不利"或"妇女经水不通"者，治以"化滞活瘀，利窍泄热"，方用"蒲灰散"：蒲灰七分，滑石三分，右二味，杵为散，饮服方寸匕，日三服；如风水水结膀胱，气化不行，证见"浮肿，小便不利，恶寒、发热，汗出而渴，脉浮"者，治以"化气行水"，方用《伤寒论·太阳病》篇中"五苓散"猪苓24克去皮，泽泻40克，茯苓24克，桂枝去皮16克，白术24克，右五味为末，以白饮和服方寸匕，日三服。多饮热水；如正水阴盛，肾阳郁遏，证见"身肿，肢冷，小腹满，小便不利，脉沉迟"者，治以"温阳化气"，方用《伤寒论·少阴病》篇中"真武汤"：茯苓10克，白芍10克，生姜10克切，白术6克，制附片10克，以水煮药，去滓，分温三服，其对石水阴邪凝结于内，证见"浮肿，腹大如鼓。小便不利，脉沉绝"者，提出"可下之"，以峻攻蓄水，方用《痰饮咳嗽病》篇中"十枣汤"：芫花（熬），甘遂、大戟，各等分，右三味捣筛，以水先煮肥大枣十枚、去滓，内药末，强人服一钱匕，羸人服半钱，平旦温服之，不下者，明日更加半钱，得快下后，糜粥自养。此方必须平旦服，不得服在傍晚，以免药后得效泻下时影响睡眠和感受风寒。如患者体弱，不耐此汤峻攻者，可改"汤"为"丸"，以"枣肉"和"药末"为丸以服之，或以醋调"药末"为糊以敷小便，更稳。如黄汗阳气阻遏，营卫郁滞，证见"头面四肢浮肿，身体疼重，发热恶寒，小便不利，汗出沾衣，色正黄如黄檗之汁，脉沉迟"者，治以"振作阳气，和调营卫，散郁行滞"。方用"芪芍桂酒汤"：黄芪15克，白芍10克，桂枝去皮10克，以水和苦酒煮药，去滓，分温三服；或"桂枝加黄芪汤"：桂枝去皮10克，白芍10克，炙甘草6克，生姜10克（切），大枣4枚（擘），黄芪6克，以水煮药，去滓，分温三服，每服须臾，饮热稀粥一碗，以助药力，温服取微汗，若不汗，更服。如气分大气不运，营卫俱微，阴阳不通，证见"浮肿，手足逆冷，腹满肠鸣，心下坚结如旋杯，恶寒，身冷，骨疼，痹不仁，寸口、跌阳脉则迟而微、涩"者，治以"运转大气，散邪开结"，方用"桂甘姜枣麻辛附子汤"：桂枝去皮10克，生姜10克（切），炙甘草6克，大枣4枚（擘），麻黄去节6克，细辛6克，制附子10克，以水先煮麻黄，去上沫，内诸药，再煮，去滓，分温三服，当汗出，肌肉微痒如虫行皮中。

篇末枳术汤证，乃因桂甘姜枣麻辛附子汤证的"心下坚，大如盘，边如旋杯"同类而相及者，非枳术汤亦为治疗浮肿之方。虽然其证发展也可能出现浮肿，然彼时的治疗则非其方所能胜任矣。

本来，水气病乃水邪留滞于皮肤肌腠，水饮病乃水邪停积于胸腹肠胃，二者均为水邪，故常互为因果，相兼并见。水气病的水邪内浸则发水饮，或浸肺发为肺胀而咳嗽上气，水饮病的水邪外溃则发为水气病而出现浮肿，肺胀亦每"欲作风水"。故支饮病饮邪停于胸胁，支妨肺气，证见"脉浮，咳逆倚息，不得平卧，其形如肿，甚则面目皆肿"者，治以"逐饮降逆，发汗消肿"，方用"小青龙汤"：麻黄去节10克，白芍10克，桂枝去皮10克，细辛10克，炙甘草10克，干姜10克，五味子8克，法半夏8克，以水先煮麻黄，去上沫，内诸药，再煮，去滓，分温三服；溢饮病饮邪溢于肌皮肠胃之外，流归于四肢，证见"脉浮，四肢浮肿，身体疼重，烦躁"者，治以"发汗除烦"，方用"大青龙汤"：麻黄18克去节，桂枝6克去皮，炙甘草6克，杏仁4个去皮尖，生姜10克切，大枣4枚（擘），石膏20克，以水先煮麻黄，去上沫，内诸药，再煮，去滓，分温三服，取微似汗，汗多者，温粉粉之，其不"烦躁"而"心下有水气"者，治以"发汗逐饮"，方用"小青龙汤"；水饮壅塞于肺，发为肺胀，证见"胸满胀，一身面目浮肿，咳嗽上气，喘鸣迫塞"者，治以"通闭泻肺"，方用"葶苈大枣泻肺汤"：葶苈15克熬令黄色捣丸，大枣4枚（擘），以水煮枣，去枣取汁，内葶苈再煮，去滓，顿服。妊娠胞胎压迫膀胱，水道不利，水气艰于下出而浸渍于肌肤，证见"下体浮肿，身重，小便不利，洒淅恶寒，起即头旋"者，治以"滑窍利水"，方用"葵子茯苓散"：葵子50克，茯苓10克，共杵为散，饮服方寸匕，一日服三次。还有暑病夹湿，人体夏月中暍，口渴贪引，伤于冷水，水行皮中，证见"身热疼重，一身肌肤浮肿，小便不利，脉微弱"者，治以"苦寒泄热，利水消肿"。方用"一物瓜蒂汤"：瓜蒂20个，锉断，以水煮之，去滓，顿服。此方乃"一物瓜蒂汤"，非"三物瓜蒂散"之方。二者不容混淆。瓜蒂，又称"瓜蒂"，一名"瓜丁"，一名"瓜当"，乃甜瓜之蒂，味极苦，故有称"苦瓜蒂"，作"散"内服则涌吐，作"汤"内服则利小便，是给药时药形不可不分。

其他如"甘草附子汤证"之风湿病"或身微肿"，"桂枝芍药知母汤证"之历节病"身体魁羸""独足肿大"，"藜芦甘草汤证"之"手指臂肿动"，虽为各种有关疾病发展过程中出现的一个症状，然均与痰浊水湿之邪相关，仍与水气病有相通之处。至若血凝热腐之痈肿，属古代外科疾病，理当另行讨论之。

# 水肿病治疗六法及其临床意义

## 一、发汗消肿法

发汗消肿法，《内经》称之为"开鬼门"。张仲景说："腰以上肿，当发汗乃愈。"所以，这种治疗方法，主要用于身体上半部肿，或先身体上半部肿而后肿及全身，并兼见恶寒恶风、发热等表证。在临床上，又当根据不同病人的具体情况，选用适当的发汗方法。

**1. 辛凉发汗** 风邪外伤皮毛，水邪阻滞肌肤，郁滞化热。症见肢体浮肿，恶寒发热，骨节疼痛，自汗出，口渴欲饮，小便黄赤，脉浮大或数。治以越婢加术汤加减，辛凉发表，疏风清热泄邪，兼以培土制水。麻黄10克，石膏20克，生姜10克，甘草10克，大枣4枚，焦白术12克，先以水煎麻黄，去上沫，再煎其余各药。若兼见咳嗽，则加法半夏10克，以降逆止咳。

**2. 辛温发汗** 风水相激，郁于肌腠，肺失宣降。症见肢体浮肿，恶寒，无汗，脉浮等。治以香苏饮加减，发汗、解表、消肿。香附10克，紫苏10克，陈皮8克，甘草6克，葱白6克，生姜6克。水煎数沸，去渣，不拘时服。若症见四肢浮肿、发热、恶寒、全身疼痛、发汗、脉浮而兼烦躁者，可以大青龙汤和减，辛温发汗，消肿除烦。麻黄10克，桂枝6克，炙甘草6克，杏仁10克，生姜10克，大枣4枚，石膏20克。先水煮麻黄，去上沫，再下其余各药同煎。

**3. 助阳发汗**　风寒外束，水邪内停，正阳不足。症见肢体浮肿，骨节疼痛，汗出，恶风，脉沉。治以麻黄加附子汤加减，助阳发汗消肿。麻黄10克，制附子10克，炙甘草6克。先以水煎麻黄，去上沫，再下其余各药煎服。

## 二、利尿消肿法

利尿消肿法，《内经》称之为"洁净府"。张仲景说："腰以下肿，当利小便。"所以这种治疗方法主要用于水肿侧重于身体下半部，或水肿先见于身体下半部而后肿及全身。在临床上，又当根据不同病人的具体情况，采用适当的利尿方法。

**1. 化气利尿**　"膀胱者，州都之官，津液藏焉，气化则能出矣。"水结膀胱，气化不利。症见肢体浮肿，小便不利，恶寒发热，汗出而渴，脉浮。治以五苓散加减，化气利水。桂枝10克，焦白术12克，茯苓12克，泽泻20克，猪苓10克，共研末，以开水冲服，或以水煎服。

**2. 温阳利尿**　"肾者，胃之关也，关门不利，故聚水而从其类也。"水邪壅盛，肾阳郁阻，但关不开，聚水为肿。症见肢体浮肿，四肢厥冷，小便不利，小腹胀满，脉沉。治以真武汤加减，温阳利尿消肿。制附片10克，茯苓10克，焦白术10克，生姜10克，白芍10克，水煎服。

**3. 甘寒利尿**　水热结滞，壅遏膀胱，尿道阻滞。症见肢体浮肿，小便不利，或滴沥涩痛，口干渴，脉沉。常以自拟方，甘寒利尿消肿。冬瓜皮20克，芦根10克，白茅根15克，石韦10克，苡薏仁15克，杏仁10克，灯心草（或通草）10克，西瓜翠衣10克，水煎服。

**4. 苦寒利尿** 夏月伤冷水，水行皮中，暑热内壅。症见肢体肿重，小便短少色黄，口渴，舌红，脉数。治以一物瓜蒂汤，苦寒利尿消肿。瓜蒂（甜瓜蒂或丝瓜蒂均可）20枚，水煎服。

### 三、逐水消肿法

水邪壅盛，凝聚于内，三焦不通，气化受阻。症见腹部肿大如鼓，肢体浮肿，小便不利，脉沉等。治以十枣汤加减，峻下逐水消肿。芫花（炒）、甘遂、大戟各等份，共研为细末备用。用时取大枣10枚，劈开，煎水去渣，加药末2克调服。本药只宜早晨服，不宜晚上服。服药后若大小便仍不通，待第2天再服。本方药味峻猛，非病体实壮者不可用。若为安全起见，可将药末用枣肉捣和为丸用；或将药末用醋调成糊状，敷于小腹部，则更为稳妥。

### 四、泻肺消肿法

肺为水之上源，主肃降而通水道，水邪壅肺，上源受阻，肃降失职，水道不通。症见肢体浮肿，胸部胀满，咳嗽，喘息等。治以葶苈大枣泻肺汤加减，泻肺消肿。葶苈子（炒，捣碎）15克，大枣4枚，先用水煮大枣，去渣，加葶苈子煎煮，去渣，顿服。

### 五、祛瘀消肿法

血瘀气滞，疏泄失权，气化不利，久而化热。症见肢体浮肿，小便不利，口渴；妇女月经不利，脉沉涩等。治以蒲灰散加味或小调经汤加减，活血祛瘀，利水消肿。蒲灰散方：蒲灰10克，滑石5克，共研为细末，以水冲服，1日3次。小调经汤方：当归10克，赤芍10克，制没药6克，琥珀6克，桂枝6克，细辛3克，麝香1克，水煎服，日3次。

### 六、开结消肿法

阴寒之气郁结不解，气化不行，水道不通。症见肢体浮肿，厥冷，腹满，心下痞阻，肠鸣；或身冷骨痛，或恶寒，或麻痹不仁，脉沉等。治以桂甘姜枣麻辛附子汤加减，转运大气，开结消肿。桂枝10克，生姜10克，炙甘草6克，大枣1枚，麻黄6克，细辛6克，制附子10克，水煎服，1日3次。

除上所述之外，在临床上尚有一种"虚肿"和一种"风肿"。虽都表现为肿，但其病因病机和水肿病大相径庭，当注意加以鉴别。

## 《金匮要略》"瘀血病"及临床意义

《金匮要略·惊悸吐衄下血胸满瘀血病脉证治》篇中有两条是关于瘀血病的临床特征及其治疗原则的论述。"病人胸满，唇痿舌青，口燥，但欲漱水不欲咽，无寒热，脉微大来迟，腹不满，其人言我满，为有瘀血。""病者如热状，烦满，口干燥而不渴，其脉反无热，此为阳伏，是瘀血也，当下之。"此在临床上有很大的临床意义。瘀血停积体内，阻塞气机，可以导致许多疾病的发生，引起不良后果，故治疗务必去其瘀。此所谓"当下之"者，正谓攻下其瘀血，虽未出方，然下瘀血汤，抵当汤、丸，桃仁承气汤等方，可根据其具体病情选用。

关于瘀血病证：瘀血是血液流行受阻而积滞体内的病证。它的发生，常是因寒、因热、因气滞、因跌打闪挫、因出血强止等所引起。本篇论述了瘀血病证的临床特征及其破血攻瘀以下之的治疗原则。然瘀血又是导致许多疾病发生的病因病机。

瘀血为病的治疗，总以"活血祛瘀"为主，因血赖气行，故治疗瘀血为病，常以活血祛瘀法中佐以"行气药"。然临床上由于瘀血为病伴有其他因素，这就必须在"活血祛瘀法中佐以行气药"的基础上加以兼顾。其有寒者，兼以温经散寒；其有热者，兼以凉血清热；其有湿者，兼以行水利湿；其有燥者，兼以滋血润燥；其有风者，兼以祛风和肝；其有痰者，兼以燥湿化痰；其有气滞者，兼以理气；其有坚结者，兼以软坚；其有痞塞者，兼以泻痞；其有脾虚者，兼以建中；其有气虚者，兼以益气；其有血虚者，兼以养血。还有正气虚弱，不能运血，以致血液瘀滞，而为正虚瘀微者，则治又当专补正气，使正复而瘀自化。

# 谈《金匮要略》临床用方比较

## 一、乌头汤与桂枝芍药知母汤

二者均用于痹证。乌头汤方主治寒湿之痹，寒邪尤盛之"痛痹"，以全身关节疼痛，不可屈伸，疼痛之处寒冷，脉象沉细，舌淡苔白滑等为临床施治要点，方以乌头为君，重在温经散寒镇痛，佐以麻黄散风通络，黄芪益气蠲痹；而桂枝芍药知母汤主治风湿之痹，兼有化热之证，以发热恶寒无汗以外，尚有脚肿如脱，头眩短气等为辨证关键，方以附子为君，温经散寒止痛，佐以白术祛湿，麻黄、桂枝散风解表，芍药、知母敛阳清热。

## 二、大黄附子汤与《伤寒论》中的麻黄附子细辛汤

《伤寒论》中的麻黄附子细辛汤是治疗少阴本虚而又外感寒邪所引起的太少两感证，临床上以恶寒甚，发热轻，脉沉为主症，治疗以温经解表，双解表里，用麻黄外解表邪，附子、细辛温经助阳，解表发散，大黄附子汤是治疗寒实内结，气滞不运之左胁下或右胁下连腹疼痛，大便不通，脉紧弦病证，以大黄攻下，以附子、细辛温里祛寒。麻黄附子细辛汤是以麻黄为主，配以附子、细辛，温散寒邪，使寒邪从表而解，属于温经解表法；而大黄附子汤是以大黄为主，配以附子、细辛，温下寒结，使实邪从下而去，属于温阳通便法。两方仅有一味药物的差别，然所治疗的证候却截然不同，这对于临床用药有很大的启发作用。

## 三、苓桂术甘汤与肾气丸

二者都属于温阳利水之方，都属于"温药和之"之意。然二方所治不同，一为治脾，一为治肾，各有所主。苓桂术甘汤治疗脾阳不运，水停为饮，症见短气，心气逆满，起则头眩等；而肾气丸治疗肾阳不

化，水气不行，症见腰痛短气，小腹拘急等。前者健脾利水，后者温肾化气。临床上当区别用之。

### 四、越婢汤与麻杏石甘汤

麻杏石甘汤方的组成是麻黄、杏仁、石膏、甘草；越婢汤方的组成是麻杏石甘汤方去杏仁，加生姜、大枣。由于两汤方之药味组成不尽相同，所以它们的主治证候和功用也不相同：麻杏石甘汤方的主治证候是表邪化热，内遏于肺，以发热、喘急、口渴、苔黄，脉数为主，其功用具有辛凉宣泄、清肺平喘；而越婢汤方的主治证候是风水表证，以发热、汗出、恶风、一身悉肿、脉浮为主，其功用具有宣肺泄热，利水消肿。

### 五、越婢汤与防己黄芪汤

二方共同点是都具有脉浮、恶风、汗出症。但是，防己黄芪汤证是以身重、腰以下肿为特点，越婢汤证是一身悉肿为特点；防己黄芪汤证之汗出，是由于表虚不固引起的，而越婢汤证之汗出，是由于内热熏蒸引起的；防己黄芪汤意在益气扶表利水，而越婢汤意在发汗利水清热。

### 六、防己茯苓汤与防己黄芪汤

防己茯苓汤是防己黄芪汤去白术加桂枝、茯苓而成，可见防己茯苓汤专主肌表有水气，而防己黄芪汤则主表里均有水气。二者同是治疗水肿病证的常用方剂：防己黄芪汤用于风水表虚证，见有汗出恶风，脉浮身重者；防己茯苓汤用于皮水之病证，只有四肢皮肤肿盛而不恶风者。

### 七、五苓散与猪苓汤

五苓散与猪苓汤二方脉证相同，均为脉浮、发热、口渴、小便不利等，但五苓散是化气行水，有发汗作用，见于《伤寒论·辨太阳病脉证并治》中；而猪苓汤是育阴行水，多汗禁用，见于《伤寒论·辨阳明病脉证并治》及《伤寒论·辨少阴病脉证并治》，宜参看之。临床用时要辨证精细。

## 八、生姜半夏汤与小半夏汤

二方都是由生姜、半夏二味药组成，都具有辛散温降的作用，都用于寒饮偏盛，抑遏阳气的呕吐证候。但由于二方在药物分量和制剂方法上不同，所以其主治病证也就不尽相同。小半夏汤是以降逆化饮为主，而生姜半夏汤是以散结通阳为主；小半夏汤是治疗饮邪停蓄，上逆作呕之心下支饮证，而生姜半夏汤是治疗寒饮搏结，气机不利之心中烦乱证。

## 九、生姜半夏汤与半夏干姜散

半夏干姜散是治疗中阳不足，胃寒津凝，痰涎上逆之"干呕、吐逆、吐涎沫"证，除用半夏降逆止呕外，用干姜温中壮阳。而生姜半夏汤是治疗邪正相搏，上下不通，升降不利之"病人胸中似喘不喘、似呕不呕、似哕不哕，彻心中愦愦然无奈者，除用半夏蠲饮和胃外，用生姜散寒通阳。

# 咳喘的病因病机及其辨证施治

咳喘，又称"喘咳"。其名首见于《黄帝内经》，如《素问·调经论》说："气有余，则喘咳上气。"《素问·五常政大论》说："从革之纪……其发咳喘。"等等均是。咳和喘是两种不同的临床证候，《释名·释疾病》说："咳，刻也，气奔至出入不平调若刻物也。喘，湍也；湍，疾也，气出入湍疾也"。《说文·欠部》说："咳（本作欬），通气也，从欠，亥声。"《说文·口部》说："喘，疾息也，从口，耑声。"这说明咳是逆气奔至出入不平调若刻物然而致喉咙作声，喘是呼吸快促，二者的临床表现是不一样的。然这涉于肺气的两个证候，在临床上对于各个病人来说，咳者不必皆喘，喘者也不必皆咳。虽然如此，但它们二者确实是常常相兼并见，所以在两千年前写成的《黄帝内经》

里就开始了"喘""咳"二字的连用。

本文所述的"咳喘",包括古代所谓的"上气"一证在内,它就是《周礼·天官·疾医》中所载"冬时有嗽上气疾"的所谓"嗽上气疾"。"上气"者,"大气逆上"也。《济生方·喘》说:"夫喘者,上气也。"以"上气"释"喘",从而把"上气"和"喘"混之为一而不分,这是不恰当的。上面已述"喘"是呼吸快促,而"上气"则不只是"呼吸快促",更主要的它是如《灵枢·刺节真邪》所说的"饲不得息"、《金匮要略·肺痿肺痈咳嗽上气病脉证治》所说的"喘鸣迫塞""咽喉不利",其气逆于喉嗌之间而感息道狭窄,气息堵塞不通,以致喉嗌之间发出哮鸣之声,殆即后世所称之为"哮"者是也,因而《证治准绳·杂病·喘》说:"所谓'上气'者,气上而不下,升而不降,痞满膈中,气道奔迫,喘息有音者是也。""上气"和"喘",明是两种不同的临床证候,尽管在临床上,"上气"者必兼"喘",然"喘"者未必有"上气",所以《金匮要略·藏府经络先后病脉证》在述"阴病十八"时,把"上气"和"喘"二证给予了平行并列,这是正确的。《素问·调经论》说:"气有余则喘咳上气。"就是把"喘"、"上气"并提的。

咳、喘、上气等三证皆病于气,人身之气虽根于肾而所主则在于肺。肺主气,其性清肃下降,一有所伤,则肺气失调而为咳为喘为上气。这就表明咳、喘、上气等三证的出现,无论病因为何,其发生机制则皆在于肺气之失调,因而在临床上三者常相伴而见,本文为了叙述上的方便,以下各处在一般情况下,对咳、喘、上气等三证只以"咳喘"一词概之,必要时,则仍将分别列出咳、喘和上气。

## 一、咳喘的病因病机

本文所论述的"咳喘",属于中医学"内科杂病"范畴,不包括外感急性病发展过程中出现的咳喘证象。

本文所概述的咳、喘、上气等三证的发生,皆由肺气失调所引起。肺为娇藏,居胸中,为五藏六府之上,主气以呼吸而出治节,许多因素均可导致肺气失调而发病。实者,多因寒,因热,因燥,因痰,因饮,因瘀；虚者，多因津少，因血虚，因气耗，因精亏。

**1. 因寒** 肺恶寒，形寒饮冷则伤肺。寒邪犯肺则肺气逆乱而发为咳喘。

**2. 因热** 肺属金而畏火。火热之邪刑金伤肺，则肺金失其清肃之令，肺气上逆，发为咳喘；或热伤肺之血脉，蓄结痈脓，发为肺痈而咳喘。

**3. 因燥** 肺应秋令而主燥。燥邪淫胜则伤肺，肺伤则其气逆而不顺，发为咳喘。

**4. 因痰** 肺为贮痰之器。痰停肺内，壅遏气息之道路，致肺气受阻而郁结逆上，发为咳喘。

**5. 因饮** 肺为太阴而居胸阳之位，饮停胸胁，又妨于肺，则胸阳不振而肺气失和发为咳喘。

**6. 因瘀** 肺主气，而气又赖血以运载。血液淤积，则气亦不行，气不行而郁遏于肺发为咳喘。

**7. 因津少** 肺主敷布津液而又赖津液以濡养。或吐，或下，或汗，或多尿，或生疮，致津液伤耗而虚少，津液虚少不足以濡养于肺，肺失养则其叶焦弱不能布息，遂发为肺痿而咳喘。

**8. 因血虚** 心肺同居上焦，肺主气而属金，心主血而属火。或吐血，或衄血，吐衄太甚则失血必多，致心血不足而心火偏盛，虚火刑金，则肺气伤而郁结不行发为咳喘。

**9. 因气耗** 肺主气而劳则气耗。劳作过甚则喘且汗出而其气外内皆越，肺气伤耗，不足以布息，或又有所郁，则气少而结，发为咳喘。亦有因咳喘久而导致气耗者。

**10. 因肾亏** 肺主气而肾为气之根，肾脉上贯肝膈入肺中，肾中精气亏损，无以生化元气，则肺所主之气少，肾不纳气，气之根不固则气艰于归根而遂浮郁于肺发为咳喘。

这里所述的咳喘 10 种致病因素，都可以引起咳喘病证。这 10 种致病因素，在咳喘证的发生发展过程中往往交错变化，有时是先病而存在以引起咳喘，有时是在咳喘病证中又产生新的因素，有时这种因素引起发病而在咳喘病证过程中又转化为另一种因素，有时为单一因素致人于病，有时则为两种或多种因素交互为病。

## 二、咳喘的辨证施治

咳喘的病机虽然都是肺气失调，但由于引起咳喘病证的病因不同，病人体质不同、疾病久暂不同和临床证候不同，治疗上必须区别对待，具体问题具体分析，在中医学基本理论指导下进行辨证施治。这里就咳喘病证的证治择其要者记述如下：

**1. 风寒束肺，气郁化热** 肺胀，脉浮大，咳喘上气，唾白色泡沫，目如脱状，口渴欲饮水，烦躁，法宜外散寒邪，内清郁热，治以越婢加半夏汤。方用麻黄 12 克，生石膏 24 克，生姜 10 克，红枣 5 枚（擘），炙甘草 6 克，法半夏 10 克（打破）。上六味，以水适量，先煎麻黄去上沫，纳诸药再煮，汤成去滓，温服。

**2. 外寒激动内饮，上逆犯肺** 肺胀，脉浮，咳而上气，唾白色泡沫，喉中有哮鸣声，治宜外散寒邪，内降水饮，治以射干麻黄汤。方用：射干 10 克，麻黄 12 克，生姜 12 克，细辛 16 克，紫菀 10 克，款冬花 10 克，红枣 3 枚（擘），法半夏 10 克（打破）五味子 10 克。上 9 味，以水适量，先煮麻黄两沸，去上沫，纳诸药再煮，汤成去滓，温服。如表邪甚而为肺胀脉浮，恶寒发热，咳喘上气，唾白色泡沫，喉中有哮鸣声，心下有水气，治以小青龙汤。方用：麻黄 10 克。桂枝 10 克，白芍药 10 克，细辛 6 克，干姜 10 克，炙甘草 10 克，五味子 6 克，法半夏 10 克（打破）。上 8 味，以水适量，先煮麻黄去上沫，纳诸药再煮，汤成去滓，温服。烦躁者，内有郁热，方中加生石膏 10 克。如肺气壅闭，胸满胀，一身面目浮肿，鼻塞清涕出，不闻香臭，咳逆上气，喘鸣迫塞，不得平卧，服小青龙汤后，鼻塞清涕出等表证已解而余证未退，法宜决壅泻闭，治以葶苈大枣泻肺汤。方用：葶苈 12 克，熬令黄色捣丸，红枣 4 枚（擘）。上二味，先以水适量煮枣取汁，去枣纳葶苈再煮，汤成去滓，温服。

**3. 饮伏胸胁，支塞于肺** 咳嗽唾涎沫，胸中痛，短气，烦乱，不得坐卧，眼胞微肿，或咳引胁痛，苔白，脉弦，法宜峻逐水饮，治以十枣汤。方用芫花，甘遂，大戟并熬，等分。上三味，各别捣细，过筛，以水适量，先煮肥大枣 10 枚，擘开，去滓，纳药末，强人温服一钱匕，羸人温服半钱匕，平旦服，若下少病不除者，明日加药末半钱匕更服，得快下利后，糜粥自养。

**4. 痰浊阻遏肺窍，息道闭塞**　咳逆上气，时时吐出浊涕浓痰，但倚物而坐不得眠卧，法宜涤浊除痰，治以皂荚丸。方用：皂荚 250 克。上一味，研为细末，过筛，炼蜜为丸如梧桐子大，以枣膏和汤服三丸，日服三次，夜服一次。

**5. 痰湿停肺**　咳嗽吐白色痰，痰多，滑而易咳出，胸闷，舌苔白，脉弦或缓，法宜燥湿化痰止咳，治以二陈汤加味。方用：法半夏 10 克（打破），陈皮 10 克，茯苓 10 克，炙甘草 10 克，干姜 6 克，细辛 3 克，五味子 6 克。上七味，以水适量，煎药，汤成去滓，温服。脉浮喘气者，肺失宣散，方加麻黄 10 克，杏仁去皮尖 10 克；咽喉发痒者，气郁化燥，方加天门冬 10 克，黄芩 10 克；痰咳不出而感在胸间者，气结在胸，方加紫苏梗 10 克，前胡 10 克；痰咳不出而感在喉间者，气结在咽喉，方加桔梗 10 克；脉虚少气，肢体乏力者，气虚肺弱，方加党参 10 克，白术 10 克。

**6. 肾阳不用，饮邪内盛，循经逆上，弥漫心胸**　咳嗽，喘气，唾白色泡沫，四肢逆冷，舌苔白润或黑润，脉沉细或兼虚数，甚或精神恍惚，法宜温阳逐饮，治以真武汤加味。方用：炮附片 10 克，茯苓 10 克，白术 10 克，白芍 l0 克，干姜 10 克，细辛 6 克，五味子 8 克。上 7 味，以水适量，煎药，汤成去滓，温服。

**7. 痰热壅肺**　咳喘胸痛，唾黄痰或血色痰，发热，口渴，舌苔黄，脉浮滑或兼数，法宜泄热开结化痰，治以小陷胸汤加味。方用：瓜蒌仁 12 克（打破），黄连 10 克，法半夏 10 克（打破），大贝母 10 克，桔梗 10 克，前胡 10 克，甘草 6 克。上七味，以水适量，煎药，汤成去滓，温服。

**8. 热毒壅肺，蓄结痈脓**　肺痈，脉数实，口中干燥，咳即胸中隐隐痛，唾出浓痰腥臭或唾出脓血腥臭，法宜清热解毒，活血排脓，治以千金苇茎汤。方用：苇茎 30 克，冬瓜仁 15 克打破，薏苡仁 15 克，桃仁去皮尖 10 克。上四味加水适量，煎药，汤成去滓，温服。

**9. 肺燥气逆，肃降失职**　咽喉燥痒，频频咳嗽而无痰，舌干，尿黄，法宜降逆润燥，治以枇杷款菀汤，方用枇杷叶去毛炙 10 克，款冬花 10 克，紫菀 10 克，核桃肉 10 克，桔梗 10 克，炙甘草 10 克，天门冬 10 克，麦门冬 l0 克，沙参 10 克，霜桑叶 10 克。上十味，以水适量，煎药，汤成去滓，温服。

**10. 燥热伤肺，清降失常**　干咳无痰，呼吸气喘，鼻咽干燥，心燥口渴，舌干无苔，脉细数；或失血之后，肺燥成痿，痰凝气郁，久咳不止，脉细数，法宜清燥润肺，治以清燥救肺汤，方用：冬桑叶 10 克，生石膏 10 克，党参 5 克，甘草 5 克，胡麻仁 6 克，阿胶 5 克，烊化，麦门冬去心 6 克，杏仁去皮尖〔（炒 5 克）〕，枇杷叶 6 克，去毛，蜜炙。上九味，以水适量，煎药，汤成去滓浑，温服。

**11. 津伤阴虚，肺气逆上**　肺痿，脉虚数，火逆上气，咽喉不利，口舌干燥，咳吐浊唾涎沫，或为半声咳者，法宜生津养阴。止逆下气，治以金匮麦门冬汤，方用：麦门冬 20 克，法半夏 8 克打破，党参 10 克、炙甘草 6 克，炒粳米 12 克，红枣 4 枚，擘。上六味，以水适量，煎至米熟汤成，去滓，温服。

**12. 阴血亏损，虚火刑金**　心烦心悸，咳嗽气喘，咽喉疼痛干燥，或痰中带血，唇色淡白，舌红少苔，脉细弱而数，法宜养血滋阴，清热润肺，治以百合固金汤。方用：生地黄 10 克，熟地黄 10 克，当归 6 克，白芍药炒 6 克，麦门冬 6 克，玄参 6 克，百合 6 克，贝母 6 克，生甘草 6 克，桔梗 3 克。上 10 味，以水适量煎服。

**13. 瘀血停滞，阻塞息道**　咳逆倚息，不能平卧，咳痰涎或带乌红色血，胸胁满闷或有刺痛，舌青或舌有紫斑块，脉涩，法宜活血破瘀，治以代抵当汤加味。方用：大黄 6 克（酒炒）莪术 6 克醋炒，当归 10 克，丹皮 10 克，穿山甲 6 克（炮）红花 6 克，桃仁去皮尖 10 克，牛藤 6 克，夜明砂 10 克，茯苓 10 克，法半夏 10 克，打破。上十一味，以水适量煎药，汤成去滓，温服。如咳嗽侧卧一边，翻动则咳嗽不休者，治以血府逐瘀汤。方用：当归10克，生地10克，桃仁去皮尖10克，红花10克，赤芍10克，川芎5克，紫胡6克，枳壳6克，牛膝10克，甘草5克，桔梗5克。上十一味，以水适量，煎药，汤成去滓，温服。

**14. 肾元虚惫，气不归根而浮于上**　咳嗽，短气，腰痛，胫酸，小便短少，动则喘息，舌苔薄，脉虚弱细微，法宜补肾益精纳气归根，治宜金匮肾气丸。方用：干地黄25克，山药、山茱萸各12克，泽泻、丹皮、茯苓各10克，桂、附子各3克。上八味共研为末，过筛，炼蜜为丸如梧桐子大，酒下十五丸，加至二十丸，日再服，或改丸为汤服。如肾元虚惫，肾阳失职，水气留滞，腰酸，尿少，腹部膨满，两脚浮肿，咳嗽，喘气，法宜益精，行水，化气，治以济生肾气丸，即"金匮肾气丸"方中加牛膝10克，车前子15克。如肾气衰竭，生气欲脱，症见呼吸喘急，气息出多入少，两足厥冷，额上汗出，脉浮而无根，法当本"急则治标"原则，宜温补真元，镇纳浮阳，治以黑锡丹。方用：金铃子蒸去皮核，胡芦巴酒浸炒，附子炮去皮挤，舶上茴香炒，肉豆蔻面裹煨，补骨脂酒浸炒，阳起石酒煮一日焙干研、木香、沉香各30克，肉桂15克，黑锡去滓、硫黄透明者各60克。上十二味，用黑盏或新铁铫内，如常法结黑锡、硫黄砂子，放地上去火毒，研令极细末，余药亦研为细末，过筛，再将二末一处和匀入研，自朝至暮，以黑光色为度，酒糊丸如梧桐子大，阴干，入布袋内擦令光莹，每服6克，温开水送下。

上述中医药学对咳喘病证的14种治法，体现了对咳喘病证的辨证施治的一些体会和认识，特写出以就正于海内同道。

# 外湿证治

## 一、湿病概沦

湿之为病而为湿病。湿病的形成，多与患者所生活的自然环境、工作性质、生活习惯等关系极为密切。如居处潮湿，或水上作业，或汗出当风，或衣里冷湿，久久得之。叶天士在《外感温热篇》中说："且吾吴，湿邪害人最广。"吴地地势低洼，水湿较甚，因而湿邪为患者最多。湖北虽不属古吴，然却与之比邻，沟汊湖泊纵横其中，长江、汉水贯穿东西南北，雨水充沛，雾露蒙蒙，人们常常淋雨涉水，触冒雾露，因而湿邪也极易伤人而形成湿病。湿邪既可以单独伤人，也常常兼夹其他邪气一起伤人，从而形成各种不同类型的湿病。如湿与寒合，则为寒湿；湿与风合，则为风湿；湿与热合，则为湿热；风寒湿杂合伤人，则为痹证。柯琴说："太阳主表，六气皆得而伤之。"湿为六淫之一，多从肌表伤人。或伤人上部，或伤人下部，或滞留于筋骨，或流注于关节。如《灵枢·百病始生》说："风雨则伤上，清湿则伤下。"从而形成各种外湿病。外湿内侵藏府，也可以形成内湿病。湿性黏滞沉重，所以，湿邪或以湿邪为主兼夹其他病邪伤人，多与营卫之气相搏结，使人经络壅闭，气血沮滞，以致病邪胶固难除。湿为阴邪，易伤阳气，易阻气机。因而对外湿病的治疗，常用辛温香燥之药，以辛散燥化肌表之湿邪。或遵照《素问·阴阳应象大论》中"其在皮者汗而发之"和"其有邪者渍形以为汗"的原则，因势利导，发汗以逐邪外出。不过发汗时，但以微微似欲汗出者佳，切不可令如水流漓，否则病必不除。

## 二、外湿病证治

### （一）寒湿伤头

头为诸阳之会，寒湿伤头，症见头部沉重闷痛，如被物蒙裹，鼻塞，烦躁等。《素问·生气通天论》说："因如湿，首如裹。"湿性沉重，阻滞气机，因而头部沉重闷痛；清窍被阻，故而鼻塞；湿阻清阳，阳气难以伸展畅达，因而头部有如被物蒙裹，烦躁。治疗当用辛香温燥之味，以散头中寒湿。《金匮要略·痉湿暍病脉证治》说："病在头中寒湿，故鼻塞，内药鼻中则愈。"可用辛夷消风散作成栓剂内于鼻中，方用辛夷、细辛、藁本、白芷、川芎、麻黄、防风、甘草、木通等分，炼蜜作成栓剂，塞于鼻中。方以辛夷、细辛、白芷，辛香温燥，通鼻窍而散寒湿；藁本、川芎，行气而治头痛；升麻、防风，辛散表邪；木通利湿而不伤阴；用甘草以调和诸药。

## （二）风湿袭表

风湿袭表，症见恶寒微热，头痛身重，或肩背疼痛不可回顾，或腰背疼痛难以转侧，或一身尽痛，苔白脉浮。风湿阻遏肌表阳气，故见恶寒微热，头痛，苔白，脉浮等表证。湿性沉重，故见身重；风湿阻滞，气机不利，不通则痛。若湿阻肩背，则肩背疼痛；若湿阻腰脊，则腰脊疼痛；若湿阻一身上下，则一身上下尽痛。治以羌活胜湿汤发汗祛湿。方用羌活、独活各10克，藁本、防风、炙甘草、川芎各5克，蔓荆子3克。方中以羌活、独活祛风胜湿；以藁本、防风疏散肌表而发汗，使湿邪随汗外出；用蔓荆子祛风而清头目；用川芎祛风行气以止痛；用甘草益气和中以防邪内传。诸药合用，共奏发汗驱风胜湿之功。

若风湿袭表，表阳已虚，症见身体疼烦，不能转侧，畏冷，脉浮虚而涩者，治用桂枝附子汤辛温发表，温阳止汗。方用桂枝10克，生姜9克，熟附片5克，炙甘草6克，大枣11枚（擘）。方中用桂枝辛温解表祛风；用附子辛热温阳止痛；生姜、甘草、大枣辛甘温发散而和胃，五味相合，共奏助表阳、祛风湿的作用。如大便坚，小便自利者，方中去桂枝加白术10克。

## （三）行痹

《素问·痹论》说："风寒湿三气杂合而为痹也，其风气胜者为行痹。"其状症见肢体关节疼痛，游走而无定处，关节屈伸不便等。风寒湿邪流注肢体关节，阻闭不通，因而肢体关节疼痛，关节屈伸不利；其病为风邪过胜，风性善行数变，因而其痛处游走而无定处。治以防风汤去黄芩祛风散寒利湿，方用防风、甘草、当归、赤茯苓（去皮）、杏仁（去皮，炒熟）、桂枝各10克，秦艽、葛根各3克，麻黄5克。方中麻黄、桂枝、杏仁、甘草是谓麻黄汤，以疏散在表之风寒，且麻黄用量只为桂枝一半，意在防其发汗太过，而风气去湿气仍在。防风祛风，治

"风行周身，骨节疼痹"；秦艽、葛根去风湿，治痹痛；赤茯苓去湿；当归养血活血，以通经活络。

### （四）热痹

风热湿毒滞留关节，症见关节红肿疼痛，或但痛不肿，或关节中有灼热感，或见口渴，或见尿黄；或舌苔黄。湿热邪气滞留关节，阻滞气血，气血运行不通，不通则痛；热邪壅遏关节，故见关节红肿；或关节中有灼热感，或见口渴，或见尿黄，或见舌苔黄等，均为内有瘀热的征象。治以加味三妙散，燥湿清热，去风解毒。方用苍术 10 克，黄柏 10 克，牛膝 10 克，薏苡仁 10 克，射干 10 克，升麻 10 克，威灵仙 10 克，老鹳草 10 克。若上肢关节痛加桑枝 10 克，下肢关节痛加木瓜 10 克。方中以三妙散清热燥湿，以薏苡仁甘淡利湿除痹，以升麻、射干解风毒，以老鹳草止痹痛，以威灵仙通经活络，桑枝助老鹳草通上肢痹痛，木瓜助老鹳草除下肢痹痛。

### （五）历节风痛

历节风痛，《金匮要略》称之为"历节病"。本病多由肝肾先虚，复又感受风寒湿毒所致。初起症见小关节疼痛，红肿发热，时出黄汗，且伴见头目眩晕，气短，恶心等。风寒湿毒滞留关节，阻塞气血，不通则痛，风性善行数变，故见关节疼痛；风寒湿郁而化热，因而关节红肿疼痛；湿热郁蒸肌表，则症见黄汗出；湿热上攻头目，则见头目眩晕，气短，恶心欲吐。治当驱风清热解毒，可借用《备急千金要方》"历节肿痛方"，水牛角 30 克（原方为犀角二两），羚羊角 1 克，前胡、栀子、黄芩、射干各 10 克，大黄、升麻各 10 克，淡豆豉 10 克。其中水牛角、羚羊角当先煎 6~8 小时后，再下诸药合煎。方中用羚羊角、淡豆豉驱散风邪；用栀子、黄芩、前胡、大黄清上中下三焦热邪；用水牛角、射干、升麻以解风毒。若见关节肿痛，痛处寒冷，不可屈伸，脉沉细，苔白滑者，此乃寒湿滞留关节而然，治用乌头汤驱逐寒湿而通达阳气。麻黄、白芍、黄芪各 10 克，炙甘草 10 克，制川乌 10 克。方中麻黄辛温，以其辛散在表之寒湿，以其温通阳以行痹；乌头大辛大热逐寒止痛；白芍、甘草是谓芍药甘草汤，酸甘化阴而利关节；黄芪益气固表蠲痹。五味相合，共奏散寒祛湿通阳逐痹之功。

# 肺疾患治疗的点滴经验

肺，居胸中，为五藏六府之上盖，主气，司呼吸，有宣发之用，敷布津液，其气清肃下行，合皮毛，开窍于鼻，与大肠相表里。其病变主要有下列数种。

## 一、肺痈

肺痈发病，主要是受风热之邪侵袭，血气阻滞，蓄结痈脓，咳唾浓痰或脓血腥臭，引胸中痛，口干燥，脉数实。初起可嚼生黄豆或鱼腥草试之，无腥味者为肺痈，有腥味感者非肺痈。治疗宜清热解毒，活血排脓。

**1.《千金》苇茎汤** 治咳有微热，烦满，胸中甲错，是谓胸痈。

苇茎、薏苡仁、桃仁、冬瓜仁，以水煎服。

**2. 桔梗汤** 咳而胸满，振寒，脉数，咽干不渴，时出浊唾腥臭，久久吐脓如米粥者。

桔梗、甘草，以水煎服（或泡作茶饮）。

**按**：以上二方，余每合而用之，收到较好效果。

案列：

患者某女，54岁，家庭妇女，1966年5月来诊。

患肺痈多年，前不久，因母子不和，而服敌敌畏欲自尽，被邻人发现送某医院洗胃抢救。脱离危险后，腹部胀大如鼓，遂来就诊。诊时见咳嗽，微引胸中疼痛，唾浓液痰，气味腥臭，口中干燥，小便黄，脉微数。病乃肺部痈脓，失于主气，治宜清肺解毒，排泻痈脓，拟苇茎汤合桔梗汤加味：

苇茎 30 克, 苡仁 10 克, 冬瓜仁 15 克, 桔梗 10 克, 甘草 10 克, 大贝 10 克, 桃仁 10 克 (去皮尖炒打)。

上 7 味, 加水适量, 煎汤, 取汁, 去渣, 日 1 剂, 分 2 次温服。

药服 3 剂后, 腹胀消失, 咳嗽减轻。继服 6 剂而病愈。

**3. 蟾蜍方**

蟾蜍 1 只, 从腹部剖开, 除去肠杂不用, 将蟾蜍切成条状, 用白糖拌食。

案例:

患者某男, 35 岁, 住湖北省枣阳市某集镇, 市民。1956 年 5 月就诊。发病 2 月余, 咳嗽, 引胸中隐隐疼痛, 频频唾出脓痰腥臭, 甚则呕吐脓痰, 口渴不欲饮水, 面目微肿, 不能平卧, 坐床头倚物而息, 脉数。病乃肺痈蓄结痈脓, 治宜清肺解毒, 化瘀排脓, 拟苇茎汤合桔梗汤加味:

苇茎 30 克, 冬瓜仁 10 克, 薏苡仁 10 克, 鱼腥草 30 克, 桔梗 10 克, 甘草 10 克, 川贝母 6 克, 桃仁 10 克 (去皮尖炒打)。以水煎服, 日 2 次。

第 3 天复诊, 服药 2 剂, 病稍减, 改以毒攻毒法, 方用:

大蟾蜍 1 只, 剖腹去内藏及头部, 切成小条状, 以白糖搅拌, 随意食之。

初食蟾蜍 3 只, 未感觉有腥味, 然食至第四五只时, 觉腥臭之甚难以下咽, 旋即停用, 咳唾脓血等症状消失而病愈。

## 二、肺痿

肺痿之病, 乃汗、吐、下及久患疮痈生脓, 致律液大伤而无以润肺, 因而肺叶痿弱, 气息上逆, 咽喉不利, 咳唾涎沫, 脉虚数, 麦门冬汤止逆下气。

麦门冬、法半夏、党参、炒粳米、红枣、甘草, 以水煎服。痰中带血者, 则加当归、藕节炭。

附: 肺癌舌缩入喉之例:

某男，61岁，住武汉市汉口天津路，干部。肺癌住某医院治疗已半年余，1976年9月23日会诊：身热，神昏，喉中有痰，小便黄，口干，舌卷缩，其质焦红，脉细数。医院谓其舌缩为肺癌发展之必然结果，无法使其舌部再为伸展，活不过10月1日。乃热邪伤阴，阴气将竭。治宜育阴利水，清热化痰。拟猪苓汤加味：

滑石15克，茯苓10克，猪苓10克，泽泻10克，胶12克（烊化）。猴枣0.6克（分两次，以汤冲服）。竹沥20克分两次另服。

以水煎前四物，待水减半，去滓，纳阿胶烊化，温分二服，冲猴枣吞下。另服竹沥。服两剂则热退神清，其舌舒展，顺利度过10月1日。惜肺癌之病根未拔，故延至12月份逝世。

## 三、肺胀

肺胀，又称"咳逆上气"，今呼"哮喘"。其病机为水饮内伏，每遇外寒相激所发病。发则噎不能息，喘鸣迫塞，咳唾痰涎泡沫，即喉中滞息，呼吸困难，有哮鸣者，咳嗽唾泡沫痰，治疗内降水饮，外散表邪。

**1. 射干麻黄汤**　治咳而上气，喉中水鸡声。

射干、麻黄、生姜、细辛、紫菀、款冬花、红枣、法半夏五味子，以水煎服。

**2. 厚朴麻黄汤**　治咳而脉浮者。

厚朴、麻黄、石膏、杏仁、干姜、法半夏、细辛、小麦、五味子。

**3. 越婢加半夏汤**　治咳而上气，喘，目如脱状，脉浮大者。

麻黄、石膏、生姜、红枣、甘草、法半夏，以水煎服。

**4. 小青龙加石膏汤**　治咳而上气，烦躁而脉浮，心下有水气。

麻黄、芍药、桂枝、细辛、甘草、干姜、五味子、法半夏、石膏，以水煎服。

**按**：以上四方，皆为"内降水饮，外散表邪而脉见浮"者设，唯射干麻黄汤内无烦躁而外亦不显寒热，越婢加半夏汤则脉浮而兼大为有热，小青龙加石膏汤为外寒甚而内有烦躁，厚朴麻黄汤则内有烦躁而外寒不甚也，四者当随证之异而选用之。

案例：

患者某女，23 岁，某学校教工家属。1958 年 8 月某日就诊。患者自幼病哮喘，每冬夏两季发作。今怀孕 3 月，2 天前哮喘复发，胸中满闷，呼吸气塞，倚物而息，不能平卧，喉中喘鸣，咳唾白色泡沫，烦躁，心下有水浸泡感，心窝部时贮少许汗水，苔白，脉浮。治宜外散表寒，内降水饮，佐以清热除烦，拟小青龙加石膏汤：

麻黄 10 克，桂枝 10 克，白芍 10 克，五味子 8 克，细辛 6 克，干姜 10 克，制半夏 10 克，甘草 10 克，石膏 15 克。上 9 味，以水煎服，日 2 次。

3 日后复诊，服上方 3 剂，哮喘减轻，改拟厚朴麻黄汤：

厚朴 12 克，麻黄 10 克，干姜 10 克，五味子 8 克，细辛 6 克，石膏 15 克，半夏 10 克，杏仁 10 克（去皮尖炒打），小麦 20 克。上 9 味，以水煎服，日 2 次。

又服 3 剂而诸症尽退，至春节后顺利分娩。惟产后偶感寒邪，哮喘又复发。仍小青龙汤外散寒邪，内降水饮，加当归 10 克、川芎 10 克，以养血活血为治。药服 10 余剂病愈。

**5. 泽漆汤** 治咳而上气，脉沉者。

法半夏、紫菀、泽漆、生姜、白前、甘草、黄芩、桂枝，以水煎服。

案例：

患者为西医一妇产科大夫，病过敏性哮喘已多年，服泽漆汤后时闷消失，但哮喘仍时有发作，改用五子衍宗丸加细辛、龙骨、牡蛎、海浮石等而愈。

## 四、痰饮咳嗽

1. 十枣汤　治支饮家，咳烦，胸中痛，至一百日或一岁。

大戟炒研末、甘遂炒研末、芫花炒研末。红枣 10 枚。

医论医话

2. 苓桂术甘合二陈汤，治咳唾白色泡沫，短气，心悸，小便不利等。

案例：

患者某男，40岁，湖北咸宁供销社干部。1967年6月就诊。

严重失眠已有数年，经常彻夜不能入寐，每晚必赖安眠药方能入睡。形容消瘦，心悸，胸闷短气，咳嗽，唾白色泡沫痰，脉结。此证乃水饮内结，阻遏卫阳，阳不交阴所致。治宜温阳祛饮，拟二陈汤合苓桂术甘汤加味：

茯苓15克，炒白术10克，桂枝10克，炙甘草10克，制半夏10克，陈皮10克，牡蛎15克先煎。以水煎服，日服2次。嘱停服其他安眠药。

第4天复诊，服上方1剂后，当晚停服安眠药即能入睡。连服3剂，感觉稍舒，要求加大药力，遂于原方以甘遂易甘草，拟方：

茯苓15克，炒白术10克，桂枝10克，制半夏10克，陈皮10克，牡蛎15克（先煎），甘遂1.6克（研末，分二次冲服）。前6药以水煎汁，冲服甘遂末，日2服。

3. 款菀二陈汤加味　治痰咳嗽唾白痰，易咳出，苔白，脉缓。

款冬花、紫菀、茯苓、法半夏、陈皮、甘草、干姜、细辛、五味子。

以水煎服。咽痒者，加天门冬、黄芩；喘者，加厚朴、杏仁。

案例1：患者某男，45岁，武汉市江岸区某单位职工。1990年3月某日就诊。数日前因受凉发生咳嗽，至今不已，唾白色泡沫痰，微有喘气，舌苔薄白，脉沉。证乃寒邪犯肺气逆咳喘，治宜散寒逐饮降逆利气，拟款菀二陈汤加味：

款冬花10克，紫菀10克，陈皮10克，法半夏10克，炙甘草10克，伏苓10克，五味子8克，细辛6克，干姜10克，厚朴10克，杏仁10克（去皮尖炒打）。

以水煎服，日1剂，分2次温服。药服3剂而病愈。

案例2：患者某男，65岁，大学教授。1994年6月就诊。

1 个月前发生感冒，经某医院治疗，寒热症状虽退，但咳嗽至今不已，且唾白色稠痰；咽喉痒，汗出，微渴，大便干，苔薄白，脉沉。证乃痰结肺逆，郁而化热。治宜化痰止咳，润燥消热，拟款菀二陈汤加味：

款冬花 10 克，紫菀 10 克，陈皮 10 克，法半夏 10 克，炙甘草 10 克，茯苓 10 克，天门冬 10 克，黄芩 10 克，桔梗 10 克，大贝母 10 克，枇杷叶 10 克（去毛炙）。

以水煎服，日 2 次。药服 5 剂痊愈。

4. 麻杏二陈汤加味　治凉燥咳嗽，入睡时则频咳不休。

案例：

患者某女，55 岁，干部。1991 年 4 月 11 日就诊。

咳嗽已 2 年，每天睡眠入被时即咳嗽频频不休，喉咙痒，干咳少痰，小便频数、短少、色黄，舌苔薄白，脉浮。病乃凉燥犯肺，肃降失职，治宜宣肺利水，下逆止咳，拟麻杏二陈汤加味：

炙麻黄 10 克，京半夏 10 克，茯苓 10 克，炙甘草 10 克，款冬花 10 克，紫菀 10 克，陈皮 10 克，车前仁 15 克，泽泻 10 克，杏仁 10 克。

以水煎服，日 2 次。药服 5 剂后告愈。

## 五、喘证

喘证，乃呼吸快促之病候，其病在肺者，有痰实之喘，脉弦或滑而动则气喘是也，有肺虚之喘，脉浮虚或浮细无力而呼吸喘促是也。

案例：

患者某男，60 岁，住湖北枣阳某乡镇，经商。1950 年 9 月某日就诊。素有咳血，今日突发喘证，呼吸急促，胸闷不舒，烦躁，口咽干燥，苔薄少津，脉浮细无力。乃肺阴不足，燥热内郁，治宜滋养肺阴，润燥清热，拟方清燥救肺汤：

麦门冬 12 克，巨胜子 10 克，党参 10 克，冬桑叶 10 克，炙甘草 10 克，石膏 10 克，枇杷叶（去毛炙）10 克，杏仁（去皮尖炒打）10 克，阿胶 10 克（烊化）。

以上9味，以水先煎8味，待其水减半，去渣，入阿胶烊化，日1剂，分2次温服。

药服1剂而喘减，2剂而喘平。

## "经方"随谈

所谓经方者，乃经典著作中之药方也，或曰"经，常也"。经方者，谓其乃医家常用之药方也。1700多年来，其方一直为中外医学家所乐用，保障了人民群众的健康，并促进了我国药方的发展。

经方是在临床实践中创造出来的，又在长期临床实践中受到过严格检验，证明了它符合我国人民医疗的实际。经方组方严密，药味少，药物易得，辨证切要而准确，疗效切实可靠。在1700多年的中医药学临床医疗活动中不断地发挥了它的治疗作用，不断地重复了它的治疗效果。现列举数则如下：

抵当汤：本为治疗"太阳蓄血"之"其人发狂，少腹硬满，小便自利"和"阳明蓄血"之"其人喜忘，大便色黑而反易"，以及"瘀血内阻"而致"妇人经水不利下"之方。十几年前，余用其方加味治愈1例11岁男孩小腹硬满而尿血，被某大医院确诊为所谓"膀胱癌"者；今又用其方加味治疗一农民经两次手术未愈，仍时下黑便，左上腹微痛，窒塞不舒而固定不移者，亦收到较好效果。

小建中汤：主治脾胃不足，寒滞中焦，血脉挛急而成的"腹痛里急"或"腹中急痛"，今之所谓"绞痛"者；古代有效，今仍然有效，每加当归，以增强治疗绞痛之用，而为"当归建中汤"。现代用于治疗所谓"十二指肠球部溃疡"之"饥饿时疼痛发作，稍进饮食则疼痛缓解"而无"胃中烧灼感"者，疗效颇佳。如证兼腹满刺痛、大便色黑，则当加蒲黄、五灵脂、制香附以活瘀行气。如兼有大便泄利之证者，则非本方所宜矣。20世纪50年代早期，一农民肛脱不收，患部干燥，色变黑欲溃，疼痛不已，余治以"当归建中汤"内服，生甘草30克煎水外洗而愈。

柴胡加龙骨牡蛎汤：乃治伤寒误下后"胸满烦惊，小便不利，谵语，身重"之方，除临床确有其效外，在 20 世纪 70 年代，余以其方治愈 2 例壮年农民发狂奔走，不眠，大便秘结，甚至欲持刀杀人者。

上举 3 例，足以说明经方的临床价值。一方治多病，体现了经方的异病同治。经方可以治古病，也可以治今病。经方至今仍在不断地发挥其治病功能和不断地重复其治病效用，然这种治病功能的发挥和治病效用的重复，都必须在中医药学理论体系指导下，以辨证施治思想方法运用经方，才有可能做到。无视中医药学理论体系和辨证施治思想方法的一些"古方不能治今病论"者，一些"中医疗效不能重复论"者，就是对中医药学缺乏真正的认识，没有真正地了解。执此药方而无中医药学理论根据的以应彼证，自然而然地不见疗效，这何怪"经方"？

## 《金匮要略》中的"蒴藋细叶"

《金匮要略·疮痈肠痈浸淫病脉证并治》说："病金疮，王不留行散主之。"王不留行散方："王不留行十分（八月八日采）蒴藋细叶十分（七月七日采），桑东南根白皮十分（三月三日采），甘草十八分，川椒三分（除目及闭口）去汗，黄芩二分，干姜二分，厚朴二分，芍药二分。上九味，桑根白皮以上三味烧灰存性，勿令灰过，各别杵筛，合治之为散，服方寸匕。小疮即粉之，大疮但服之，产后亦可服。如风寒、桑根勿取之。前三物皆阴干百日"。此方余曾加减改为汤剂使用，是一个治疗金疮或筋骨伤折的较好的药方，惜今人已很少使用此方，因方中"蒴藋细叶"药房无货，全国高等医药院校教材《金匮要略讲义》亦未注明其为何物，故人们无从使用。然而农村草药医生却常用此药。

蒴藋细叶，谓取"蒴藋"之"小叶"。蒴藋，又作"蒴"，一名"堇草"，一名"茇"，俗名"八里麻"。《玉篇》谓其"有五叶"，生于田野及山间，处处有之，春天发芽抽苗，茎间有节，节间生枝，叶大如水芹，花白，子初色青，熟则变红色，高四五尺，极易繁殖，易于成丛。具有续筋骨、行血脉、活瘀、止痛、祛风、除湿等作用。除治刀斧等所伤之金疮外，还可治疗跌打损伤、风湿疼痛或缓弱、脚气胫肿、风眩、瘾疹等。蒴藋可用以内服，可也作熏蒸、敷裹、洗浴等外治用药。

# 胶艾汤方治出血

胶艾汤方：

生地黄 18 克　　当归 12 克　　川芎 10 克

干艾叶 10 克　　炙甘草 10 克　　白芍 10 克

阿胶 10 克（烊化）

以水煎服，日 2 次。

此方载于《金匮要略·妇人妊娠病脉证并治》中，其药物用量及煎服法有改动。张仲景用此方治妇人妊娠期子宫出血，余则用此方治妇人杂病子宫出血和大便下血以及皮下出血而形成紫斑者，孙思邈《千金翼方》则以之治唾血、吐血。方中用生地黄、阿胶滋阴补血，且以止血；当归养血，并同川芎、白芍以行血活血；艾叶气味芳香，功善止血，用之一以增强生地黄、阿胶止血之效，一以防止生地黄、阿胶之腻滞；甘草调和诸药。其方滋而不腻，而行不伤，补血止血，适用于治疗血虚的各种出血。如血虚导致气衰者，可于方中加入党参、黄芪、白术益气以固血。

# 二陈汤临床运用

二陈汤，出自《太平惠民和剂局方》，由半夏、陈皮、茯苓、炙甘草四药组成，用时加生姜同煎服，主治痰湿咳嗽，胸膈满闷，恶心呕吐，头眩心悸等，为治痰通剂，故凡因痰而致之病症，皆可以其为基础加味而治之。兹将用之有验者加以论述。

1. 治感冒后咳嗽久久不已，唾白痰喘气，苔白，脉缓，宜二陈汤加味：

法半夏 10 克，陈皮 10 克，茯苓 10 克，款冬花 10 克，紫菀 10 克，炙甘草 10 克，五味子 8 克，干姜 10 克，细辛 6 克，厚朴 10 克，杏仁 10 克去皮尖炒打。

上十一味，以水适量煎药，汤成去滓，取汁，分温再服，一日服尽，每日一剂。方即款菀二陈汤加干姜、细辛、五味子、厚朴、杏仁。

2. 治小儿惊风，时发四肢抽搐，两眼上插，眼珠青蓝色，宜二陈汤加味：

法半夏 6 克，陈皮 6 克，茯苓 6 克，炙甘草 5 克，竹茹 6 克，枳实 6 克炒，石菖蒲 5 克，僵蚕 5 克。

上八味，以水适量煎药，汤成去渣，取汁，分温三服，一日服尽。方即为温胆汤加石菖蒲、僵蚕。如有热口渴尿黄者，加天竹黄 5 克。如惊风日久，正气已衰，抽搐轻微，神识模糊，气息微弱者，则加党参、远志、胆南星，为涤痰汤加远志、僵蚕。

3. 治癫痫，或数月一发，或月一发，或日一发，或日数发，发则卒然仆地，叫呼一声，不省人事，口流白沫，四肢抽搐，移时自行苏醒，宜二陈汤加味：

法半夏 10 克，陈皮 10 克，茯苓 10 克，炙甘草 8 克，制南星 10 克，炒枳实 10 克，远志 10 克，石菖蒲 10 克，僵蚕 10 克，大贝母 10 克，当归 10 克，川芎 8 克，明矾 3 克。

上十三味，以水适量煎药，汤成去渣，取汁，分温再服，一日服尽。方即导痰汤加僵蚕、远志、石菖蒲、大贝母、当归、川芎、明矾。

4. 治中风有痰，语言謇涩不利，半身不遂，口眼㖞斜，脉虚，宜二陈汤加味：

法半夏 10 克，陈皮 10 克，茯苓 10 克，炙甘草 8 克，竹茹 10 克，炒枳实 10 克，胆南星 10 克，党参 10 克，石菖蒲 10 克，僵蚕 10 克，竹沥 10 克，生姜汁 10 克。

上十二味，以水适量煎前十味，汤成去渣，取汗，加入竹沥、生姜汁，分温二服，一日服尽。方即涤痰汤加僵蚕、竹沥、生姜汁。

5. 治精神失常，奔走不已，多语，少眠，喜悲哭，宜二陈汤加味：

法半夏 10 克，陈皮 10 克，茯苓 10 克，炙甘草 8 克，竹茹 10 克，炒枳实 10 克，石菖蒲 10 克，远志 10 克，党参 10 克。

上九味，以水适量煎药，汤成去滓，取汁，分温再服，一日服尽。方即温胆汤加党参、远志、石菖蒲。

6. 治体胖，头昏闷，寡言语，面部时发微笑而不能自控，舌苔黑黄干燥，脉弦滑，宜二陈汤加味：

京半夏 10 克，陈皮 10 克，茯苓 10 克，炙甘草 8 克，竹茹 15 克，炒枳实 10 克，黄连 10 克，花粉 10 克，玄参 10 克。

上九味，以水适量煎药，汤成去渣，取汁，分温再服，一日服尽。方即温胆汤加黄连、玄参、花粉。

7. 治头痛，昏闷不爽，口渴，舌苔黄腻，脉弦，宜二陈汤加味：

京半夏 10 克，陈皮 10 克，茯苓 10 克，炙甘草 8 克，竹茹 15 克，炒枳实 10 克，黄芩 10 克，花粉 10 克，胆南星 10 克。

上九味，以水适量煎药，汤成去渣，取汁，分温再服，一日服尽。方即温胆汤加黄芩、花粉、胆南星。

8. 治或左或右一侧肩背痛，不能举动，脉细，宜二陈汤加味：

法半夏 10 克，陈皮 10 克，茯苓 10 克，炙甘草 8 克，当归 10 克，川芎 10 克，姜黄 8 克，僵蚕 10 克。

上八味，以水适量煎药，汤成去渣，取汁，分温再服，一日服尽，每日一剂。

9. 治两脚浮肿不匀，一脚甚肿，一脚肿轻，皮肤颜色不变，脚有重滞感，小便正常，治宜二陈汤加味：

法半夏 10 克，陈皮 10 克，茯苓 10 克，炙甘草 8 克，制南星 10 克，炒枳实 10 克，木瓜 10 克，苍术 10 克。

上八味，以水适量煎药，汤成去渣，取汁，分温二服，一日服尽，每日一剂。方即导痰汤加木瓜、苍术。此证常见，亦有独一足肿、另一足不肿者。

10. 治气虚浮肿，早起面目肿甚，两脚肿消，下午两脚肿甚，面目肿消，肢体易疲泛，脉虚，苔薄白，宜二陈汤加味：

法半夏 10 克，陈皮 10 克，茯苓 10 克，炙甘草 8 克，党参 10 克，白术 10 克炒，生姜 6 克。

上七味，以水适量煎药，汤成去渣，取汁，分温再服，一日服尽。每日一剂。方即六君子汤。

11. 治失眠，烦躁不易入睡，睡则易惊醒而心悸，或有呕恶，治宜二陈汤加味：

法半夏 10 克，陈皮 10 克，茯苓 10 克，炙甘草 8 克，竹茹 10 克，枳实 10 克炒，酸枣仁 10 克炒打。

上七味，以水适量煎药，汤成去渣，取汁，分温再服，一日服尽。每日一剂。方即温胆汤加酸枣仁。酸枣仁必炒，如脉虚亦可六君子汤。

12. 治心悸，怔忡，胸满，短气，不寐，消瘦，咳嗽唾白色泡沫痰，苔白，脉结，宜二陈汤加味：

法半夏 10 克，陈皮 10 克，茯苓 10 克，炙甘草 10 克，桂枝 10 克，白术 10 克炒，牡蛎 15 克。

上七味，以水适量煎药，汤成去滓，取汁，分温再服，一日服尽，每日一剂。方即二陈汤合苓桂术甘汤加牡蛎。如身体壮实者，可去甘草加炒甘遂末 2 克，分二次以药汁冲服。

13. 治胃部胀痛，每于饥饿时发作，稍进饮食则痛止，腹软，大便稀溏，小便黄，苔白薄，脉虚，宜二陈汤加味：

法半夏 10 克，陈皮 10 克，茯苓 10 克，炙甘草 8 克，党参 10 克，白术 10 克炒，生姜 6 克，桂枝 8 克。

上八味，以水适量煎药，汤成去渣，取汁，分温再服，一日服尽。每日一剂。方即六君子汤加桂枝。

14. 治疝气，睾丸肿大疼痛，坠胀，引小腹不舒，小便色黄，宜二陈汤加味：

法半夏 10 克，陈皮 10 克，茯苓 10 克，炙甘草 8 克，青皮 10 克，谷茴 10 克，荔枝核 10 克，橘核仁 10 克，川楝子 10 克。

上九味，以水适量煎药，汤成去渣，取汁，分温再服，一日服尽，每日一剂。

15. 治积聚，腹满气塞，短气不得息，不下食，宜二陈汤加味：

法半夏 10 克，陈皮 10 克，茯苓 10 克，炙甘草 8 克，槟榔 12 克，生姜 10 克，柴胡 10 克，紫苏 6 克，细辛 3 克，熟附片 8 克，大黄 10 克。

上十二味，以水适量煎药，汤成去渣，取汁，分温再服，一日服尽。每日一剂。方为槟榔汤。

16. 治妇女体胖月经闭止不来，起居饮食如常，脉沉微，宜二陈汤加味：

法半夏 10 克，陈皮 10 克，茯苓 10 克，炙甘草 8 克，白术 10 克炒，苍术 10 克，当归 10 克，川芎 10 克，射干 10 克。

上九味，以水适量煎药，汤成去渣，取汁，分温再服，一日服尽，每日一剂。

17. 治妇女妊娠恶阻，呕吐不止，饮食不下，宜二陈汤加味：

法半夏 10 克，陈皮 10 克，茯苓 10 克，炙甘草 8 克，党参 10 克，炒白术 10 克，生姜 6 克，黄芩 10 克。

上八味，以水适量煎药，汤成去渣，取汁，频频呷服，一日服尽。不瘥，更作。方即六君子汤加黄芩。

# 慢性便秘及麻子仁丸方解

慢性便秘，一般是指脾约便秘，即脾藏津液不足，失其运化之用，不能输津于胃，导致胃中燥热坚结，以致大便秘结，坚涩难下，日久不愈，可伴有小便数多，脉浮涩等。此乃脾弱胃强，津少失润。治当清热润肠通便，临床上宜用麻子仁丸治之。其方组成：麻仁 50 克，白芍 30 克，炒枳实 50 克，大黄 50 克，厚朴 30 克，杏仁 30 克（去皮尖炒打），共研为极细末，炼蜜为丸如桐子大收贮备用。每用时取药丸 10 克，以温开水送下。方中取麻子仁、杏仁体润多脂，润燥滑肠；取白芍敛阴和脾，大黄、厚朴、枳实，利气行滞，泄热通便；以蜜为丸，旨在甘缓而润下，补脾而益气。麻子仁丸为仲景经方，分别见于《伤寒论·辨阳明病脉证并治》和《金匮要略·五藏风寒积聚病脉证并治》。

# 验方一束

此所谓"验方"者，乃余在数十年临床医疗中，根据自己体验创制而确有效验者，不包括屡用有效的古方。

（1）甘寒养阴方　主治胃阴虚痛，胃痛每于饥饿时发作，有灼热感，稍进饮食则热痛缓解，小便黄，大便干，口干而渴，脉细数。

生地15克　山药10克　石斛10克

玉竹10克　沙参10克　芡实10克

莲子肉10克　薏苡仁10克　麦冬10克

甘草8克

上十味，以水适量煎药，汤成去渣取汁分温2服，1日服1剂。

（2）冬瓜皮汤　主治全身浮肿，肤色鲜泽，小便频数短少，尿黄赤而感灼热，或口渴饮冷，或脉数苔黄。

冬瓜皮20克　芦根20克　茯苓皮10克

薏苡仁15克　白茅根15克　石韦10克

车前仁15克　滑石10克　泽泻10克

灯心草10克　西瓜翠衣20克

上十一味，以水适量煎药，汤成去渣取汁分2次服，1日服1剂。

（3）款菀二陈汤　主治咳嗽唾白痰或白色泡沫痰，舌苔白，脉弦或缓。

款冬花10克　紫菀10克　法半夏10克

茯苓10克　陈皮10克　炙甘草10克

干姜10克　细辛6克　五味子8克

上九味，以水适量煎药，汤成去渣取汁分2次温服，1日服1剂。

（4）枇杷二冬汤　主治燥咳不已，频频干咳而无痰，喉咙痒，口咽干燥。

炙枇杷10克　天冬10克　麦冬10克

款冬花10克　紫菀10克　核桃肉10克

甘草 10 克炙　桔梗 10 克　沙参 10 克

桑叶 8 克

上十味，以水适量煎药，汤成去渣取汁分 2 次温服，1 日服 1 剂。

（5）加味苇茎汤　主治肺痈，咳唾脓血或浓痰腥臭，引胸胁隐隐痛，口中干燥，脉数实。

芦根 30 克　冬瓜仁 10 克　薏苡仁 10 克

桔梗 10 克　甘草 10 克　贝母 10 克

鱼腥草 30 克　桃仁（去皮、尖，双仁者）10 克

上八味，以水适量煎药，汤成去渣取汁分 2 次温服，1 日服 1 剂。

（6）热痹止汤　主治热痹，肢体关节热痛红肿，或口渴欲饮，或小便热黄，或脉濡数，舌苔黄。天气变化则疼痛加剧。

薏苡仁 15 克　苍术 10 克　黄柏 10 克

川牛膝 10 克　老鹳草 10 克　桑枝 15 克

威灵仙 10 克　升麻 10 克　射干 10 克

木瓜 10 克　牛角片 20 克

上十一味，以水适量煎药，汤成去渣取汁分 2 次温服，1 日服 1 剂。

（7）加味胶艾汤　主治妇女崩中漏下，或月经过多，小腹坠痛，心慌心悸，少气懒言，肢体无力，苔薄，脉虚小弱。

生地 15 克　当归 10 克　川芎 10 克

白芍 10 克　艾叶 10 克　炙甘草 10 克

党参 10 克　炒白术 10 克　炙黄芪 10 克

阿胶 10 克（烊化）

上十味，以水适量先煎前 9 味，待水减半，纳入阿胶烊化，稍煎，汤成去渣取汁分 2 次温服，半日服 1 剂。

（8）止带汤　主治妇女白带过多。

当归 10 克　川芎 10 克　山药 12 克

芡实 10 克　炒扁豆 10 克　炒白术 10 克

茯苓 10 克　薏苡仁 10 克　菝葜 20 克

上九味，以水适量煎药，汤成去渣取汁，分 2 次温服，1 日服 1 剂。如白带质稠色黄气味臭者，可加栀子 10 克，黄芩 10 克；如白带质稀色清气味腥者，可加煅龙骨 10 克，煅牡蛎 10 克。

（9）消疹汤　主治全身皮肤突然发生红色小丘疹，如沙粒大，有痒感。

当归 10 克　赤芍 10 克　防风 10 克

荆芥 10 克　茯苓 10 克　川芎 8 克

炒枳实 10 克　桔梗 10 克　炙甘草 8 克

上九味，以水适量煎药，汤成去渣取汁分 2 次温服，1 日服 1 剂。如体弱脉虚，正气不足者，加党参 10 克。

（10）活瘀止痛汤　主治跌打损伤，疼痛，胸闷，大便干结，口干不欲饮，脉涩。

当归 12 克　川芎 10 克　赤芍 10 克

红花 10 克　制香附 10 克　炒枳实 10 克

厚朴 10 克　制乳香 10 克　制没药 10 克

大黄 10 克　炒桃仁（去皮尖）10 克

童便 1 杯（后入）

上十二味，以水适量先煎前十一味，待汤成去渣取汁，加入童便，分 2 次温服，1 日服 1 剂。

（11）肾囊风外治方　主治肾囊风，阴囊奇痒，痒不可耐，搔之流水，结痂。

紫苏叶 30 克　蝉蜕 5 克

上二味，以水适量煎药，汤成去渣取汁，趁热熏洗患部，日洗 2 次。但注意防止烫伤。另用：

紫苏叶 10 克（研末）　蝉蜕 2 克（研末）

梅花冰片 1 克

上三味，研和均匀，以麻油适量调涂患部。日涂数次。

（12）敷毒散　主治带状疱疹，腰胁间密生白色小疱疹，呈带状，可散及胸背颈项，焦痛不安。

黄连末 10 克　黄柏末 10 克　熟石膏 8 克

梅花冰片 3 克

上四味，于钵内共研和均匀，凉开水调涂患部，日涂五六次。亦可另用鱼腥草 30 克，以水煎服，日服 2 次。

（13）加减地骨皮饮　主治口舌糜烂如灯盏窝，约豆大，上布白膜，剥之则出血、疼痛，时轻时重，反复发作，数年不愈。

生地 15 克　当归 10 克　赤芍 10 克

地骨皮 12 克　丹皮 10 克　白薇 10 克

蛤粉 10 克　青黛 8 克　银柴胡 10 克

胡黄连 10 克　蔷薇根 10 克

上十一味，以水适量煎药，汤成去渣取汁分 2 次温服。1 日服 1 剂。外用：

青黛 3 克　黄柏末 3 克　蛤粉 3 克

人中白 3 克（煅）　梅花冰片 0.3 克

上五味，于钵内共研和均匀，撒布于糜烂部。

（14）聤耳方　主治耳内流脓，长期不愈。

紫草根 3 克　冰片 0.3 克　石龙骨末 0.3 克

人乳汁适量

上四味，共置于一瓷杯内，饭上蒸取汁，用滴患耳中，1 日滴 3～5 次。

（15）治疗疮方　主治疗疮或偏正对口（脑疽）初起。

麝香适量

上一味，用竹针将疗疮或对口疮挑破皮，见血不流血，放麝香少许于破皮处，外以普通膏药贴上。

（16）槟榔木香汤　主治小儿蛔虫腹痛有疱块上下移动。

槟榔 30 克　广木香 6 克

上二味，以水适量煎药，汤成去渣取汁温顿服之。

# 土瓜根治病功效

土瓜，一名"王瓜"。《礼记·月令》说："孟夏之月……王瓜生。"《神农本草经》卷二谓"王瓜，味苦寒……一名土瓜"，鄂北乡下俗呼之为"马泡"，药用其地下根块，称之曰"土瓜根"。生于原野，药极易得，能治疗多种病症，如黄疸、消渴、妇女月经不调及闭经等，实是一味常用药物，兹列举其方。

（1）土瓜根汁方　主治黄疸未愈，变成黑疸。

土瓜根适量

上一味，捣取汁1杯，频频服之，病从小便去。亦治小儿伤寒发黄。

（2）大黄丸　主治消渴，小便多，大便秘结。

大黄300克　花粉150克　土瓜根150克

杏仁100克（去皮、尖，双仁者，炒）

上四味，冷水渍一宿，蒸，暴干，研为末，过筛，炼蜜为丸如梧桐子大，每服5丸，日3服，开水送下。

（3）消瘰散　主治寒热瘰疬在颈部，形如杏李。

连翘80克　黄连80克　白芍80克

苦参80克　土瓜根80克　龙胆草80克

当归80克

上七味，共研细末，过筛，每饭前以温酒送服3克。

（4）消瘿方　主治颈部瘿瘤肿大（今之甲状腺肿大）。

昆布30克　海藻30克　海蛤60克

法半夏30克　细辛30克　土瓜根30克

松罗30克　木通60克　白蔹60克

龙胆草60克

上十味，共研细末，过筛，每服3克，每日服2次，酒送下。注意休息，不得过于作劳。

（5）土瓜根散 主治妇女月经不调，一月再见，小腹满痛。

土瓜根 30 克 白芍 30 克 桂枝 30 克 蟅虫 30 克

上四味，共研细末，过筛，每服 3 克，每日服 3 次，酒送下。

（6）通经方 主治妇女月经闭塞不通，小腹满痛，脉涩。

牛膝 50 克 麻子仁 30 克（蒸） 土瓜根 30 克

桃仁 30 克（去皮、尖，双仁者，炒）

上四味，以酒适量渍之，夏日 5 天，冬日 10 天，春秋日 7 天，药酒成，每服一小酒杯，能饮酒者酌加之，每日饮 1～2 次。

（7）除热方 主治妇人心胸烦热，眉骨眼眦痒痛，有时生疮，咽喉干燥，四肢痛痒。

花粉 30 克 麦冬 30 克 大黄 20 克 杏仁 20 克（去皮、尖、双仁者、熬）
土瓜根 80 克 龙胆草 30 克

上六味，共研细末，炼蜜为丸如梧桐子大，每次服 10 丸，温开水送下，每日服 3 次。

（8）土瓜根丸 主治积聚烦满，留饮宿食，妇人带下百病，寒热交结，唇口焦黑，身体消瘦，嗜卧，少食，多魇，产乳胞中余疾，股里热，腹中急结，痛引阴中。

土瓜根 50 克 桔梗 50 克 炒大黄 160 克

杏仁 100 克（去皮、尖，双仁者、炒）

上四味，共研细末，炼蜜为丸如梧桐子大，每次服 3 丸，空腹服，开水送下，每日服 3 次。不知，加之，以知为度。

（9）气癫方 主治小儿气癫，哭叫则阴囊胀大，痛连小腹。

土瓜根 6 克 白芍 6 克 当归 6 克

上三味，以水适量煎药，汤成去渣取汁温服，日 2 次。

（10）外敷方 主治诸漏。

土瓜根适量

上一味，捣烂如泥，外敷漏上，干燥则易之，不限时节。

# 白芍治病功效

白芍,古作"芍药"。《神农本草经》卷二明谓其"除血痹""破坚结""利小便"。芍药为通利药,而非补塞药无疑,故《伤寒论》和《金匮要略》中,举凡腹痛,多有加白芍以治之者,以其除痹塞通血脉而止痛也。小青龙汤,本为发汗逐饮之方,服后小便亦利者,乃是白芍之效力。附子汤、真武汤中用白芍,正是取其利小便,使附子发挥治疗作用后,其毒从小便而去,不留体中为患。白芍尚有通利大便之效,故《伤寒论》中麻仁丸用之。《伤寒论·辨太阴病脉证并治》说:"本太阳病,医反下之,因而腹满时痛者,属太阴也,桂枝加芍药汤主之;大实痛者,桂枝加大黄汤主之"。是太阳病误下表证未去而邪又内陷于里,结而为痛。其结痛之势,一为"腹满时痛",一为"大实痛",乃邪结在里之微甚,故一用"白芍",一用"大黄"。白芍、大黄均为通利药类,只是力有缓峻之殊耳。上引《伤寒论》同篇中"太阳为病,脉弱,其人续自便利,设当行大黄、芍药者,宜减之,以其人胃气弱,易动故也"之文,可证。唯因白芍有通利动胃之害,故《伤寒论》中凡下利者,每去之。真武汤方,证见下利,则去白芍加干姜,是其例。至于《伤寒论》中下利而未去白芍者,《伤寒论·少阴病》有四逆散证,以其"泄利下重",欲利而利又不爽。气滞不通,故用白芍以通利之。而黄芩汤、麻黄升麻汤用白芍以治下利,前者为少阳病方,后者为厥阴病方,二者亦当"泄利下重",欲利而不爽,《伤寒论》未言者,省文耳,如《厥阴病篇》说:"下利,欲饮水者,以有热故也,白头翁汤主之。""下利,谵语者,有燥屎也,宜小承气汤。"其白头翁汤证,为血热痢疾;小承气汤证,疑为后世所谓之"奇恒痢疾",二者亦省去"下重"二字。麻黄升麻汤,今人已少用,而黄芩汤一方,今人则下用以治疗下利脓血,里急后重之痢疾。后世治痢疾之芍药汤,以白芍为君,正是取其通利之效。如谓白芍功在敛阴补血,试问《伤寒论》之"附子汤""真武汤""大柴胡汤",《金匮要略》之"甘遂半夏汤""乌头汤"等方何用白芍方？唯其与补药同用，始收补益之效耳，故真人养藏汤治滑泻脱肛用之。

# 瓜蒂给药方式

瓜蒂，一作"瓜蒂"，又叫"瓜丁"，又叫"瓜当"，乃甜瓜之蒂。《神农本草经》卷一谓其"味苦寒，主大水身面四肢浮肿，下水，杀蛊毒，咳逆上气，及食诸果病在胸腹中，皆吐下之"。汉末张仲景治病已每用之。然其给药方式不同，则功效亦异。即：为散内服则催吐，作汤内服则利小便，研末鼻引出黄水则治黄疸，研末点鼻则消落鼻中息肉。兹列举如下。

（1）瓜蒂散　主治痰涎宿食停积在胸膈上脘，胸膈满闷，心中愦愦，欲吐不吐，而以吐出为快者。

瓜蒂 5 克（炒黄研末）　赤小豆 5 克（研末）

二药末和合均匀，取 3 克，用香豉 10 克，以热水煮作稀糜，去渣取汁和散，温顿服之。为吐者，少加之，得快吐止服。

（2）瓜蒂汤　主治夏月伤冷水，全身皮肤浮肿，身热疼重，口渴，尿黄赤。脉微弱。

瓜蒂 20 枚

上 1 味，切，以水适量煎药，汤成，去渣取汁服。

（3）鼻方　主治黄疸，一身面目发黄，小便黄。

瓜蒂 14 枚　赤小豆 14 粒　秫米 14 粒

上 3 味，研为细末，每次用小勺取药末少许纳入鼻孔中，须臾当出黄汁，则愈。

（4）点鼻痔方　主治齆鼻，鼻中息肉窒塞不得呼吸。

瓜蒂 14 枚　矾石 1 克　藜芦 1 克　附子 2 克

上四味，各别研末，和合均匀，以小竹管取药末如小豆许，吹入鼻中息肉上，再以绵絮塞鼻。次日再吹，以愈为度。

# 话"细辛服不过钱"
## ——兼话给药方式与药效的关系

多少年来，在中医药之课堂上、诊疗室里以及药房中，都流传着"细辛服不过钱"（约现今之 3 克余）之语，几乎成为中医药界一个不成文的"章程"，师生相受，师徒相传，人人皆知。若医者在为病者处方时违背这一"章程"，将细辛的用量超过"一钱"以上，则立刻遭到责难，中药房也将拒绝发药，甚至在某种情况下患者服用配有一钱以上用量之细辛的汤药而疾苦消失，亦仍然有可能受到一些非议。

然张仲景《伤寒论》《金匮要略》二书中各方之用细辛者，据粗略统计，包括加减方在内约有十九方，一般均超过了这一限量。在十九方中，除乌梅丸为"丸剂"细辛用量"六两"、赤丸为"丸剂"细辛用量"一两"，侯氏黑散为"丸剂"，细辛用量"三分"外，其余汤剂 16 方，如小青龙汤、小青龙加石膏汤、当归四逆汤、当归四逆加吴茱萸生姜汤、射干麻黄汤、苓甘五味姜辛汤、苓甘五味姜辛夏杏汤、苓甘五味姜辛夏杏大黄汤等八方细辛用量均为 3 两，麻黄附子细辛汤、厚朴麻黄汤、大黄附子汤、桂甘姜枣麻辛附子汤、苓甘五味姜辛夏汤等 5 方细辛用量均为 2 两，真武汤加减法细辛用量为 1 两。至于防己黄芪汤加减法和所谓千金三黄汤细辛用量已为宋人所改动，不便计入。何以知其药量已为宋人所发动？因仲景各方药物，均没有以"分"计量者。

上述可计汤剂 14 方中，细辛用量，少则为 1 两，还只有 1 方；多则为 3 两，竟达 8 方之多。汉代斤两换算为现今用量，根据一般简单折算法，汉代 1 两折合为现今 1 钱，或为 3 克多一点；汉代 3 两折合约为现今 3 钱，或为 10 克。细辛用量在汤剂中用至 3 钱或 10 克，不会发生什么事故，而为什么多少年来人们都受着"细辛服不过钱"一语束缚而不能自拔呢？原来宋人陈承曾言"细辛非华阴者不得为真，若单用末，不可过一钱，多则气闷塞不通则死"，之后一些本草著作对此又时有引用。故其流传甚广，且遗其"末"字而为"细辛服不过钱"之论，以至影响数百年，至今未已。其实，章次公在其所编《药物学》中就曾说过："细辛不可多服，自是正论，但谓用至一钱，即足以致气闭，则又不尽然。此仅可以论'末'药，而不可以论'汤'药。细辛入汤剂，钱许无妨，编者之经验如此，决非虚语也。"1970 年，笔者在鄂西北大山区调查中草药时，曾亲用民间方——线粗寸长细辛一段让病人嚼吞，立止胃寒疼痛，且常在汤剂处方中细辛用至 2 钱至 6 克，亦未见偾事。这表明，细辛作散剂末服，用量不能至 3 克，否则会导致气闭不通而死；细辛作汤剂煎服，则用量可至 3 克以上，约可至 10 克，否则药少力弱而难以中病。

不仅细辛如此，花椒亦有同样性情，末服稍多亦能令人气息闭塞而死，故古人有以花椒研末自随者，遇必要时则服之以自尽。是故为中医者，在临床医疗中除应认真辨别病证，选方遣药外，还要研究药物的给服方式，才能充分、正确地发挥药物的治病效能。甘遂为逐水峻药，煎服用至 6 克，其逐水无力，末服只用 2 克，则令人泻水不已，这已为多次经验所证明。朱砂为镇心安神药，末服治心悸、头晕等症有效，入汤煎服则毫无药之效用。故孙思邈提出，在汤剂中用朱砂者，应将朱砂研成极细为粉末，临服时放入汤中搅令调和而服之。以朱砂为药，不宜于汤剂、酒剂也。清人有以"朱砂拌茯神""朱砂拌寸冬"而入汤剂煎服者，实耗朱砂于无益之中，既疏于古人之经验，又悖于近人之研究。因近人之研究结果表明，朱砂并不溶解于水。《备急千金要方·序例》载"铅丹""雄黄"药用亦"不宜汤"，然而铅丹在《伤寒论·太阳篇》之"柴胡加龙骨牡蛎汤"方中，雄黄在《金匮要略·百合狐惑阴阳毒篇》之"升麻鳖甲汤"方中却均为汤剂煎服。不知其方后文字是否脱简，当进一步研究之。

综上所述表明，在临床医疗中给药的不同方式，关系到能否发挥药物的治病效用，发挥多大的药物治病效用及对人体的利与弊。某些药物因给药方式和给药途径不同，其治疗疾病和治病机转也不一样。如瓜蒂，末服则催吐，以治胸膈痰涎宿食；煎服则利小便，以治暑病夹湿之肌肤肿满；为末塞鼻则导出水液，以治湿阻清阳之头重鼻塞。至于宜汤煎服的药物，煎法亦不尽同。附子久煎，则性淳力专；芒硝久煎，则药效尽失；大黄稍煎，则通便力峻；犀角（现用代用品）稍煎，则作用全无。这些均是临床医疗中客观存在的事实。在这方面与中医药学其他方面一样，我国古代医药学家通过长期医疗实践，积累了丰富的经验，给我们留下了宝贵的财富。望中医药工作者对此加强研究，并将其发扬光大，以提高中医药学治疗疾病的效果，切勿以其琐碎麻烦而忽视之！

## 明矾治病功效

明矾，又叫"白矾"，正名作"矾石"，又作"羽泽"，又作"羽涅"，又作"涅石"或"石涅"，烧去水分则称"枯矾"。是一种常用中药，既可内服，又可外用，广泛用于治疗中医内、外、妇、儿及五官各科的有关疾病。战国时代成书的《山海经·西山经》中说："女床之山……其阴多石涅。"郭璞注："即矾石也。"表明我国早在2000多年以前就发现了明矾。《神农本草经》卷一记其药用功效说："涅石，味酸寒，主寒热泄利、白沃、阴蚀、恶创、目痛、坚筋骨齿。"后世医家在医疗实践中并不断地发现明矾新的治病功用，兹择矾石为方简要者列举之。

（1）消石矾石散　主治女劳黄疸，一身尽黄，额黑，足热，小腹满，小便不利，大便黑，时溏。

消石　明矾（烧枯）

上2味等份，共研匀为散，以大麦粥汁和服一匙，日3服。病从大小便去，小便正常，大便正黑，勿怪。

（2）钟乳七星散　主治寒冷咳嗽，上气，胸满，唾脓血。

钟乳　明矾　款冬花　桂枝

上4味，各等份，共研细末，过筛，取如七大豆许，饭前酒送服，日3服。如未效，可加药量。

（3）槐花散　主治有热呕吐。

明矾（烧枯）　槐花（炒作黄黑色）　炙甘草　皂角（去皮烧令烟绝）

上4味，各等份，共为细末，过筛，每服6克，开水送服。

（4）大黄龙丸　主治中暑昏倒不知人；或身热恶寒，头痛，状如伤寒；或往来寒热，口渴饮水，呕吐泄泻。

硫黄30克　消石30克　明雄黄15克

明矾15克　滑石15克　寒食面120克

上6味，共研细末，水泛为丸如梧桐子大，每次服5～6丸，可渐加至20丸，新汲水送下。昏不知人者，则撬开口井水灌之。中暑昏迷忌冷，此药以冷水送下，乃热因寒用。

（5）丹矾丸　主治各种癫痫病证，无论其阴阳冷热。

黄丹30克　明矾30克

上药用陶砖凿一窠，可容60克许，先安黄丹在下，次安明矾在上，以木炭2.5千克，烧炽令炭尽，取出细研，以未经水猪心血和合为丸，如绿豆大，每次服10～20克，橘皮煎汤送服。

（6）开关散　主治喉风，喉咙闭塞，气息不通。

明矾烧枯　白僵蚕

上2味，等份，共研细末，过筛，每次服10克，生姜蜜水调，细细服之。

（7）黄矾丸　主治各种痈疽疮疡。

明矾30克　黄蜡15克

上2味，明矾研极细末，黄蜡和合为丸，如梧桐大丸，每次服10丸，渐加至50丸，温酒服。疮如未破，可消；如已破，即合。

（8）栀子丸　主治小儿热痢不止。

栀子7枚　明矾6克　黄柏5克

黄连7克　红枣4枚（炙令黑）

上5味，共研细末，过筛，炼蜜为丸如小豆大，每次服5丸，日3夜2服，如未效，稍加至10丸，温开水送服。

（9）明矾蜜汤　主治胸膈满闷，痰瘀癖结。

明矾 20 克　蜂蜜 10 克

上 2 味，用水适量煎明矾，待水减半，加蜜稍煎，温顿服之，须臾即吐，如未吐，再饮热水 1 杯，即吐。

（10）明矾牡蛎汤　主治遗尿，男、女不自觉知而尿遗出。

明矾（烧枯）　牡蛎（煅）

上 2 味，等份，共研细末，每次服 1 匙，酒送下，1 日服 3 次。

（11）矾姜散　主治中风卒倒，不省人事，痰涎壅盛。

明矾 6 克（研末）　生姜（自然汁）适量

上 2 味，以生姜自然汁调明矾末，撬开口灌下。

（12）朱矾丸　主治心腹疼痛。

明矾 30 克　朱砂 10 克

上 2 味，共研细末，醋糊为丸如梧桐子大，每次服 4 克，醋送服，日服 1 次

（13）韭子丸　主治虚劳，小便白浊，梦中泄精。

韭子 80 克　菟丝子 80 克　车前仁 80 克

熟附片 60 克　川芎 60 克　当归 30 克

明矾 30 克　桂枝 30 克

上 8 味，共研细末，过筛，炼蜜为丸如梧桐子大，每次服 5 丸，酒送下。1 日服 3 次。

（14）尿血止汤　主治小便尿血。

矾石 10 克　蒲黄 8 克　鹿角胶 8 克

白芍 8 克　炙甘草 8 克　戎盐 5 克

红枣 3 枚（擘）

上 7 味，以水适量煎药，汤成，去渣取汁，温分 3 服。

（15）肠风丸　主治肠风，大便下血，血色鲜红。

明矾 20 克　五倍子 20 克

上 2 味，共研细末，过筛，水泛为丸如梧桐子大，每次服 7 丸，米汤送服。忌饮酒。

（16）白金丸　主治癫狂失心，喜怒无常。

明矾 90 克　郁金 210 克

上 2 味，共研细末，过筛，薄荷煎水泛丸如绿豆大，每次服 20 丸，开水送服。

（17）下胞方　主治妇人产后胞衣不下。

明矾 1 克

上 1 味，研细末，温开水送服。

（18）草矾散　主治毒蛇咬伤。

明矾　甘草

上 2 味，等份，共研细末，每服 6 克，冷水调下。

（19）矾石丸　主治妇女白带多。

明矾 3 份（烧枯）　杏仁 1 份（去皮尖）

上 2 味，共研极细末，炼蜜为丸如枣核大，临睡前以 1 丸纳入阴道中，待其自行溶化。

（20）阴肿洗方　主治阴囊肿大，睾丸疼痛。

雄黄 30 克（研末）　明矾 60 克（研末）　甘草 30 克

上 3 味，以水适量煎药，待水减半，去渣取汁，用洗患部。

（21）矾石汤　主治脚气冲心。

明矾 60 克

上 1 味，以浆水适量煎三五沸，用以浸脚。

（22）贴痞方　主治腹中痰血胶裹，结成痞积。

雄黄 30 克　明矾 30 克

上 2 味，共研细末，面糊调作膏，摊布上贴于患部。

（23）眼肿贴方　主治眼睛肿痛。

明矾适量研末　生姜（自然汁）适量

上 2 味，以生姜自然汁调明矾末，成饼状，贴于眼胞上。

（24）通鼻方　主治鼻中息肉，窒息不通。

明矾　藜芦　瓜蒂　附子

上 4 味，各别研为细末，合和均匀，每以小豆许药末吹入鼻中，再以纱布塞鼻。1 日 2 次，以愈为度。

（25）矾石粉方　主治身体腋下狐臭气。

明矾适量研细末

上1味，绢袋盛贮，时时用之以粉腋下。

（26）二味拔毒散　主治无名肿毒，手足忽然发生局部红肿疼痛。

明矾　雄黄

上2味，等份，共研极细末，醋调，涂患部。

此外，还有许许多多明矾治病药方，如治咳方，治重舌方，治悬雍垂肿方，治脚汗方以及治妇人血崩方等等，不胜其举，可见其治疗疾病的广泛性，实是中医药学临床治疗工作中不可或缺的一种药物，药源充足，价格低廉，使用简便，颇符合我国广大患者特别是广大农村患者的需要。然而，遗憾的是，这许多年来，在中医系统内，却难以买到明矾。现在是让明矾回到中医处方上的时候了，药材公司应该经营明矾之药。

# 失眠与半夏

失眠，古代称作"不寐"，又叫做"不得眠""不得卧""目不瞑"等，乃人体"神不归舍"或"魂不舍藏"所致。治疗上，多用"安神""镇心""养血"类药物，如酸枣仁、茯苓、茯神、柏子仁、远志、党参、合欢皮、夜交藤、麦门冬、朱砂、龙骨、牡蛎、生地黄、当归、川芎等，选方则一般多用"酸枣仁汤""归脾汤""朱砂安神丸""天王补心丹"等等。此等治失眠证之法，虽在临床上常常收到较好效果，然亦有久服这等方药竟然无效而有取于"半夏"者。半夏用于治疗失眠之证，在我国已有数千年历史。早在战国时期，《黄帝内经》中就记载了运用"半夏"治疗失眠证，且已具有了很好的经验。《灵枢·邪客》说："卫气者……昼日行于阳，夜行于阴……今厥气客于五藏六府，则卫气独卫其外，行于阳，不得入于阴，行于阳则阳气盛，阳气盛则阳陷（满），不得入于阴（则）阴虚，故目不瞑。黄帝曰：善。治之奈何？伯高曰：补其不足，泻其有余，调其虚实，以通其道而去其邪，饮以半夏汤一剂，阴阳已通，其卧立至。黄帝曰：善。此所谓决渎壅塞，经络大通，阴阳和得者也。原闻其方？伯高曰：其汤方以流水千里以外者八升，扬之万遍，取其清五升煮之，炊以苇薪火，沸，置秫米一升，治半夏五合，徐饮，令竭一升半，去其滓，饮汁一小杯，日三，稍益，以知为度。故其病新发者，覆杯则卧，汗出则已矣；久者，三饮而已也。"表明了半夏治疗失眠证的悠久历史及效果。之后，历代医家也每主以半夏治疗失眠证，现列举数方如下：

## 一、栝蒌薤白半夏汤

《金匮要略·胸痹心痛短气病脉证治》："胸痹不得卧，心痛彻背者，栝蒌薤白半夏汤主之。栝蒌薤白半夏汤方：栝蒌实一枚，薤白二两，半夏半升（洗），白酒一斗。上四味，同煮，取四升，温服一升，日三服。"

## 二、半夏茯苓汤

《肘后备急方·治时气病起诸劳复方》："大病差后……虚烦不得眠，眼中疼，懊憹……又方，千里流水一石，扬之万度，（取）二斗半，半夏二两洗之，秫米一斗（升），茯苓四两，合煮五升，分五服。"

## 三、温胆汤

《备急千多要方·胆府·胆虚实》："治大病后虚烦不得眠，此胆寒故也，宜服温胆汤方：半夏、竹茹、枳实各二两，橘皮三两，生姜四两，甘草一两。上六味㕮咀，以水八升，煮取二升，分三服。"

## 四、《小品》流水汤

《外台秘要·虚劳虚烦不得眠方》："《小品》流水汤，主虚不得眠，方：半夏二两洗十遍，粳米一升，茯苓四两。上三味切，以东流水二斗，扬之三千遍令劳，煮药取五升，分服一升，日三夜再。忌羊肉饧醋物。"

### 五、半夏汤

《圣济总录·虚劳门·虚劳不得眠》："治虚劳发烦不得眠，半夏汤方：半夏汤洗去滑七遍炒干二两，白茯苓去黑皮四两，糯米炒黄一合。上三味，粗捣筛，每服五钱匕，以东流水一盏半，生姜半分拍碎，煎至一盏，去滓，空腹温服，日二。"

以上诸方，虽均为复方而不是半夏单味，但诸方中的共同药物是"半夏"，而所主治的病证则是"失眠证"或兼有"失眠"之证，栝蒌薤白半夏汤，正是在栝蒌薤白白酒汤主治胸痹主证基础上而多"不得卧"一证，才于方中加入"半夏"一药以成为其方的。是半夏之能治失眠无疑。半夏生当夏季之半，阳极之时，感一阴之气而生，有化痰蠲饮、祛邪降逆功用，故能导盛阳之气以交于阴分，邪去经通，阴阳和得，而失眠之证愈也。余每以半夏为主组方以治疗因痰因饮而病失眠者，1968 年，患者某男，50 岁，湖北省咸宁县某区供销社职工，严重失眠，每夜赖"安眠药"维持睡眠已数年，一晚不服安眠药就彻夜不能入睡，伴有心悸、胸闷、短气、咳嗽、唾白色泡沫，形体消瘦，脉至有间歇而呈"结"象，为之拟方：法半夏 3 钱，茯苓 3 钱，陈皮 3 钱，桂枝 2 钱，白术 3 钱，炙甘草 2 钱，牡蛎 4 钱，以水煎服。并嘱服此药后即停服安眠药。患者服此药的当天夜晚就安然入睡。服完 3 剂后，又于原方去炙甘草，加甘遂末 5 分，以其药汤冲服。其每服药一次，即泻水一次。服至十余剂，患者除脉结一症外，诸症咸消失，精神好转，饮食增加，停服此药。

## 茶叶随谈

"高山雾处是我家，春月伊始尽抽芽，天钟灵气益人体，鸿渐笔下才生花。"茶，字本作"荼"，据说唐代茶圣陆羽写《茶经》时，才去其"荼"字中间一画而成"茶"字的。然我国对茶的认识却最迟在汉代已有了记载。《尔雅·释木》说："槚，苦荼。"郭璞注："树小似栀子，冬生叶，可煮作羹饮，今呼早采者为茶，晚取者为茗。"则"茶"在古代叫"槚"，叫"荼"或"苦荼"，又叫作"茗"，其"叶"则可用水煎煮以为"羹"，饮其汤，且食其叶，所以《神农本草经》卷一称其曰"苦菜"，并列之于"菜部"。至唐代以后，始以饮代羹，不再煎煮，只以煮沸开水浸泡，饮其汤而不食其叶。今鄂西土家族尚有吃"油茶汤"的习俗，或即古代"煮作羹饮"的遗意。

茶叶，现今多是作为"饮料"用。饮用得当，对人体保健确实很有益处。它能去肥消腻，维护正常食欲，解酒食烧炙之毒，除暑热，止烦渴，通利大小便，消神醒脑，聪耳明目，《神农本草经》谓其"久服，安心益气，聪察少卧，轻身耐老"。这实是古人从实践中得来的经验之谈。随着我国经济、文化的发展，以及人们饮食结构的变化，现在根据茶叶性能，人们又开发出了"保健药茶""减肥药茶"和"解酒药茶"，推动着茶业的发展，尔后茶叶在我国保健事业上将发挥更大的效用。

我国在长期饮用茶叶的实践过程中，还发现了茶叶的药治作用，能治疗多种疾病，并创造了许多以茶叶为主的或含有茶叶的治病药方，兹选几则简便方治列举如下：

1. 茶叶适量，以水浓煎取汁，恣意服用，治痰厥头痛。

2. 细茶叶、明矾等份，研为细末，炼蜜为丸，温开水送服，1日服2次，治癫痫病。

3. 腊茶适量，研末，以葱涎调和为丸，用茶汤送服，治妇女产后大便秘塞。

4. 陈茶叶3克，广三七3克，以水煎服，治吐血。

5. 细茶叶250克，研细末，百药煎5个烧存性，研末，和合均匀，每服6克，米汤送服，治大便下血。

6. 茶清1瓶，入紫沙糖少许，露1宿服，治月经不通。

7. 细茶叶60克，焙，研末，以水浓煎取汁服，治热毒赤白痢疾。

另外，现在研究发现，茶叶还具有抗癌作用。但形体瘦弱而中气虚寒的人似乎不宜久服。

# 左归饮除瘀治眩晕

某女，年40岁，家庭妇女，住湖北省随县。1953年秋末，在月经期间入河水中洗衣被，从而发病。开始时，恶寒发热，月经亦止而停潮。经治疗未效，三日后其寒热自罢，旋即转为头目眩晕，不能起床，目合不语，时而睁眼暂视周围而遂闭合，目光如常，脉细沉涩。乃正虚血瘀，风木上扰，治宜滋水涵木，以祛瘀息风，方用左归饮加味：

熟地15克，山药12克，枣皮12克，茯苓12克，枸杞12克，炙甘草9克，车前子9克，五味子6克。以水煎服，2剂。

患者服药1剂后即大便下血而诸症遂失，神清人慧，其病告愈，继之服完第二剂以巩固疗效。

**按**：《素问·至真要大论》说："诸风掉眩，皆属于肝。"肝在五行属木而主风，有疏泄之用，藏血而司月经。经为血，喜湿而恶寒。患者月经期间，于秋凉时入河水中洗衣被，水寒外侵，《素问·离合便真邪论》说"寒则血凝泣"，血气因寒而凝涩不流，则月经终止，寒邪外伤而营卫不和，则恶寒发热。患者正气素虚，三日后邪气乘虚入深，外则营卫自调而寒热退，内则血气凝瘀而肝不疏泄，且失其藏血之用，遂致木郁生风，风邪上扰清窍而头目眩晕，晕甚则不能起床，目瞑不欲语。肝肾虚弱则脉沉细，脉涩为血瘀之象。然血瘀未久，尚未坚结，且正气衰弱，不耐攻破，故治宜扶正以祛邪，助肝气以复其疏泄之用，则血活瘀行，风歇止而眩晕自愈。然肝木乃生于肾水，肝气盛常有赖于肾气旺，故治法本于"虚则补其母"之法，以"左归饮"加五味、车前滋水涵木，补肾以养肝。服药后，肝旺而疏泄之权复，瘀不能留，故从大便下出而病遂告愈。

# 防治小儿佝偻病与龙牡壮骨冲剂

佝偻，字原作"佝偻"，佝偻病在我国文献中记述已有2000多年的历史，早在战国时代的著作《庄子》中就有佝偻病的记载，其后历代中医书籍又均以其代不同名称对其进行论述。它是以"肩背弯曲，脊骨高起"为临床证候特征，为一种痼疾。其病发生开始于小儿，因未治或治疗不恰当，即可形成佝偻病，无法治愈。因此，在小儿发生有关病证时，应当及早治疗，以防止佝偻病证的形成。

小儿由于禀赋不足，血气精髓衰少，无以奉养藏府百骸，致筋骨不立，髓海不充而数岁不能行走，牙齿生长缓慢，头发稀少；营养弱则经脉无以正常循环运行周身而神怯多悲；易发惊骇，夜间啼哭；卫气虚则不能很好温分内，充皮肤，肥腠理，司开阖，其玄府不固，常多汗出，脾胃功能低下，食欲不旺，则后天不良，气血精髓的化源缺乏，周身失其滋养，而严重危害儿体的正常发育，从而使其体质衰弱，缺乏对疾病的抵抗能力，易于遭受外邪侵袭，而发生严重疾病。故发现小儿多汗、发稀、夜惊、夜啼、食欲不振、牙齿生长缓慢、数岁不能行走等情况之时，就应积极进行治疗，增强小儿体质，避免佝偻病证的发生。如果人们对小儿出现的这些情况漫不经心，不予充分注意，不采取治疗措施，小儿正气就会日趋衰弱，其体质弱不经风，一旦稍感外邪，邪气侵入脊骨，骨髓空虚，精气不流，以致脊骨变形隆起，肩背弯曲，胸部屈僻不正，肺藏受损，则形成小儿佝偻病证。因而，对于小儿佝偻病，必须根据《内经》"治未病"的思想，严加预防，及早治疗。

在我国古代大量儿科文献里，记载有丰富的防治小儿佝偻病的方药。然其各方常是数药配合，五味杂揉，其味道苦辣酸咸，为小儿所恶，小儿又智力未开，不能用语言开导，故往往不易为小儿接受服用，很难达到预期效果。随着现代科学技术的发展和临床医疗的需要，中药开始走向了剂型改革的道路。近年来武汉生产了一种新药——"龙牡壮骨冲剂"，体积小，味道甜，小儿乐于服用，符合小儿特点，服用十分方便，解决了小儿服药难的问题，为防治小儿佝偻病创造了有利的给药条件。其方内含龙骨、牡蛎、龟甲、党参、黄芪、白术、山药、茯苓、麦门冬、五味子、鸡内金等13味中药，用党参、白术、山药、茯苓、鸡内金等大群"扶土健脾"之药以补养后天，增进饮食，开气血精髓之化源，使食欲旺，气血生，营卫和调，则藏府百脉均安泰，此所谓"执中央以运四傍"之法，且《神农本草经》明谓其"参"有"主补五藏、安精神、定魂魄，止惊悸，除邪气"的功效，用龟甲、五味子直补肾藏，以益精生髓，充骨荣发；用麦门冬清金养肺，滋肾水之上源，本"虚则补其母"之功，以佐龟甲、五味子补肾之力，且以除烦宁心；用黄芪大补元气，充虚塞空，固卫气而止汗，以遏止津液之泄漏；用龙骨、牡蛎和调阴阳、安神镇惊，并以其涩敛之性助黄芪止汗。诸药合和成方，共奏健脾补肾，益精壮骨，镇惊止汗之效，配伍合理，药证相符，且经过现代科学研究方法的临床观察，证明其符合小儿用药特点，疗效确实，无副作用，有利于消除小儿有关病证，恢复体质。龙牡壮骨冲剂，是中医药学防治小儿佝偻病在用药方面的一个创新，它是当前中医药防治小儿佝偻病的一个理想药物，为今后普遍防治小儿佝偻病打开了方便之门，将给我国中医儿科学增添一个新内容。

## 桂枝加龙骨牡蛎汤证病机辨

《金匮要略·血痹虚劳病脉证并治》说："夫失精家，少腹弦急，阴头寒，目眩，发落，脉极虚芤迟，为清谷、亡血、失精。脉得诸芤动微紧，男子失精，女人梦交，桂枝（加）龙骨牡蛎汤主之。桂枝加龙骨牡蛎汤方：桂枝、芍药、生姜各三两，甘草二两（炙），大枣十二枚（擘），龙骨、牡蛎各三两。上七味，以水七升，煮取三升，分温三服。"

**按：**此条前段即从"夫失精家"句起，至"为清谷、亡血、失精"句止和后文"天雄散方"为一条，是论述"滑精"的证治；后段即从"脉得诸芤动微紧"句起，至末尾"分温三服"句止为一条，乃论述

"梦遗"的证治，余已在拙著《读古医书随笔》第111页《〈金匮要略〉中"天雄散"考》之文中考证而详述，惟对其病机未置一词，这里特将"桂枝加龙骨牡蛎汤证"的病机加以阐述。

关于桂枝加龙骨牡蛎汤证的病机，历代《金匮要略》注家中，有释为"阳虚"者，有释为"阴虚"者，有释为"阴损及阳"者，有释为"阴虚阳强"者，有释为"阴阳两虚"者，有释为"阴阳并乘而伤及其神与精"者，有释为"精虚火浮"者，黄坤载之释虽有"郁而生风"之说，但却以其为"阳虚"所致。总之，均以其证的病机属"虚"也。恐非是。

考此文"桂枝加龙骨牡蛎汤方"所主治之病证，除"芤动微紧"之脉象外，其证在"男子"则为"失精"，在"女子"则为"梦交"。从"女子梦交"句，可知"男子失精"句之"失精"字上有"梦"字，而为"梦失精"，殆即后世之所谓"梦遗"。其无"梦"者，省文耳，以"男子失精""女子梦交"为对句也。《外台秘要》引深师方，称此方曰"桂心汤"，言其主治病证即为"虚喜梦与女邪交接，精为自出"，而《外台秘要》也正载此方证于"虚劳梦泄精"门中。是"桂枝加龙骨牡蛎汤"之主治病证为"梦失精"无疑。

然则此文"梦失精"形成之病机如何？《诸病源候论·虚劳病诸候下·虚劳梦泄精候》说："肾虚为邪所乘，邪客于肾则梦交接。肾藏精，今肾虚不能制精，因梦感动而泄也。"据此，则"梦失精"一证之形成，乃"肾虚"而又"为邪所乘"使然，非独"虚"也。此正是"邪之所凑，其气必虚"之义。所谓"邪"者，本泛词，指一切不正之气。《群经音辨·邑部》说："邪，不正也。"颜师古《汉书·元帝纪》注说："邪者，言非正气也。"王冰《素问·藏气法时论》注说："邪者，不正之目，风寒暑湿饥饱劳逸皆是邪也，非唯鬼毒疫疠也。"均说明此点。其例尚多，不胜枚举。但有时却又单指"风"邪，如《灵枢·邪气藏府病形》说："身半已上者，邪中之也，身半已下者，湿中之也。"而《素问·太阴阳明论》则说："故伤于风者，上先受之，伤于湿者，下先受之"。再如《金匮要略·五藏风寒积聚病脉证并治》说："邪入（原作"哭"，误，今改）使魂魄不安者，血气少也，血气少者属于心，心气虚者其人则畏，合目欲眠，梦远行而精神离散，魂魄妄行；阴气衰者为癫，阳气衰者为狂。"而《诸病源候论·风病诸候下》中之"风癫候"与"风狂病候"则说："风癫者，由血气虚，邪入于阴经故也。人有血气少则心虚，而精神离散，魂魄妄行，因为风邪所伤，故邪入于阴则为癫疾。""狂病者，由风邪入并于阳所为也。风邪入血，使人阴阳二气虚实不调，若一实一虚，则令血气相并，气并于阳则为狂。"《诸病源候论·妇人杂病诸候·癫狂候》也说："……皆由血气虚，受风邪所为。人禀阴阳之气而生，风邪入并于阴则为癫，入并于阳则为狂。"又如《灵枢·九针论》说："邪入于阴则为血痹。"而《金匮要略·血痹虚劳病篇》则设为问答说："问曰：血痹病从何得之？师曰：夫尊荣人骨弱肌肤盛，重因疲劳汗出，卧不时动摇，加被微风，遂得之。"《诸病源候论·风病诸候上·血痹候》也说："血痹者，由体虚邪入于阴经故也。血为阳，邪入于血而痹，故为血痹也。其状形体加（原作"如"，误，今改）被微风所吹，此由忧乐之人，骨若肌肤盛，因疲劳汗出，卧不时动摇，腠理闭，为风邪所侵也。"皆是其例。然"邪"既可是"风"，则此条"桂枝加龙骨牡蛎汤"所治"梦失精"之证，上引《诸病源候论·虚劳病诸候下·虚劳梦泄精候》所说"肾虚为邪所乘"之"邪"，自可属之"风邪"矣。《素问·阴阳应象大论》说："风气通于肝。"肝藏魂，风邪乘肝则魂扰而喜梦，肾藏精，为生殖之本，风邪客肾则因梦而交接精失，以致形成"梦失精"之证发生。《伤寒论·辨太阳病脉证并治》说："欲救邪风者，宜桂枝汤。"此条"梦失精"之证，乃"风邪乘于肝肾"所致，故治用"桂枝加龙骨牡蛎汤"方，以"桂枝汤"治风去邪，加龙骨、牡蛎，收涩固精，且以安镇神魂。本篇上文所载之"小建中汤证"，亦以"桂枝汤"治风去邪而除其"梦失精"，惟彼之重心在中气虚弱，故特加"胶饴"为君以补虚而建立中气也。有谓"桂枝汤"，外感得之"调营卫"，内伤得之"和阴阳"者，其言是则是矣，然只言其末耳，未能究其本也。其所以能使

"营卫调"或"阴阳和"，实在于桂枝汤之治风去邪以奏效也。

## 柴胡加龙骨牡蛎汤

柴胡加龙骨牡蛎汤，为张仲景治疗"太阳伤寒"误下后"烦惊、谵语"之方，余则借以治疗两例"狂证不眠、奔走而不大便"者，皆愈。有老中医谓彼用其方治癫痫，余甚疑焉，或其用时曾事药味加减而非全方，亦未可知。否则，方中"人参"甚不宜于癫痫之病也。

陶弘景《本草经集注·叙录》、孙思邈《备急千金药方》卷一第七等，皆谓"铅丹"不宜用于"汤"剂中，而张仲景则用"铅丹"于此"柴胡加龙骨牡蛎汤"中，是误耶？抑或仲景尚未发现"铅丹"之为药而不宜用于"汤"剂耶？

《淮南子·人间训》说："铅之与丹，异类殊色，而可以为丹者，得其数也。"可见我国在西汉以前已经掌握了"烧铅成丹"的技术。

## 癞虾蟆治疗肺痈病

徐道明，男，31 岁，住湖北省枣阳县清潭人民公社（原为清潭乡），于 1956 年 5 月患肺痈，因生活困苦，医治未效，自以为其病无治疗希望。然时值余因故返乡，病家经人建议延余为之诊治，当时患者已病 20 余日，一身面目浮肿，小便短赤，口咽干燥，喘息不能平卧，咳嗽牵引胸中疼痛，每日吐出如米粥样脓液一大滩，气味非常腥臭，胸中烦满不欲饮食，脉象滑数有力，面部呈现急性病容。余据病情断为肺痈邪毒溃破，拟以清热解毒排除痈脓之法，以金匮桔梗汤合千金苇茎汤加鱼腥草、贝母、紫菀等药与服。患者照方连服四帖后，病情有了好转，但因患者家庭经济困难，无力支付药资继续服药，余即告以民间单方治疗，以活癞虾蟆（蟾蜍）一只剖开，除去肚内肠杂不用，将其躯肉洗涤干净，用刀切碎，以白糖搅拌，任意食用。患者依余所嘱，即食用癞虾蟆之方治疗，在食用头三只癞虾蟆中，不感有癞虾蟆之特有腥味，然迨至食用第四只、第五只癞蝦蟇时，患者即感觉到癞虾蟇之味道很腥才停止了食用。患者前后共食用了癞虾蟇五只，病即雀然消失，获得痊愈，至今犹未复发。这一癞虾蟇之民间单方处处皆可找到，服用异常简便，疗效也很可靠，它完全符合于“贱”、“便”、“验”的处方原则，因此，是值得我们大家采用和推广的。

## 单方治疗带状疱疹

《玉篇：广部》说：“癘，竹世切，牛头疮也”。《广雅，释诂》卷一上说“癘，创也，”王念孙疏证：“癘者，《玉篇》：‘癘，牛头疮也’。疮，与创同。”《集韻·去声·十三祭》：“癘，……一曰牛头疡，疡亦疮也。”李今庸按：所谓“牛头疮”者，鄂北声转读为“龙灯疮”，古代称之为“蠼螋溺疮”，今则皆谓之“带状疱疹”者也。治之可用“蘩蒌”即“鸡肠草”新鲜者捣烂外敷之愈；或用“蕺菜”亦称“鱼腥草”捣烂外敷之亦效。其或带状疱疹愈后而反奇痒难耐者，则用芒硝化水洗之可愈。

## 煅硼砂治闪挫腰痛

《广韵·去声·十八队》：“脣，腰忽痛也。”《龙龛手镜·肉部·去声》“脣，故对反，腰忽痛也。”《类篇·肉部》：“脣……，又古对切，脣要者，忽转动而踠。”《集韵·去声·十八队》：“脣，肻，脣要者，忽转动而踠，或作肻……”俗叫“闪了腰”，或叫“闪腰了”，腰痛不已，治之用“煅硼砂”少许，点足太阳起始穴之睛明穴目内眦之大眼角内，则腰痛立止。

2015 年 10 月

## 控涎丹

控涎丹，乃宋代陈无择《三因极一病证方论》用以治疗"痰涎在胸膈上下"之方，今则借之以治"痰涎沃心"而致"性理颠倒"之"癫证"，因方中"甘遂"、"大戟"能"峻逐水邪"而去"痰涎之源"，故临床上亦有用"二反散"，利用"甘草""甘遂"二药之"相反""相激"以涌吐痰涎而愈"癫证"者。

方中"甘遂"虽为"峻猛逐水药"，然必"研末"内服，始见功效。如不研末而入汤剂煎煮，其逐水之力则大为减低矣。往年余曾试之，用甘遂6~7克，入汤剂与他药同煎，服后无逐水之用；后用甘遂只1.5克，研末冲服，大便则频频泻水矣。

## 四升丹

龙脑香50克，乳香5克制，没药5克制，卢甘石100克，水飞细。

在安静清洁无人畜至房室内，用一小灶炉，装木炭小满烧燃，小铁锅一个，细瓷小白碗一个，将龙脑香即梅花冰片、乳香、没药共研细匀，置于小铁锅中间，细瓷小白碗盖好，在碗、锅接触处，以水飞炉甘石研细封之，且用指头稍事匀压使其封实，勿令泄气，然后将小铁锅放于炭火灶炉上，守候一旁，仔细观察升丹，如炉甘石封口处冒出气烟有龙脑香味，立即适当减少炭火，并于冒气处加按令实，防止龙脑香逸去。待炉中炭火烧尽，炉、锅全冷后，可于第二天揭开细瓷小白碗，则龙脑香、乳香、没药等俱升结于碗内，用干净小刀将碗内升结之丹药刮下，同封口之炉甘石一起，于乳钵内研细均匀，盛入细瓷瓶内，加塞，备用。用以主治人体疮疡溃烂，撒布于疮面上，生肌长肉，外以玉红膏摊纸上贴封，或以凡士林摊纸上贴封亦可，以防止疮口被污染。隔日换药一次。

# 红升丹

红升丹，为中医外科领域里一种有效常用药。对于疮疡化脓成熟切开后，用纸做红升丹捻子插入。疮疡溃烂后，有腐肉的，红升丹用之可去腐，无腐肉的，红升丹用之可生肌，惟红升丹用量有多少之别耳。用时，将红升丹放入乳钵内研极细，撒布于疮面。欲去腐肉，则稍多撒之；欲生新肉，则薄薄撒之少许即可，稍多撒之则疮痛。

# 1970 年在鄂西北大山区
# 调查中草药

## 1. 草药治疗肺痈病经验介绍

方药组成：鲜白及四两，鲜小洋参六两，鲜霍麻根半斤，冰糖四两，白糖六两，黑黄豆一斤，白公鸭一只。

制剂和服法：先将鲜霍麻根煎水十斤，另将白公鸭用线绳吊死，去毛羽、头足及内藏，将白及、小洋参放入鸭腹内，用线绳缝合，同冰糖、白糖、黑黄豆等一起，放入霍麻根汁内，用火煮至鸭肉熟烂为度，每次取其药水一杯，加温口服，一日服三次。

治验举例：

（1）患者王应兰，女，56 岁，住竹山县溢水区双桂公社双安大队二队，于 1950 年发病，不断咳嗽，吐脓血带腥臭气，胸中疼痛，不想吃饭，逐渐卧床不起，经中西医治疗半年无效，后改服上方，于夜半开始服药，过一会儿吐出大量腥臭脓血，稍停就开始要喝米汤，睡了一天后就想吃肉，一星期后就起床，后来就慢慢病愈。共服药一剂。（患者至 1960 年因其他疾病已故）

（2）患者罗安文，男，62 岁，住竹山县溢水区双桂公社双安大队二队，是王应兰之夫，于 1954 年发病，咳嗽、吐脓，又腥又臭，胸中微微作疼约半年之久，经用上方治疗后，病情立即好转，还微有咳嗽，不到半月，其病全愈，现在身体还很健康。

（3）患者梁安基，男，37 岁，住竹山县溢水区双桂公社双湾大队五队，于 1957 年发病，经常咳嗽，吐脓血带腥臭气，胸中疼痛，肢体无力，只能吃稀饭，经十多天后，开始服用上方，服药即好转，共服药二剂病愈，至 1962 年又发生吐血，经 X 光透视检查为肺结核，仍用其他草药治愈。

两种草药外形：

（1）藿麻根：藿麻为一年生草本植物，二三月发生，霜降后枯萎，第二年又从根部发出新苗，多生于山中及村庄附近。根有数个条根，长一尺多，外为灰白色，内为青黄色，茎绿色，高 3～5 尺不等，上有许多分枝，茎、枝均密生肉刺，叶对生、宽卵形、掌大，人体接触后疼痛难受，边缘有较深缺刻（一种无缺刻的不能用）色绿，叶背有筋突出，无刺，叶片有嫩小肉刺。叶基部有长柄，柄上亦有肉刺，六七月开花，穗状、青色，花谢后结子为灰色。

（2）小洋参：小洋参又叫鸡腿，为一年生草本植物，生于山坡向阳处，根条状。须根上有长卵形块根、肉质，外面紫黑色，内面白色，味甜，略带土腥气，叶从根部生出，长卵形，有锯齿，绿色，背面有白毛，夏初开黄色小花。

## 2. 单方治愈一例腹内包块的调查

单方一：

药物：金刚藤。

（1）别名：金刚藤即菝葜，又叫金刚刺、普贴树。

（2）生长环境：金刚藤喜生在山坡、丘陵或林边。湖北省各地都有生长。

（3）外形：金刚藤为多年生牵藤植物。根块状，不规则，质坚硬，为棕黑色，茎细长，色绿，形圆有尖刺。叶互生，为长卵形，质硬，叶柄短，常有卷须两条。夏季开黄绿色小花，结果为球状，内多浆汁，红色。

（4）药用部分：根。

制法：采新鲜金刚藤根洗净，切片保存，每天用二两加水浓煎，去渣，取汁。

服法：一天分三次服完，或当茶频频饮服。

单方二：

药物：黄药。

（1）别名：黄药即黄独，又叫黄药子。

（2）生长环境：黄药喜生在山地、路旁、林边。湖北省山区各地都有生长。

（3）外形：黄药为多年生爬藤植物。下有块茎球形，外为暗黑色，内面为淡黄色或黄棕色，有颗粒状物，块茎下生有须根。叶互生，心形，叶脉很明显。公（雄）花、母（雌）花不生在一棵植物上。公（雄）花小，为黄白色，成一串下垂；母（雌）花1～4朵集生在叶府。果有三个翅。

（4）药用部分：块茎。

制法：每年秋冬季节采黄药块茎洗净，切片，晒干。每用十两加烧酒三斤，装于罐内，放火上炖热后密封罐口，在山中挖一小坑埋藏七天，取出。

服法：每天取黄药酒浸液一两，一次服下。

病例治验：

患者王永和，男，36岁，住竹溪县汇湾区小河公社三星大队三小队。于1970年阴历四月初三日发病，开始全身不适，腹部隐痛，数天后病情突然加剧，左上腹部发现一碗口大包块，质硬，根深，推之不移动，疼痛剧烈，叫呼不已。身体急剧消瘦，注射器穿刺检查，未抽出任何物体，该区卫生院医生王某某及省巡回医疗队武汉医学院附属一院医生朱某某等诊断为腹腔恶性肿瘤。经服金刚藤方12天后，包块缩小到鸡蛋大，诸症基本消失，又服用黄药酒方10天左右，包块消失，疾病痊愈，遂参加生产劳动，至今未复发。

### 3. 血灵治疗闭经病的经验介绍

处方：血灵大指头大一枚（约 2～3 钱），甜酒适量。

服法：用甜酒将血灵煮开，乘热一次服完，被覆发汗。

治例：

（1）患者文纪珍，女，48 岁，住竹山县溢水区松树公社青联大队二小队。于 1958 年发生月经闭止，月经一直未来，直至 1964 年正月，经用上方治疗，上午服药，下午即月经来潮，到二月间即受孕。

（2）患者关风英，女，42 岁，住竹山县溢水区松树公社青联大队二小队，于 1957 年生第一个孩子后，月经即未来潮，一直闭止多年，头昏，心中颤动，至 1963 年服用上方后，7 天即月经来潮，不久即受孕怀胎，至今月经正常。

（3）患者刘立秀，女，34 岁，住竹山县保丰区牌楼公社四川沟，月经原来一直不调，每约半年来潮一次，后来竟一年多不来月经，经用上方治疗后，月经即行来潮，但不对月，另服其他草药，月经恢复正常。于 1966 年生一小孩，至今身体还好。

附记：血灵，又叫血灵脂，乃五灵脂之一种，为寒号鸟之粪，其中杂有鸟血，带有血腥气，所以叫做血灵脂；另有一种不杂血者，叫做米灵脂，功力较差，上方未采用。五灵脂（包括血灵脂）出于深山岩洞里，山地群众可自行采得，各地中药店亦均备有此药。

### 4. 路边黄治疗奶花疮（乳痈）的经验介绍

药物名称：路边黄。

产地及生长环境：路边黄，湖北省各地均有出产。多生长于村边、路旁潮湿的林荫处。

药物外形：路边黄为一年生宿根草本植物。根条状，主根粗壮，细根较多，上有一些须根。表皮为黑褐色，里面为白色。味苦涩。每年冬季开始从宿根生出一至数个向上生长的白色幼芽，犹如古代传说中的

"龙牙"样形，故其又有"龙牙草"之称。其芽至第二年春季出土为茎。茎高2~3尺，圆形，有浅纵沟，色青绿，或下部色红、上部色青绿。全株均有较密的青黄色细毛。叶互生，羽状复叶。小叶对生或稍对生，大小间隔生长，卵圆形，边缘有粗锯齿。叶面较叶背色为深。秋初顶端开黄色小花，花五瓣，许多小花集成一个总状花序。花后结实，内包许多如"北鹤"（即天名精种子）样的黄色小种子。

药用部分：全草，以根部为优。

制剂和用法：采新鲜路边黄草洗去泥土，捣烂，捏成小指头大一团，塞于患乳对侧鼻孔中，或同时夹于患乳对侧腋窝内包扎固定。

主治：奶花疮（乳痈）。

药方来源：路边黄塞鼻治疗奶花疮（乳痈），早在数十年前四川省巫溪一些地区的民间即在流传使用。湖北省竹溪综合农场草医李伯仁同志（四川省巫溪人）运用此方治疗奶花疮（乳痈）已有三十多年历史，治愈病例颇多。后来李献出此方。此方经过医务人员的试验和推广，在近两个多月内治疗了不少奶花疮（乳痈）患者，收到了很大成效。我们曾在中峰、水坪两区及城关共访问和亲自观察了八例用此方治疗的奶花疮（乳痈）患者，除一例因用法不当导致疼痛加剧，一例因兼病感冒收效较差外，其余六例均在使用此方后1~2天内痊愈。

典型病型：

（1）患者周以萍，女，28岁，某卫生所医生。于五月上旬的一天早上，给孩子喂奶时觉左侧乳房稍有疼痛，未加注意，中午时即疼痛加剧，发现乳房内有肿块，如鸡蛋大。并发热恶寒，到下午六时采用上方塞鼻治疗，一小时后疼痛消失，肿块缩小为核桃大，至晚上九时肿块全部消散，疾病痊愈，至今未见复发。

（2）患者马世莲，女，23岁，在某粮管所工作。于5月24日左侧乳房内上方生一肿块，如小鸡蛋大，疼痛，经每日服用西药长效磺胺治疗后，疼痛停止，但肿块不减，至28日采用上方塞鼻和夹腋窝一晚，肿块即变软，29日晚又用同法治疗后，至30日肿块全部消失，疾病痊愈。

医论医话

附记：竹山、竹溪两县民间普遍流传使用路边黄全草一把煎水内服，治疗痢疾，均称效果良好；房县民间流传用路边黄捣烂敷于手臂内侧腕关节后内关穴处治疗疟疾，亦称有很好的疗效。

### 5. 塞鼻疗法治疗马串铃（瘰疬）病疗效的初步调查

药物：马钱子2粒，巴豆2粒，浮小麦7粒，黑黄豆5粒，公老鼠屎7粒，鹁鸽屎1粒。

制法：先将马钱子放于新瓦上用板炭火焙黄，刮去毛，巴豆去壳用草纸包锤去油净，黑黄豆去壳，同浮小麦、公老鼠屎、鹁鸽屎一起置于铁舂内捣极细，加凉水和匀，捏成一枚上细下粗如辣子状的药锭。

用法：临睡时，男左女右将当天制成的药锭（过夜的无效）塞于一个鼻孔内，用棉被盖覆发汗，待1~1.30小时全身出汗透彻后即拔出药锭。体强患者可20天用药1次，体弱者则需1月用药1次。

治例：

（1）刘明强，男，11岁，竹山城关小学学生。于1969年春天发病，初起发烧数天，颈部两侧各生一核，不红，有痛感，按之硬，不移动，颈项强急不舒，经使用上方治疗一个多月后，用药6次后全愈。

（2）郝基民，男，16岁，竹山城关中学学生。于1966年发病，颈部两侧各生有6~7核，贯串成条状，达二寸多长，上从耳后，下近缺盆，突起于皮肤，不红不痛，至1969年冬月开始用上方治疗，共用药5次，其核消失或缩小如豆大，不再突起于皮肤，条状物已缩短约为一寸。现在仍在继续治疗中。

（3）温建英，女，12岁，住竹山县城郊区霍山公社南门大队三小队，于1967年颈部右侧发生一核，用膏药贴治消失。到1968年颈部右侧又发生如核桃大的三四个核联结成串，不红，有痛感，1969年正月开始吃中药治疗，经两个月其核缩小如豆大，未断根，至下半年又发作，其核复增大到核桃大，冬月间开始用上方治疗，每用药一次，其核即明显缩小一次。至今共用药5次，其核减少为两个且缩小到蚕豆大。现在仍在继续治疗中。

（4）王和平，女，15 岁，住竹山县城郊区霍山公社南门大队三小队。于 1967 年二三月间发病，颈部两侧各生有 2 ~ 3 核如扣子大，不红不痛，微有胀感，经西医注射青霉素 12 支治疗无效，至 5 月间改用上方治疗，共用药 4 次，其核即减少为 1 ~ 2 个且缩小如豆大。后来未再用药，其病亦未再发展。

（5）蔡崇华，男，22 岁，竹山城关镇铁业社工人，于 1968 年冬天发病，颈部左侧生有两核如算盘子大，不红，按之疼痛，颈项强急不舒，1969 年正月吃中药 3 剂无效，后经用草药外敷治疗，病好转，至 4 月间病又复发，两核增大，疼痛，即改用上方治疗，共用药 5 次（有两次出汗，3 次因拔药过早未出汗），其核缩小如豆大，疼痛消失。后来未再用药，至今时间已过半年多，其病亦未再发展。

调查后的意见：据了解竹山城张秀彦用此方治疗马串铃（瘰疬）病已近 30 年，治例甚多，唯患者姓名均被遗忘，仅向我们介绍了近年来治疗的 5 例患者。我们对这 5 例患者都进行了家庭走访，详情见上述。根据这 5 个病例的 1 例瘰疬消失，4 例瘰疬缩小的情况看来，此方对于治疗马串铃（瘰疬）病是有效的，然此方是否可以根治马串铃（瘰疬）病，则因其 5 例中有 4 例没有完成治疗过程——即两例中途停止用药，两例还未结束治疗而无法判定。因此，现在总结这个疗法似嫌太早。但我们认为这个疗法对于治疗马串铃（瘰疬）病还有进一步调查了解和有计划地继续进行实验、观察的必要。

## 6. 流水藤治疗疖痈的经验介绍

药物名称：流水藤。

生长环境及产地：生于河坎、田坎及小山坡的小树木中。此药是在房县发现的。根据其生长情况的分析，湖北省其他地方当也有此药生长。

药物外形：流水藤为多年生木本蔓生植物。有块根，不规则。外皮为棕褐色，内面为淡红色，有黏液。下有许多须根。茎圆柱形，长一、二丈，吹之通气。有质松色白灯草样的中心。老茎外皮粗糙，呈灰褐色，内面为白色。嫩茎外面皮为褐色，内面为黄色。单叶互生，叶稀疏、色绿、形圆、边缘有锯齿，叶背有细毛，前部稍尖，基部有柄，形如葡萄叶。冬季叶落。夏季叶腋部长出小花，花五六瓣，紫色，数个聚集在一起。秋季结球形果实，如绿豆大，生时色青、较硬，熟时色紫，内含水汁及多个种子。叶的对侧有卷须，常缠绕在其他树木上。

药用部分及采药季节：药用部分，是根白皮。四季均可采用。

制方和用法：采新鲜流水藤根洗净，刮去外面棕褐色老皮，去掉水心，只取其淡红色根白皮，加酒糟共捣烂为泥，外敷疖痛部位，以纱布或布条包扎。

禁忌：疖痛溃烂后禁用。

方药来源及临床疗效：房县通省区土城公社的卫生人员，从农家那里学得了用流水藤根敷疖痛的治疗方法，在1968—1969年先后施用于4个痛肿患者，均收到良好效果。据了解，本方早就在群众中流传使用。我们访问了土城公社卫生人员近两年来运用本方治疗的3个痛肿病例和1965年患者自己采用本方治疗的1例。3例敷药后有凉麻感，疼痛消失或减轻，一例敷药后仍有疼痛，但疼痛的范围逐渐局限于痛肿的中心部；3例敷药2～3天后，痛肿化脓出头，逐渐痊愈。一例敷药2天后痛肿消散。患者普遍反映本方治疗疖痛效果好。

治疗举例：

（1）杨立英，女，54岁，住房县通省区土城公社双埝大队四小队。1954年阴历5月13日臀部生一"坐兜痛"，肿硬有一小碗口大，上面有一小白顶，木痛，先用膏药外贴3天无效，即改用流水藤根白皮和黄酒糟子捣烂外敷患部。敷药后疼痛消失，敷药两天则其痛肿即逐渐消散痊愈。

（2）魏伍英，女，40多岁，住房县通省区土城公社双埝大队四小队。1968年阴历四月，先在腹部生有两个痛肿，继又在腰部生一痛肿，开始时均是一个硬块，上面生一小白顶，有木感，逐渐发展肿大，直至小碗口大，疼痛发热，至6天后仍未减轻，就采用流水藤根白皮和黄酒糟子捣烂外敷患部，敷药后即有凉麻感，疼痛消失，敷药3天，痛肿即化脓出头，数日痊愈。

### 7. 巴树治疗漆疮（漆瘙子）的经验介绍

药物名称：巴树。

别名：巴树即卫矛、鬼箭羽、又叫篦子齿。

生长环境：巴树喜生在山坡处。湖北省山区各地都有生长。

外形：巴树为多年生木本植物（灌木），小株成丛。根条状。横行，生有很多须根。根外皮为灰褐色，内皮为红黄色，中心为黄白色。茎干圆形，高四五尺，色黄褐。春季长出幼嫩条茎，色绿，条茎四面有羽如篦齿，色灰黄。叶长卵形，两头稍尖，边缘有小锯齿，色绿，似山茶之叶。叶对生，与羽同行。全株叶面倾向一方。每年三四月间开黄绿色碎花。秋初结子如冬青子大，未成熟时为青绿色。

药用部分：植物各部都可入药。

制法：采新鲜老巴树或枝叶一大把，洗净，捶碎，放锅内加水浓煎、去渣，取汁装入盆内。

用法：用干净毛巾蘸巴树水煎液洗涤患部，一天洗一次。病重者一天可洗二三次。

主治：漆疮（漆瘙子）。

本方治疗漆疮，在竹溪城乡人民群众中广泛流传使用，经过长期群众性的医疗实践，证实其确有很好治疗效果。"你是七（漆），我是八（巴），惹烦我，连根挖"。这一首顺口溜，正是这里群众盛赞本方，对于治疗漆疮的功效和对本方治疗漆疮效果的正确结论。我们在县直一些单位及城关镇、中峰区等地走访了 12 例漆疮患者，除 1 例用药较杂无法判定其疗效以外，其余 11 例均为本方所治愈。

治验举例：曾光华，男，33 岁，竹溪县城关镇建筑工程队木工。于 1966 年 6 月的一天早上，因和其弟弟漆工曾光琪一起滤漆引起漆疮，开始全身发木，继而全身发痒，搔抓后全身发生如核桃大的红色肿硬块，极痒，抓破皮后疼痛，流淡黄色水，心里不舒。当天即用巴树枝叶一大把，加水浓煎洗患部，1 天连洗 3 次，第二天诸症消失，漆疮痊愈。

附记：竹溪县农村人民群众还常采用巴树煎水外洗治疗风疹块，据称亦有良好效果。《本草纲目·木之三·卫矛》条所载"卫矛……消皮肤风毒肿"之说，似亦有一定的实践依据。

### 8. 蛇药草治疗毒蛇咬伤的经验介绍

药物名称：蛇药草。

别名及生长环境：蛇药草又叫长虫草、夜关门。多生于山坡向阳处，平地亦间有生长。

药物外形：蛇药草为一年生宿根草本植物。根块状，不规则，下有一个或数个条根，甚坚韧，不易折断，里面为黄白色，外面初出土为黄色，干燥后即呈灰褐色。块根及条根上均生有少数须根，为黄白色。味微涩。新鲜根有较浓的土腥气。每年春季从块根部抽出一茎或数茎。茎圆形，直上，不分叉，或在上端分少数小叉，高 1~2 尺，色青绿，有白色绒毛。叶互生，较密集，每一叶柄上有三小叶。小叶为长椭圆形，前部钝圆，后部较窄，边缘甚整齐，叶面为青色，有较密细筋，叶背有白色浅绒毛。每一叶腋即叶柄基部生有一小的相同形状叶。每天夜间其叶均向茎部合拢，所以其有"夜关门"之称。茎叶干燥后有清香气。夏季从上端各叶腋部生出淡红色小花。秋季结籽，约如芥籽大，形小而圆，色黄白。冬季叶落茎枯。

药用部分：根。

采集季节：虫蛇活动期间均可采集使用。

制作过程：采新鲜蛇药草根 3~5 株，洗去泥土，切碎，用水浓煎取汁（干燥蛇药草根亦可用，但功力稍差）。

用法：取其蛇药草煎液，加入适量（以病人饮酒量为准）烧酒，乘温一次服下。亦可另用没有加酒的蛇药草煎液冲洗患处。

主治：毒蛇咬伤。

治验举例：

（1）患者张于华，女，16 岁，在竹溪县水坪区水坪公社春风大队一小队。于1968年5月一天晚上去稻场里乘凉，下阶沿阶坎时右脚外踝下面被毒蛇咬伤，伤处约有针尖大一孔，微有出血，一会儿脚部发肿，用头发捆扎后其肿仍向上蔓延不止，很快就肿及于大腿。当时即用臭虫捣烂外敷治疗无效，又用麝香外敷治疗亦无效，疼痛剧烈，叫呼不已，一夜没有睡觉，至第二天晨早改用上方内服治疗后，其痛立见停止，肿亦未再发展，且开始好转，第三天又服用上方一次，肿就逐渐消失，四、五天后消尽，六天后其病即痊愈。

（2）患者许正福，男；43岁，住竹溪县水坪区水坪公社春生大队一小队。于1964年夏季一天上午在田间洗脚时，脚内踝下面被毒蛇咬伤，伤处有毒蛇牙痕，疼痛，发肿，很快其肿蔓延及膝下。当天下午即用上方内服治疗，服药后疼痛即停止，第二天又服用上方一次，其肿逐渐消失，7天后痊愈。

（3）患者孟正义，男，15岁，住竹溪县水坪区延坝公社民丰大队三小队。于1969年5月一天下午割草时，右手大拇指内侧被毒蛇咬伤，伤处有一小孔，微有出血，疼痛，很快肿及手背，当时用大蒜、地鳖虫等药外敷治疗无效，傍晚又用草药外敷，敷后痛止但肿不消，经五六天后病仍不好转，即改用上方内服、外洗治疗，其病即见好转，四五天后痊愈。

（4）患者屈金华，女，16岁，住竹溪县水坪区延坝公社民丰大队三小队。于1969年8月一天下午在田里打土巴时，右脚大趾内侧被一小毒蛇咬伤，伤处约有针尖大一孔，未出血，疼痛，发肿，约一顿饭时其肿延及脚背，用草药外敷治疗，稍有效，到傍晚改用上方内服、外洗治疗，3天后痊愈。

（5）患者赵华西，男，18岁，住竹溪县水坪区延坝公社民丰大队一小队。于1969年8月一天中午在菜园旁边看南瓜时，右脚外踝部被毒蛇咬伤，伤处有三个毒蛇牙痕，微有出血，疼痛，发肿，且迅即发展到膝部，傍晚采用蛇药草煎水（即上方没有加酒）内服、外洗治疗无效，第二天早上其肿又蔓延到大腿部，中午即用上方（全方——蛇药草煎水加适量烧酒）内服、外洗治疗，控制了肿的发展，但仍疼痛，至第三天傍晚改用夫杨树头、楸树叶煎水外洗和其他草药外敷治疗，十多天后肿消尽，二十多天后疼痛消失，约月余痊愈。

调查后的看法：蛇药草方治疗毒蛇咬伤，在水坪是一个玩蛇的艺人首先开始的，许多年来一直是以一个秘方在使用，后被群众设法弄出后，现已在水坪广泛流传。我们走访了 5 例用蛇药草方治疗的毒蛇咬伤患者，证明了蛇药草方治疗毒蛇咬伤有很好的效果，有 4 例在使用蛇药草方后数天内痊愈，尤以第一、二例的止痛作用更为明显突出。唯第五例的疗效较差。我们认为第五例的介绍情况是有疑问的，给药医生和病家介绍的情况不相同；我们两次走访病家，均未找到患者本人，而患者的母亲两次介绍的情况也不一致。因此，对这一例患者究竟是怎样用的药、用药后的情况究竟怎样还是不清楚的。从而，这一例对说明蛇药草方疗效的有无或大小，是缺乏确实证据的。

## 9. 预防毒蛇咬伤中毒方介绍

处方：

避蛇生（全草）二钱　九龙胆（根块）三钱　黑乌梢（藤）三钱　降龙草（根）三钱　大血藤（藤）三钱　一支箭（全草）三钱　毕血雷（根）三钱　八爪龙（根）二钱　拦蛇风（全草）三钱　虎牙草（全草）三钱　开口箭（根）二钱　麻布七（根）三钱　龙缠柱（全草）三钱　磨架子草（全草）三钱　二郎箭（根）三钱　细辛一钱　淮木通三钱　白芷三钱　红花一钱　甘草一钱　威灵仙三钱

制法：上药用好酒三斤浸泡半月后捞出药渣，把药渣再用好酒三斤浸泡一月，去渣（药渣可用于外敷治疗毒蛇咬伤），把两次药酒混合备用。

服法：每人每年春末夏初服药酒一次，每次服二两（会喝酒的人可喝四两）。

禁忌：孕妇忌服。

竹溪县综合农场草医使用本方预防毒蛇咬伤中毒已有数十年历史。经过长期的反复实践，证实本方对于预防毒蛇咬伤中毒确有良好效果。

效果观察举例：李德江，男，25 岁，竹溪县综合农场职工，每年服用本方进行预防。于 1970 年 6 月 26 日捉蛇时，左手大拇指被五尺长大蛇咬伤，伤处有蛇咬齿印 4 个，出血，未发生任何中毒症状。

附注：本方还能治水肿和劳伤。

## 10. 降龙草治疗毒蛇咬伤的经验介绍

药物名称：降龙草。

生长环境：降龙草喜生在坡边、路旁、田埂等处，庭园亦有栽培。

外形：降龙草为多年生草本牵藤植物。根细长、横行，色白黄，下有一些短小须根。茎细，圆形，长七、八尺，色浅绿。叶对生，长椭圆形，前部较尖，后部较凹，边缘较整齐，色绿，然叶背较叶面色为浅。叶脉明显。茎、叶折之均有白浆流出。秋初开紫红色小花，十数朵集成一个总状花序。

药用部分：叶。

用法：采新鲜降龙草叶七、八片，洗净，放口里嚼烂敷伤处。一天换一次。并另用十余片洗净，放口里嚼烂以冷水送下，效果更好。

主治：毒蛇咬伤。

本方治疗毒蛇咬伤，原为一民间方，经中峰区一老中医得之后，运用于治疗毒蛇咬伤已有二十年历史，治愈病例很多。这次在中峰区左溪、三合等两个公社走访了 5 例毒蛇咬伤患者，均在用药后 3 ~ 6 天内痊愈。

治验举例：

（1）王方孝，男，12 岁，住竹溪县中峰区左溪公社民主大队六小队。于 1969 年 3 月的 1 天，在田埂上割牛草时，左腿内踝后方被毒蛇咬伤，当即发生肿胀，伤口有血出，疼痛剧烈，不能行走，且肿胀迅即蔓延到膝部，经用本方外敷治疗后，疼痛消失，肿胀亦开始好转，至第六天痊愈。

（2）王家兴，男，31 岁，住竹溪县中峰区左溪公社民主大队六小队。于 1968 年 8 月的一天，在田里拣谷子时，左脚背近内踝处被毒蛇

"土八带"咬伤，当即脚部肿胀，伤口微有出血，疼痛剧烈，立时采用本方外敷、内服治疗，疼痛停止，肿胀好转，3天痊愈。

# 附录：随师录选

业师李今庸教授，一生读书不止，笔耕不已，积累了丰富的经验，为继承、传播中医药学呕心沥血。他从不担心自己的经验外泄，只虑后生不学。余随师有年，除在课堂上聆听其教诲外，更多的则是听其漫谈，内容从理论到临床，都是老教授心血的结晶，余皆记录于纸。十数年过去了，日渐累积万语千言。现择其一二整理成文，以飨同道。

**细辛可过钱，川芎莫重**　用中医界流传着一句俗话，曰"细辛不过钱"。意思是说细辛的用量不能超过一钱。这句话既不全错，但也不全对，应当具体分析。一般来说，若把细辛研作散剂冲服，其用量是绝对不能超过一钱的。然而在汤剂中，其用量又是完全可以超过一钱的，吾师曾撰文已详尽阐述过。今二版教材《中医学讲义》不加分析地写着其用量为5～2钱，是非常不恰当的。

当今中医的用药分量似乎越来越大，动辄30g，甚者60g。名之曰病人产生了耐药性，且药物的质量差，炮制又不规范，不重用不足以愈痼疾。诚然如此。然而川芎这一味常用中药，临证时切莫随意加大剂量。因为川芎过于辛燥，用量过大（如一剂超过30g），病人有可能出现闷乱症状；此药也不能长服，久服可能出现蓄积中毒，在《梦溪笔谈》上就有久服川芎而致卒死的病例记载，性命攸关，应用宜慎之。

**紫菀能治萎，芍药可利尿**　最近跟师侍诊，遇一病人因过量饮酒后而受惊，遂出现两肩胛部疼痛。经针灸治疗数月而不见好转，且发生上肢肌肉萎缩，右上肢活动无力。吾师处以四君子汤加味，健脾胃补后天，生精血以治萎的法则。又在方中加紫菀10g。病人并无咳嗽，为何要用紫菀？我百思不得其解。师曰："《神农本草经》记载紫菀能治萎。"这里用紫菀治萎而不是治咳。而今医者只注重紫菀治咳这一功效，用其治咳，而不用其治萎，故紫菀治萎的功效几乎被淹没了。

芍药入肝经，肝主筋。因而临床上，芍药多用于筋脉挛急所引起的腹痛、腰体疼痛。殊不知除此之外，芍药还有利小便的作用。《神农本草经》说："芍药……利小便。"所以在仲景方中，有用芍药利小便者。如《伤寒论》中的"附子汤""真武汤"等，方中以附子配芍药。当附子发挥作用后，以芍药利其小便，将附子的毒性排出体外。而芍药的这种特殊功效，现在则很少有人提及了。

**肾气丸非补肾阳**　金匮肾气丸均谓其补肾阳，且二版教材《方剂学讲义》也将其列为补阳的首方，并明文称其为"温补肾阳"。其实它并不是一张补肾阳的方剂，而立方之意在补肾气。原方首出《金匮要略》，方由干地黄八两，山茱萸、山药各四两，泽泻、茯苓、牡丹皮各三两，桂枝、附子炮各一两，八味药所组成。钱乙在《小儿药证直诀》中去掉桂、附，取前六味组成"地黄丸"，用其滋补肾阴，成为补阴的名方。怎么在如此重剂的补阴方中只多了少量的桂、附就能补肾阳了呢？显然谓其补肾阳是不实际的。其立方之意是以前六味药滋补肾阴，少佐桂、附以助阳化气，即所谓蒸动肾阴产生肾气，从而达到补肾气的目的。"无阳则阴无以化"，此之谓也。

（湖北中医学院　袁思芳）

医论医话